影像读片从入门到精通系列

超声读片指南

刘艳君　王学梅　主编

第三版

全国百佳图书出版单位

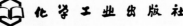

化学工业出版社

·北京·

图书在版编目（CIP）数据

超声读片指南/刘艳君，王学梅主编. —3 版. —北京：
化学工业出版社， 2023.4
（影像读片从入门到精通系列）
ISBN 978-7-122-42952-0

Ⅰ．①超… Ⅱ．①刘…②王… Ⅲ．①超声波诊断-指南
Ⅳ．①R445. 1-62

中国国家版本馆 CIP 数据核字（2023）第 028018 号

责任编辑：赵玉欣　王新辉
责任校对：宋　夏
装帧设计：关　飞

出版发行：化学工业出版社
　　　　　（北京市东城区青年湖南街 13 号　邮政编码 100011）
印　　装：中煤（北京）印务有限公司
787mm×1092mm　1/16　印张 18¼　字数 462 千字
2023 年 6 月北京第 3 版第 1 次印刷

购书咨询：010-64518888
售后服务：010-64518899
网　　址：http：//www. cip. com. cn
凡购买本书，如有缺损质量问题，本社销售中心负责调换。

定　　价：98.00 元　　　　版权所有　违者必究

第三版前言

近年来，超声成像技术飞速发展，医学超声已经从单纯的疾病诊断发展到介入性超声诊断和治疗，超声检查在临床中发挥着越来越重要的作用。基于此，我们有必要对《超声读片指南》（第二版）进行全面修订。

第三版在保留第二版精华内容的基础上，新增和更换了部分典型病例超声图片，对知识进行了更新，力求结合超声医学发展的前沿，服务初学者和基层医生，为读者提供重点突出、言简意赅、图文并茂的学习参考。

此外，第三版增加了经直肠超声诊断直肠疾病、输卵管疾病介入性超声基本原理和常见介入性超声诊断和治疗，以及超声造影基本原理、检查方法和病例分析等内容，对甲状腺结节的国际国内分类也做了介绍。希望广大读者在临床应用中能加以参考，灵活运用多种超声新技术，充分发挥超声诊断的强项，为临床诊断和治疗提供更多帮助。

第三版沿袭前一版的写作风格，力求把复杂的超声诊断和鉴别诊断用读片的形式加以解读。通过选取临床工作中遇到的典型病例和图像，进一步强调超声诊断中应注重临床，读片的"读"涉及更多的是临床知识、患者的病史、实验室诊断等方面的内容，不能单纯看图说话，超声诊断必须结合临床。

感谢全体编者对本书改版做出的辛苦努力，感谢本书的编写秘书计子瑶、李杏哲对书籍出版付出的辛勤劳动。

感谢读者厚爱，让我们有机会再版《超声读片指南》，虽竭尽全力，但限于编者水平有限，疏漏和不妥之处仍难以避免，欢迎广大读者批评指正。

编者

目录

第一章 超声诊断基础

第二章 心 脏

第三章　血　管

第四章　肝　脏

第五章　胆囊和胆道

第六章　脾　脏

第七章　胰　腺

第八章　泌尿与男性生殖系统

第九章　消　化　道

第十章　肾上腺

第十一章　妇　科

第十二章　产　科

第十三章　甲　状　腺

第十四章　颈部淋巴结疾病

第十五章　浅表肿物

第十六章　乳　腺

第十七章　介入性超声

第十八章　超声造影

参考文献

超声诊断基础

■ ■ 第一节　与诊断有关的超声物理特性 ■ ■

一、超声的定义

振动的传播称为波或波动。波分为电磁波和机械波两大类。

声波是声源产生的振动通过弹性介质传播的一种机械波。当声波传入人的耳内并引起鼓膜振动时，就能感觉到声音。声波的频率单位为 Hz，即每秒钟振动 1 次为 1Hz。声波频率的高低取决于声源的振动频率。人的听觉感受范围为 20～20000Hz。

超声波是频率大于 20000Hz，超过人耳听觉感受范围的高频率振动。诊断用超声频率为 1～20MHz（$1MHz=10^6Hz$），最常用 3～10MHz，目前经血管内导管式探头的频率已达 80MHz。

二、超声的物理参数

1. 波长、声速、频率、周期

在一个振动周期内波动传播的距离称为波长。传播超声波的媒介物质叫作介质；声速指声波在介质中单位时间内传播的距离，单位是 m/s 或 mm/μs。频率为质点在单位时间内振动的次数。周期是声波向传播方向移动一个波长所需的时间。波长（λ）、声速（c）、频率（f）三者的关系如下式。

$$\lambda = c/f \text{ 或 } c = f\lambda$$

在同一个介质中声速是固定的，因此频率与波长成反比，频率越高，波长越短。

2. 声压、声强

超声波在介质中传播方向的垂直平面上，每单位面积所承受的压力称为声压（P）。

$$P = \rho c V$$

式中，ρ 为介质密度；c 为声速；V 为质点振动速度。

声强是单位时间内通过垂直于传播方向单位面积上的超声能量。声强（I）与声压（P）的平方成正比，与介质密度（ρ）和声速（c）成反比。

$$I = P^2/(\rho c)$$

声强的单位是 W/cm^2 或 $\mu W/cm^2$。声强的物理意义亦即单位时间内在介质中传递的超声能量，与超声功率的定义不同。

3. 声特性阻抗

超声波在介质中传播时受到介质密度与硬度的影响，物理学上称为声特性阻抗。相同频率的超声波在不同介质中传播，声速不同。不同的介质有不同的声特性阻抗，反映该介质的声学特性。其关系如下式。

$$Z = \rho c$$

式中，Z 为声特性阻抗，N·s/m^3；c 为声速，cm/s；ρ 为介质密度，g/cm^3。

人体正常组织的密度、声速和声特性阻抗见表 1-1-1。

表 1-1-1　人体正常组织的密度、声速和声特性阻抗

介质名称	密度/(g/cm^3)	声速/(m/s)	声特性阻抗/(10^{5}N·S/m^3)
空气(22℃)	0.00118	344	0.0004
水(37℃)	0.9934	1523	1.513
血液	1.055	1570	1.656
脑脊液	1.000	1522	1.522
羊水	1.013	1474	1.493
肝脏	1.050	1570	1.648
肾脏	1.038	1561	1.62
肌肉	1.074	1568	1.684
人体软组织(平均值)	1.016	1500	1.524
脂肪	0.955	1476	1.410
颅骨	1.038	1540	1.599

三、超声的传播特点

1. 反射、透射

超声在传播过程中，入射两种声特性阻抗不同的介质分界面时，传播方向发生改变，一部分能量返回第一界面，称为反射；另一部分能量穿过界面进入深层介质，称为透射。界面两侧的声特性阻抗差越大，反射的能量越大。大界面的反射服从光反射定律，即入射声束和反射回声束在同一平面上、入射声束与反射回声束在法线两侧、入射角与反射角相等。

2. 折射

由于人体各种组织、脏器中的声速不同，声束在透过组织界面时，产生声束前进方向的改变，称为折射。折射效应可使测量及超声导向准确性两个方面产生误差。

3. 散射、绕射

超声波在传播过程中，遇到小于波长的微粒时，经相互作用后，大部分能量继续向前传播，小部分能量激发微粒振动，向各个空间方向分散辐射，称为散射。

超声的散射无方向性，回声能量甚低，但散射回声来自脏器内部的细小结构，是形成脏器内部图像的声学基础之一。各型多普勒血流仪也是利用血液中红细胞在声场内散射体运动的多普勒效应，获得人体血流的多普勒频移信号。

4. 声衰减

超声波在介质中传播时，入射的声能随着传播距离增加由强变弱的过程称为声衰减。衰减的形式可分为扩散衰减、散射衰减和吸收衰减。扩散衰减是指声束向周围扩散而引起的声能减小；散射使入射超声能量中的一部分向各空间方向分散辐射，即散射衰减；吸收衰减主要由介质的黏滞性在声场中的"内摩擦"、弹性迟滞、热传导和弛豫吸收等原因而致。

四、超声的分辨率

分辨率为超声诊断中极为重要的技术指标，根据基本分辨率（单一声束线上所测出的分辨两个细小目标的能力）分为三类。

（1）轴向分辨率　亦称纵向分辨率，是在声束传导的轴线上能够分辨的两点之间最小纵深距离。轴向分辨率的优劣影响靶标在深浅方向的精细度。通常3～3.5MHz探头的轴向分辨率在1mm左右。

（2）侧向分辨率　指在与声束轴线垂直的平面上，在探头长轴方向的分辨率。声束越细，侧向分辨率越高。在声束聚焦区，3～3.5MHz探头的侧向分辨率应在1.5～2mm。

（3）横向分辨率　又称厚度分辨率，指在与声束轴线垂直的平面上，在探头短轴方向的分辨率。实际上是探头在厚度方向上的声束宽度，它与探头的曲面聚焦及测距换能器的距离有关。横向分辨率越高，图像上反映组织的断面情况越真实。

五、超声的生物效应与安全剂量

超声波是一种机械能，达到一定剂量的超声波在生物体内传播时，经一定的相互作用，可引起生物体的功能或结构发生变化，这便是超声的生物效应。引起损伤的机制分为机械机制和热机制。在高强度超声（40mW/cm^2）下，经5min照射，生物体即可出现组织空化现象，造成组织损伤或改变生物组织的性质。超声检查的安全性是由超声剂量和照射时间决定的，在人体组织中对超声敏感的有中枢神经系统、视网膜、视神经、生殖腺、早孕期胚芽及3个月内早孕胎儿颅脑、胎心等。对这些脏器进行超声检查，每一受检切面上其固定持续观察时间不应超过1min，并应鼓励超声切面往复扫查，使进入某区域组织的平均声能量下降。可允许相隔2～3min后再至先前感兴趣的切面固定观察，其持续观察时间仍不应超过1min。对妊娠6～8周的孕妇进行超声照射总时间宜在5min以内。正确控制超声功率及照射时间，安全是可以保障的。

■■ 第二节　超声成像原理与特点 ■■

一、超声波的产生与接收

现代超声诊断技术中，超声波的产生主要是利用某些晶体的特殊物理性质——压电效应。当这类晶体受到外界压力或拉力时，晶体的两个表面出现电位差，机械能转变为电能。反之，当受到交变电场的作用时，晶体将出现机械性压缩和膨胀，电能转变为机械能。这种电能与机械能互相转变的物理现象，称为压电效应。具有压电效应的晶体称为压电晶体。

压电晶体是超声换能器（探头）的主要元件，将压电晶体装入各种形式的外壳，加上面材（阻抗匹配层）和背材（背衬阻尼层）引出电缆即为换能器。利用压电晶体的电能与机械能相互转变的性质，探头既可作为超声波的发生器，又可作为超声波的接收器。

二、超声诊断仪器类型

1. A型超声扫描

A型超声扫描为振幅调制型。单条声束在传播途径中遇到各个界面所产生的一系列散射和反射回声，在示波屏时间轴上以振幅高低表达。A 型超声诊断仪采用单声束取样分析法，不能形成直观图形。另外，示波屏上所显波形振幅因受非线性放大及显示压缩等影响，不与真正的回声振幅成正比关系（相差甚大），现极少应用。

2. B 型超声扫描

B 型超声扫描为辉度调制型。基本原理为将单条声束传播途径中遇到的各个界面所产生的一系列散射和反射回声，在示波屏时间轴上以光点的辉度表达。光点的亮度与回声反射的强度有关，即回声反射强度越大，光点越明亮，各条顺序声束线上的光点群依次分布构成二维超声断面图像。目前，常用的 B 型超声诊断仪均为实时扫查成像。

3. M 型超声扫描

M 型超声扫描为活动显示型。其原理为单声束取样获得界面回声，以辉度调制，水平方向代表时间，垂直方向代表深度，反映体内各层组织的一维空间结构。以往 M 型超声扫描用于观察心脏瓣膜活动，自从扇形扫查出现并发展完善后，已不再常用。

4. 脉冲多普勒

脉冲多普勒为临床广泛使用的超声诊断技术。脉冲多普勒血流仪发射和接收信号是由一块晶体完成的，仪器以一定频率间隔发射短脉冲超声波，每秒发射的短脉冲个数称脉冲重复频率（pulse repeat frequency，PRF），一般在 5～10kHz。

脉冲多普勒技术所测流速值受到脉冲重复频率的限制。换能器在发出一组超声脉冲之后，要经过一定时间延迟后才能发出下一组超声脉冲。否则，将引起识别上的混乱。所以，每组发射的时间间隔必须足够长，亦即脉冲重复频率相应降低，这就限制了采样的最大深度。根据取样定理，脉冲重复频率必须大于多普勒频移（f_d）的 2 倍，才能显示频移的方向和大小，即 $f_d < 1/2\ PRF$。

所允许接收的最大频移值，即脉冲重复频率的 1/2（½ PRF），称为尼奎斯特极限，当多普勒频移超过这一极限时，就会出现大小和方向的伪差，称为频移失真。因而，在选择使用脉冲重复频率时，在考虑分辨率的同时，必须兼顾探测深度和血流速度。

5. 连续多普勒

连续多普勒是将发射和接收超声的压电晶体并列安装在探头内，其中一个晶体片连续不断地发射声束，并用另一个晶体片同时接收反射和散射的多普勒回波。由于发射和接收都是持续的，所以被接收的回声能量较脉冲波大、灵敏度高。同时，因为没有时间间隔，所以声束所穿过的部位血流运动情况均可被接收，可以实时地检出任何部位的高速血流。

但是，连续多普勒没有距离分辨能力，所接收的是整个声束通道上多普勒回声的混合频谱，显示其中最高者，不能判断回声确切部位，在某种程度上限制了它的临床应用。

目前，大部分仪器都把连续多普勒与脉冲多普勒组合在一起，两种功能兼而有之。在测量高速血流出现混叠时，可方便地转换到连续多普勒，既可检测高速血流，又可对其来源准确定位。

6. 彩色多普勒血流成像

彩色多普勒血流成像（color Doppler flow imaging，CDFI）是在多点选通式多普勒技术的基础上发展起来的一种新型多普勒超声技术。现代彩色多普勒血流显像仪不仅集所有超声诊断功能于一身，而且能够显示空间血流信息并进行实时分析，进一步拓宽了超声诊断在临床的应用范围。

（1）原理　脉冲多普勒探测的只是一维声束上超声多普勒血流信息，它的频谱显示表示流经取样容积的血流速度变化。为了做到实时显示，必须保证足够的图像帧数，因此在彩色多普勒血流成像技术中采用了自相关技术，其主要优点是具有较高的数据处理速度，可在2ms 的时间内，处理来自众多取样点的大量多普勒频移信号，迅速测出血流速度、血流方向和速度方差。这种高速的数据处理是实现彩色血流实时成像的必要条件。

（2）显示方法　用自相关技术处理后获取的资料，输入彩色编码器转换成彩色，以速度和加速度模式显示。采用国际照明委员会规定的彩色图，以红、绿、蓝三色作为基色，其他颜色则由三基色混合而成，包含以下内容。

① 血流方向。血流方向以颜色表示，朝向探头运动产生的正向多普勒频移常用红色，背离探头运动产生的负向多普勒频移常用蓝色。

② 血流速度。血流速度与红、蓝两种颜色的亮度成正比，流速越高色彩越亮，流速越低色彩越暗。

③ 血流性质。为了区别正常血流与异常血流，当速度方差超过仪器所规定的阈值时，掺和绿色显示，表明有湍流存在。速度方差值越大，绿色的亮度越大；反之，速度方差值越小，绿色的亮度就越小。绿色的混合比例与湍流程度成正比，正向湍流的颜色接近黄色（红＋绿），反向湍流的颜色接近青色（蓝＋绿）。高速湍流时则显示彩色镶嵌图像。

7. 彩色多普勒能量图

（1）原理　彩色多普勒能量图（color Doppler energy imaging，CDEI）是以血流中红细胞的密度、散射强度为信息来源，以强度（振幅）的平方值表示其能量而得到能量曲线。根据相关技术计算，将多普勒能量频谱的总积分进行彩色编码，形成二维彩色血流图像并叠加到二维灰阶图像上。其显示的参数与 CDFI 不同，不是速度和加速度，而是与流动红细胞数目多少相对应的能量信号，从另一角度描述了体内血流状态。

（2）特点　在 CDEI 中，彩色信号的色彩和亮度代表多普勒信号能量的大小，此能量大小与红细胞的数目有关，与 CDFI 相比具有以下特点。

① 相对不依赖入射声束与血流方向角的变化，不受探测角度因素的影响。

② 无彩色混叠和频移倒错。

③ 显示的彩色血流不依赖于流速、方向。

④ 血流显示的灵敏度较 CDFI 高 3 倍以上。

但是 CDEI 不显示血流方向及速度信息，这些资料数据的获取，必须转换到频移图像上观测。而且由于对低速血流灵敏度高，心脏搏动和呼吸运动对 CDEI 可造成闪烁伪像，在靠近心脏和肺的部位常难以获得清晰的图像。

8. 三维超声成像

三维超声成像分为静态三维超声成像和动态三维超声成像。动态三维超声成像把时间因素加进去，用整体显像法重建感兴趣区域准确实时活动的三维图像（又称四维）。体元模型法是目前最为理想的动态三维超声成像技术，可对结构的所有组织信息进行重建。在体元模型法中，三维物体被划分成依次排列的小立方体，一个小立方体就是一个体元。一定数目的体元按相应的空间位置排列即可构成三维立体图像。

9. 造影谐波成像

声波在人体传播时通常是由一组不同频率的脉冲波所组成。除基波（基频）外，还有频率为数倍于基波频率的谐波（谐频），诸如二次谐波、三次谐波。谐波中频率为基波 2 倍的振动波为二次谐波。二次谐波成像技术包括造影谐波成像和组织谐波成像。

造影谐波成像是向体内注入超声造影剂，造影剂中的微泡平均直径 $2.5\mu m$，可以通过肺循环进入人体组织。微泡在声场交替声压作用下，发生收缩和膨胀，产生机械性共振现象，呈现较强的超声非线性效应，使散射信号明显增强。这些信号中既有基波又有谐波，在谐波成像系统中，二次谐波被接受，基波被排斥，从而有效抑制不含造影剂的组织回声，提高信噪比，改善图像质量。

10. 超声弹性成像

超声弹性成像是一种无创检测组织硬度的技术，能够反映组织的生物力学特性，有助于病变的早期发现和准确诊断。其基本原理是对组织施加激励，并监测由此引发的组织反应，依据对组织剪切形变和弹性回复力相关参数的检测进行生物力学特性的测量和显示。激励可以是静态/准静态的，也可以是动态的。静态/准静态激励是通过手法或振动器加压，或由于心跳、血管搏动、呼吸使组织变形。动态激励包括脉冲式振动和连续式振动，可以在体表以机械方式产生，或者利用声辐射力在体内产生。

根据所测的物理参数不同，超声弹性成像可以分为应变成像和剪切波成像。应变成像是通过分析组织应变或位移变化情况来估算组织的硬度，不能提供组织弹性模量的定量值。剪切波成像是基于剪切波速度的测量和成像方法，根据公式 $E = 3\rho c^2$ 计算出组织的杨氏模量值，其中 c 为剪切波速度，ρ 为组织的密度。杨氏模量能够定量反映组织的硬度，单位用 kPa 表示。

■■■■ 第三节　超声图像伪差 ■■■■

超声图像伪差为超声断面图像与其相应的解剖断面图像之间存在的差异，表现为声像图中回声信息特殊的增添、减少或失真。主要有以下几种。

1. 多次反射

多次反射产生的伪差又称"多重反射""多重回声"。混响效应和振铃效应均属于多次反射。

（1）混响效应　当声束扫查体内平滑大界面时，部分反射回波不为探头所接收，而往返于探头表面与反射体之间。如此来回反射，直至完全衰减，可在较大液性区的前壁下方隐约显示大界面上方重复、移位的图形。胆囊、膀胱、大囊肿可因混响效应影响对前壁的检查，而被误认为壁增厚或肿瘤，还可能使某些位于前壁的病变如胆囊隆起性病变、膀胱癌漏诊（图 1-3-1）。

（2）振铃效应　在软组织与含气组织（肺、胃肠道等）交界处，界面前后声特性阻抗相差悬殊，声波近于全部反射，不能透入第二介质。此时声波在此界面与探头发射面之间往返振荡，形成有一定间距的多次反射，或为杂乱的强反射。超声扫查金属异物、金属避孕环时其后方尾随一串由宽变窄似彗星尾状的光亮回声，称彗尾征，亦为振铃现象，也可见于胆囊壁上的胆固醇结晶（图 1-3-2）。

（3）克服多次反射所产生的图像伪差的方法

① 涂以充足的耦合剂，使探头与皮肤紧密接触。

② 增加近区抑制，表浅部位可加用水囊或耦合块，尽量中区成像。

③ 适当加压并改变声束投射方向和角度。

2. 侧壁失落效应

探测断面为环形物体时，因声束相对侧壁入射角过大，使反射声束偏离声源，反射回声不能接收而产生回声失落现象，致使两侧壁在声像图上不被显示（图 1-3-3）。

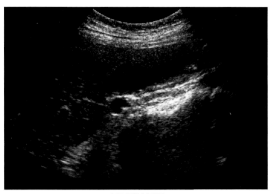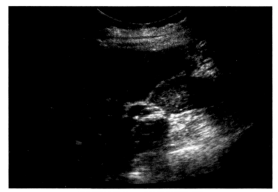

(A) 原始图像　　　　　　　　　　　　　　　　　　(B) 谐波及SonoCT处理后图像

图 1-3-1　混响效应

原始图像胆囊前壁病灶显示不清，谐波及 SonoCT 处理后显示胆囊息肉

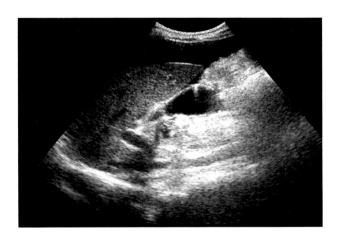

图 1-3-2　振铃效应

胆囊前壁点状强回声，后方有彗尾征

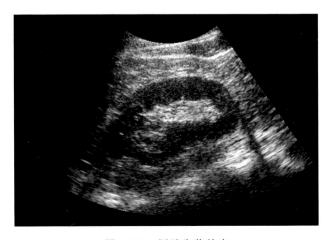

图 1-3-3　侧壁失落效应

肾脏两侧可见侧壁失落效应

3. 旁瓣效应

旁瓣效应即第一旁瓣成像重叠效应。主瓣一般处于声源中心,主瓣周围具有对称分布的小瓣(称旁瓣)。旁瓣声轴与主瓣声轴间形成大小不同的角度,主瓣在扫查成像时,旁瓣亦可同时成像,与主瓣图像重叠形成复杂的图像伪差。旁瓣伪差常在显示子宫、胆囊、横膈等处时发生,声束遇到过高的反射体时可出现披纱征,如充盈膀胱无回声区内或结石前缘狗耳状弧形线条、胆囊腔内结石披纱状回声等(图1-3-4),适当降低增益可使伪差减少。

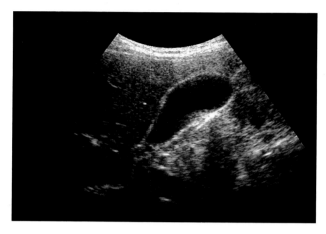

图1-3-4　旁瓣效应
胆囊腔内形成的披纱征

4. 镜像效应

镜像效应只在大而光滑的界面上产生,与光学镜像产生的原理相似,可见于横膈附近。当声束遇到横膈时,横膈把声波反射到与之接近的肿块上,肿块的反射回声沿原路经过横膈再次反射回探头,由探头接收成为虚像,显示镜面两侧距离相等、形态相似的声像图(图1-3-5)。改变扫查部位和角度,变化声束投射方向即可识别。

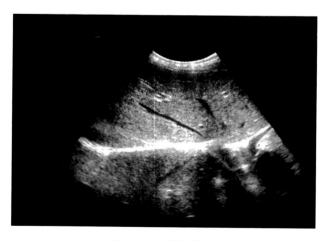

图1-3-5　镜像效应
右肋缘下向上扫查右肝和横膈时,声束遇到膈-肺界面产生镜面伪像,膈上出现对称性肝实质及肝静脉回声

5. 声束厚度效应

声束厚度效应又称部分容积效应。超声断面所显示的图像是该断层容积中一定厚度范围内信息的叠加，其厚度等于探头声束的宽度，扫描声束越宽，断层容积中信息重叠现象越严重。

声束厚度效应可导致临床超声测量方面的误差，也可能将器官外反射物误认为器官内病理改变，易将弧形或圆形薄壁误认为异常回声。正常腹部大血管、肝外胆管、肾盂和肝、肾小囊肿，因部分容积效应常可显示内部有细小回声，出现类似血栓、胆管炎、肾盂肾炎以及囊内出血、感染的图像伪差（图 1-3-6）。超声引导穿刺时，位于靶标边缘的穿刺针可显示为已进入靶内的假象。上述情况在操作中应作纵横相互垂直断面扫查，并侧动探头，改变声束方向，从不同角度观察对比，可以鉴别。

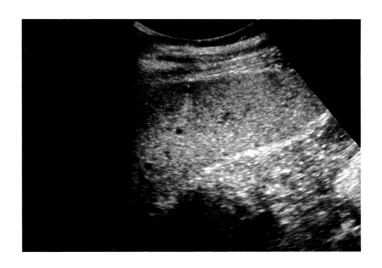

图 1-3-6　声束厚度效应
肝的小囊肿呈类实性改变，小囊肿内出现许多点状回声，来自小囊肿旁的部分肝实质

6. 后壁增强效应

声束在传播过程中随深度的增加而不断衰减，图像显示由浅而深逐渐暗淡。为了使声像图深浅部位显示均匀，超声诊断仪均设有深度增益补偿（DGC）调节系统。在常规调节的DGC 系统中，断面中透声性好的结构或病变声衰减甚小的区域，与周围组织相比则补偿过大，成为过补偿区，其后壁亦因补偿过高而回声增强，称为后壁增强效应，但其后方须有足够的散射体存在方可显示。后壁增强效应见于充满液体的膀胱、囊肿、脓肿等，是鉴别囊性、实性肿物的标志之一（图 1-3-7）。

7. 声影

声影是声束通过较大声衰减结构时，声能被大量吸收、回声急剧减弱所形成的。表现在强回声后方平直条状衰减暗区。见于高反射、高吸收系数的物体，如气体、骨骼、结石、钙化、瘢痕的后方（图 1-3-8）。

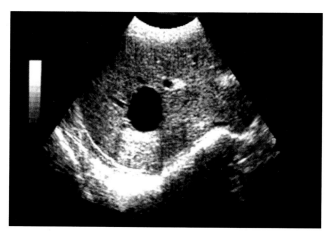

图 1-3-7　后壁增强效应

肝囊肿后壁和后方回声增强

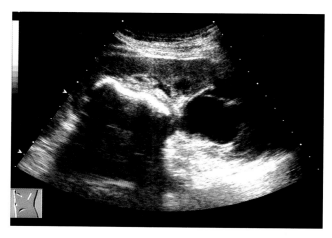

图 1-3-8　声影

肾结石后方声影

第四节　超声检查法

一、患者准备

　　获得理想的断面图像是超声显像检查的关键。除严格按照操作规程合理调试仪器之外，检查前应预先告知患者有关要求和注意事项，才能达到满意的检查效果。

　　腹部检查宜空腹时进行，一般不需特殊准备。胃内病变需空腹饮水或口服胃造影剂充盈胃腔。胰腺扫查有时需要饮水后充盈的胃作为声窗。胆囊检查前晚应进清淡饮食，当天禁食。易受消化道气体干扰的深部器官需作严格的肠道准备。经直肠检查应排便后进行。经腹盆腔脏器或病变检查有时需适度充盈膀胱。

二、检查者准备

对检查者来说，检查操作前应详细了解有关病史，明确检查目的，使用适当检查手段（如采用体表或腔内探头等），必要时应与有关临床医生联系，结合进行检查。

三、探测方法

1. 腹部常用解剖标志

为了描述和记录病灶在体表的投影方位与距离，常以下列解剖标志为基准。

（1）腹侧　腹部正中线、脐平面、剑突、肋缘、髂前上棘、耻骨联合。

（2）背侧　脊柱棘突、肩胛角、第12肋下缘、髂后上棘。

通过上述参考点、参考线可以确定成像平面的方位与距离。

2. 常用扫查断面

（1）矢状面扫查　纵断面的一种，扫查面由前向后，并与人体长轴平行。

（2）横向扫查　横断面、水平断面，检查面与人体长轴垂直。

（3）斜向扫查　斜断面，扫查面与人体长轴成一定角度。

（4）冠状面扫查　额状断面，纵断面的一种，扫查面与腹壁或背部平行，或与人体的额状面平行。

在各种断面扫查时，病人可根据不同要求取不同体位，如仰卧位、俯卧位、左侧卧位、右侧卧位、半卧位和立位等。

3. 扫查方法

超声显示的扫查方法有直接探测法和间接探测法两种。直接探测法是指探头与受检者皮肤或黏膜等直接接触，是常规采用的探测方法。间接探测法主要用于表浅器官的探测，在探头与人体之间加一水囊等，使超声从发射到进入人体有时间上的延迟，使被检测部位落入声束的聚焦区，以提高分辨率；或使表面不平整的被检部位得到良好耦合，以及保护某些被检组织（如角膜）不受擦伤。在扫查中，应注意利用患者呼吸等生理特点，适当转换体位，通过不同断面的全面观察，获得完整的立体结果。

4. 扫查技巧

（1）连续滑行扫查　在选定的检查部位作纵向、横向或任意方向的连续平移扫查，初步确定被检查目标的轮廓形态和边界，明确其毗邻关系，以建立初步的立体概念。

（2）立体扇形扫查　在固定的检查部位连续侧动探头，令声束平面作扇形扫查，可在一个立体的扇形范围内，观察脏器及病灶的整体情况。

（3）十字交叉扫查　用于鉴别病灶形状或做中心定位。探头在相互垂直的两个方向上连续滑行扫查，通过2次扫查获得一系列图像，可以确定检查目标的整体空间定位。

（4）加压扫查　对探头适当加压，一方面可以排除肠道气体干扰，另一方面可以控制探头与检查目标之间的距离和声束入射角度，使检查目标处于最佳聚焦区，改善图像质量。

四、图像分析内容与回声描述

脏器的声像图表现包含了超声断面组织结构的回声信息，主要从以下几方面进行综合分析。

1. 外形

观察脏器外形是否增大或缩小；有无形态失常，如局部边缘膨出或明显隆突。观察肿块的形状，如呈球形、椭圆球形、条索状、分叶状或不规则形等。

2. 边界和边缘回声

肿块有边界回声且显示光滑完整者为具有包膜的证据，无边界回声或模糊粗糙、形态不规则者多为无包膜的浸润性病变。

3. 内部结构特征

可有结构如常或正常结构消失、界面的增多或减少、界面散射点的大小与均匀度以及其他不同类型的异常回声等。

（1）回声强度　根据图像中灰阶不同，分为强回声、高回声、等回声、低回声和无回声。判断回声强弱或高低的标准一般以与脏器正常回声强度比较确定。正常人体软组织器官回声由高到低排列是：肾窦＞胎盘＞胰腺＞肝脏＞脾脏＞肾皮质＞皮下脂肪＞肾髓质＞脑＞静脉血＞胆汁和尿液。但由于年龄、脏器周围组织、检查条件等多种因素的影响，有时并不完全如此，需要综合比较判断。

（2）回声分布　按图像光点分布情况分为均匀或不均匀、密集或稀疏。正常实性脏器内部回声分布均匀，当局部发生病理改变时，回声可不均匀。

（3）回声形态　按其形态，回声可分为以下几种。

① 点状回声。回声呈细小点状，直径小于 3mm。

② 斑片状回声。通常指大于点状回声的不规则小片状回声，边界清楚。

③ 团块状回声。占据空间位置较大的实性组织形成的回声，呈结节状、团状，直径大于 1cm。

（4）某些特殊征象　某些病变声像图有形象化命名，如靶环征表示病灶中心为高回声区、周围为圆环状低回声区，形似靶环，亦称牛眼征；平行管征表示肝管扩张后与门静脉平行，直径相近；假肾征显示的是胃肠道肿瘤的含气性包块；彗尾征表示宫内金属节育器回声后方狭长带状强回声。

4. 后壁及后方回声

由于人体各种正常组织和病变组织对声能的吸收衰减不同，表现为后壁与后方回声的增强效应，或减弱形成后方声影。后方回声增强表示其前方的器官或肿块声衰减系数较小；后方出现声影则表示声衰减系数极大。

5. 毗邻关系与活动度

当发现脏器病变时，根据局部解剖关系判断其与毗邻脏器的连续性，有无受压、被推移等情况，鉴别肿块来源，有无粘连、浸润等。推动肿块实时观察其活动度对鉴别诊断亦有帮助。

6. 量化分析

包括测量病变位置、数量、范围、大小等，即包括测量径线、面积、体积（或容量）等基本量度。

7. 多普勒超声特征

在二维图像的基础上，引入彩色多普勒血流成像和彩色多普勒能量显像，对脏器及病变的血管分布及实时血流状态进行观察，并以脉冲多普勒进行频谱曲线参数测量。还可应用三维血流能量成像对脏器和肿块的血管空间分布情况进行观察。

五、彩色多普勒及频谱多普勒观测的内容及指标

根据彩色多普勒血流成像的特点，对判断血流方向、血流速度和血流性质等有重要意义。同时，对血管形态学的显示也有一定价值，包括血管的管径、走行、分布和血管的丰富程度等。高性能的彩色多普勒超声仪能显示直径2mm以下的细小血管以及2～3mm/s的低流速、低流量血流，可用以评价脏器血流灌注和病灶血供特点。

对流速的定量研究或血流动力学的测定需依据频谱多普勒的检测，一般根据彩色多普勒所显示的某一部位的多普勒频谱曲线。通过此频谱曲线，在腹部及周围血管血流动力学的检测中，常用的指标有收缩期峰值流速（PSV）、舒张末期血流速度（EDV）、平均血流速度（MV）、加速度（AV）、加速时间（AT）、阻力指数（RI）、搏动指数（PI）等。

（汪惠鹏）

■ ■ 第五节　血流显像基础与伪差 ■ ■

一、多普勒效应

多普勒效应指当声源和接收器之间出现相对运动时，声波的发射频率和接收频率之间将出现差别，这种频率差别称为多普勒频移（f_d），当两者相互接近时频率增加，相互背离时频率减小（图1-5-1）。

多普勒频移（f_d）可用下式表达：

$$f_d = f_r - f_0 = \pm 2V\cos\theta f_0 / C$$

式中，f_0为发射的超声波频率；f_r为接收到的超声波频率；f_d为多普勒频移；V为反射物体运动速度；C为超声波在介质中传播速度；θ为超声束与反射体运动方向之间的夹角。此公式即多普勒方程。因而f_d与V成正比关系；即可用f_d反映反射体运动速度V。

二、频谱多普勒成像原理

1. 物理基础

多普勒超声在血管检查时表现为血流相对于声源的运动。血管壁、血流都是运动的，当与超声波相遇时会产生多普勒效应。血液中含有大量的红细胞，能产生散射信号，在体外检测、处理、计算并显示由体内反射、散射回来的多普勒信号，就可以达到非侵入性检测血流状态的目的。因此，多普勒技术可检测人体血流的速度和方向。由多普勒方程可知以下几点。

① 多普勒效应必须满足$f_0 \neq 0$和$V \neq 0$两个条件，即声源与接收器之间必须有相对运动。

② 在超声波入射角θ恒定时，f_d取决于原始的发射频率f_0。对于特定的f_d，f_0越小，可测量的血流速度就越大。因此欲测高速血流，就应选择较低的探头发射频率。

③ 当f_0一定时，血流速度V发生变化，f_d也随之变化，多普勒频移与血流速度成正比。

④ 在V、C、f_0恒定的情况下，只有$\cos\theta$能够影响多普勒频移，在$\theta < 60°$时才能够测量到准确的频移，如图1-5-2所示。

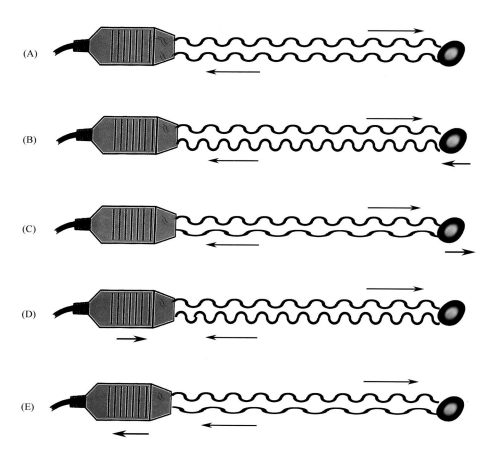

图 1-5-1　声波的多普勒效应

（A）显示当声源和接收器相对静止时，声波的发射频率和接收频率相同；（B）显示当声源接近接收器时，接收频率大于发射频率；（C）显示当声源背离接收器时，接收频率小于发射频率；（D）显示当接收器接近声源时，接收频率大于发射频率；（E）显示当接收器背离声源时，接收频率小于发射频率

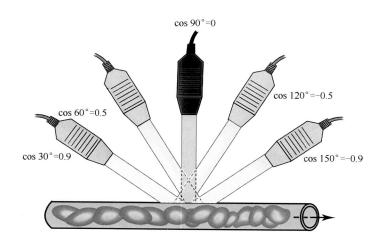

图 1-5-2　θ 改变对多普勒频移的影响

a. 当 $0° < \theta < 90°$ 时，$\cos\theta$ 为正值，频率增高，f_d 为正向频移，即血流方向迎着探头。

b. 当 $90° < \theta < 180°$ 时，$\cos\theta$ 为负值，频率减低，f_d 为负向频移，即血流方向背离探头。

c. 当 $\theta = 180°$ 或 $\theta = 0°$ 时，$\cos\theta = \pm 1$，f_d 最大，即血流方向与声束平行，在同一条直线上相向或背离运动。

d. 当 $\theta = 90°$ 时，$\cos\theta = 0$，$f_d = 0$，即血流方向与声束垂直，理论上检测不出多普勒频移。

⑤ 检测的速度值是相对值，而要得到真实的血流速度，还需进行换算。

2. 成像原理

目前，频谱多普勒为血流动力学定量诊断的首选方法，临床超声诊断常用脉冲多普勒（PW）和连续多普勒（CW）两种。

（1）脉冲多普勒　可以通过选择性时间延迟，接收来自人体不同深度的某一区域超声反射信号，对靶标定位，这种定位探查的能力称为距离选通，对于血流的定位诊断具有十分重要的意义，但不可检测高速血流。

（2）连续多普勒　理论上脉冲重复频率（PRF）为无限大，在进行频谱显示时，不受血流速度的限制，所以可检测高速血流。同时，由于声束内所有回声信号均被记录下来，无法确定声束内回声信号的位置，无距离选通功能，因而不能用于定位诊断。

脉冲多普勒和连续多普勒技术互相补充，两者灵活结合，既可测量高速血流，又可对其定位。

3. 显示方式

频移信号经过转换后，可通过音频显示和频谱显示两种方式输出。

（1）音频显示　多普勒频移的范围一般为 $1 \sim 200 \text{kHz}$，在人耳的可听范围之内。因此，频移信号输入扬声器，成为音频信号。

（2）频谱显示　频谱显示有多种方式，包括速度/频移-时间显示频谱图、功率谱图显示和三维显示，最常采用的是速度/频移-时间显示。频谱图上 X 轴（横坐标）代表时间，Y 轴（纵坐标）代表速度（频移），Z 轴（灰阶）代表振幅。

4. 局限性

（1）混叠　为了准确显示频移大小和方向，根据取样原理，PRF 必须大于 f_d 的 2 倍，即 $f_d < 1/2 \text{ PRF}$，我们把 $1/2 \text{ PRF}$ 称为尼奎斯特（Nyquist）极限，如果多普勒频移超过这一极限，脉冲多普勒所测量的频率就会出现大小和方向的伪差，即频率混叠。

（2）超声波声束与血流方向夹角的影响　由多普勒频移公式可知，如果 V、C、f_0 恒定，那么频移随声束的入射角 θ 的变化而变化，当 $\theta = 90°$ 时，$\cos\theta = 0$，此时血流方向与声束垂直，检测不出多普勒频移，只有在 $\theta < 60°$ 时才能够测量到准确的频移。

（3）探测深度与流速测量的相互制约　在探头发射频率（f_0）固定时，假设超声束与血流方向之间的夹角 θ 为 0，则探测深度（D）与可测速度（V）成反比，探测的深度越大，可测速度值越小，两者互相制约。

5. 伪像

（1）混叠现象　脉冲多普勒超声测量血流速度（频移）受 PRF 的限制，超过 Nyquist 极限，就会产生血流方向倒错，即混叠现象。当出现混叠时，可以通过移动基线、换用脉冲发射频率低的探头或调大速度标尺范围来调节。

（2）角度依赖伪像　频谱多普勒具有角度依赖性，当声束与血流方向呈 90°时，有血流的部位无血流信号显示，测不出频谱。通过调整探头角度可以减少或消除"有血流部位无频谱显示"的伪像。

（3）频谱增宽　取样容积过大或靠近血管壁、仪器增益过大均可人为使频谱增宽，适当调整设置可以消除。

（4）对称性频谱伪像　指由于声束较宽或旁瓣效应，使频谱多普勒基线上方如出现正向血流频谱，则下方出现对称性"倒影"。改变探头角度或降低多普勒增益可以消除伪像。

（5）血管移动伪像　由于呼吸影响导致受测血管的位置发生改变，使取样容积的位置也发生改变，因而显示的频谱方向、形态和频移大小发生变化。通过嘱患者屏气可以消除。

三、彩色多普勒血流成像原理

彩色多普勒血流成像（CDFI）是应用多普勒原理发展起来的一项超声诊断技术，能直观显示血流的方向、速度、性质、时相和途径等，对血流的空间定位能力强。CDFI 的临床应用范围很广，可识别血流来源、方向、走行及与周围结构的相互关系，还可识别某些疾病的特征性血流图像等。

1. 成像原理

成像系统基本包括二维成像和二维彩色多普勒血流成像两部分。它采用同一探头将二维彩色多普勒血流信息叠加到同一显示器的二维灰阶图像的相应部位而成。因此，可同时观察血管解剖结构、管腔情况和管腔内血流状态。为了显示血流状态，通常采用红、蓝、绿或红、蓝、黄三种基本色彩，并根据光学三原色原理将三种颜色混合成不同颜色、不同亮度的血流信号来表示血流状态。

2. 显示方法

彩色多普勒血流成像的显示方法包括速度显示、方差显示和功率显示三种，目前临床常用的是速度显示。

3. 局限性

（1）角度的影响　在同一幅彩色多普勒血流图像中，对同一条血管的显像表现是不同的，但这并不代表血流方向和速度有不同。尤其是弯曲血管，显示出血流颜色不同，甚至时断时续。

（2）彩色混叠　彩色多普勒血流成像所检测的最大血流速度也受 Nyquist 极限的限制，速度超过检测范围，可出现彩色混叠。

（3）探测深度与测量速度的互相制约　探测深度与所测量的血流速度大小成反比，要探测深部血流，那可测得的血流速度就低，两者互相制约。

（4）成像速率慢　为了实时显示，就要减少彩色显示范围，导致二维图像质量降低。

4. 伪像

（1）衰减伪像　由于组织衰减，使较深部位组织内血流信号较少或无显示，产生彩色信号分布不均、浅表血供多、深部血供少或无血供的伪像，通过降低超声频率、调节聚焦等可以减少或消除。

（2）彩色混叠现象　彩色多普勒血流成像也受 Nyquist 极限的限制，速度超过检测范围，可出现彩色混叠，容易判断为血流紊乱。

（3）彩色外溢伪像　产生原因是多普勒增益过高，使彩色血流信号从血管腔内外溢，因而较细的血管失真显示为粗大的彩色血流，或将两条并行的小血管误认为是一条粗血管。通过提高空间分辨率可以减少或消除彩色外溢伪像。

（4）闪烁伪像　由于心脏搏动、呼吸及大血管搏动导致的相邻器官图像产生杂乱的大片状或宽带状闪烁彩色信号，可误认为其内有血流。

（5）仪器设置不当伪像　由于增益设置过高或过低、滤波或速度量程设置不当导致的彩色血流显像出现伪像，如有血流的部位无血流显示、低速血流不显示、彩色混叠等，通过调整仪器设置可以消除。

（马春燕）

第二章

心　脏

第一节　心脏解剖和超声检查法

一、心脏解剖

1. 心脏的位置和外形

心脏位于中纵隔内，约 2/3 位于正中线的左侧。前方有胸骨体和第 2～6 肋软骨，后方平对第 5～8 胸椎，上方与大血管相连，下方坐落在膈上，两侧与胸膜腔和肺相邻。

心脏是中空的器官，形状类似稍扁的倒置梨形，并由心包包裹，斜位于中纵隔内。

心脏可分为心尖、心底、前面、膈面、左缘、右缘和下缘，心脏表面由冠状沟、前室间沟、后室间沟和后房间沟作为 4 个心腔的表面分界。

2. 心腔

心脏被房间隔和室间隔分为 4 个腔室。

（1）右心房　位于心脏右前方，壁较薄，分为固有心房和腔静脉窦，两者之间以界沟分开。固有心房位于右心房的前部，内壁有梳状肌。腔静脉窦位于后部，内有上腔静脉口、下腔静脉口和冠状静脉窦口。房间隔右心房侧中下部有卵圆窝。

（2）右心室　位于心脏右前下方和中部，壁较薄，被室上嵴分为右心室流入道和右心室流出道（漏斗部）。三尖瓣为右室流入道的入口，分为前叶、后叶和隔侧叶。右心室流入道室壁有许多肌性隆起，其中包括 3 组乳头肌，即前乳头肌、后乳头肌和隔侧乳头肌，分别连接于三尖瓣叶。前乳头肌根部有一条肌束连接于室间隔下部，称节制索，是右心室的解剖标志。右心室流出道，也称漏斗部或动脉圆锥，上端为肺动脉口连接肺动脉。

（3）左心房　位于心脏左后方，分为左心耳和固有心房。左心耳狭长，内壁也有梳状肌。固有心房壁光滑，后壁有 4 条肺静脉开口。

（4）左心室　位于右心室的左后方，壁厚，厚度约是右室壁的 3 倍。分左心室流入道和左心室流出道。左心室流入道主要包括二尖瓣环、瓣叶、腱索和乳头肌。左心室乳头肌分 2 组，即前乳头肌和后乳头肌。左心室流出道位于室间隔上部和二尖瓣前叶之间，室壁光滑，上端为主动脉口连接主动脉。主动脉口的纤维环附有主动脉瓣，分为右冠状动脉瓣、左冠状动脉瓣和无冠状动脉瓣，在对应的右冠状动脉窦和左冠状动脉窦分别发出右冠状动脉和左冠状动脉。

3. 冠状动脉

（1）左冠状动脉　主干较短，分为前室间支和旋支。前室间支也称为前降支，主要分支包括左室前支、右室前支和室间隔前支，分布于左心室前壁、前乳头肌、心尖、右心室前壁小部分和室间隔前 2/3。旋支主要分支包括左缘支、左室后支、窦房结支、心房支和左房旋支，分布于左心房、左心室前壁小部分、左心室侧壁和左心室后壁一部分。

（2）右冠状动脉　主要分支包括窦房结支、右缘支、后室间支、右旋支、右房支和房室结支，分布于右心房、右心室前壁大部分、右心室侧壁、右心室后壁、左心室后壁一部分和室间隔后 1/3。

二、常规超声心动图检查方法

1. 常用心脏超声心动图探测部位

主要探测部位包括胸骨旁、心尖、剑突下、胸骨上窝、胸骨右旁和食管内，其中前四种为临床常用探测部位（图 2-1-1）。通常在患者左侧卧位获得胸骨旁和心尖图像，平卧位时获得剑突下和胸骨上窝图像。

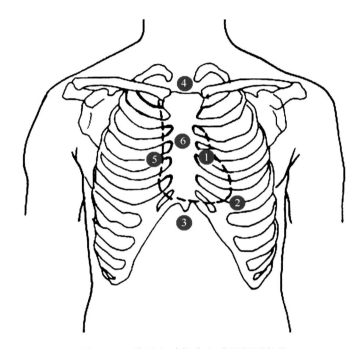

图 2-1-1　常用心脏超声心动图探测部位
①—胸骨旁；②—心尖；③—剑突下；④—胸骨上窝；⑤—胸骨右旁；⑥—食管内

2. M 型超声心动图

目前临床应用较少，一般在二维超声切面引导下进行，在观察心脏结构细微运动方面优于二维超声心动图。

（1）常用曲线图　多应用于胸骨旁左心室长轴切面和左心室不同水平短轴切面，获得以下曲线图（图 2-1-2）。

① 二尖瓣启闭曲线。主要观察二尖瓣前、后叶开放和关闭形态和幅度。

② 左心室长轴腱索水平曲线。主要观察心腔内径和室壁厚度，观察室壁运动情况。

③ 主动脉瓣启闭曲线。主要观察主动脉瓣右冠瓣、无冠瓣开放和关闭的形态和幅度。

④ 主动脉根部运动曲线。主要观察升主动脉内径和主动脉壁运动幅度。

⑤ 室间隔和左室后壁运动曲线。主要观察室壁厚度和运动情况以及左心室内径。

（2）测量参数　主要用于测量室壁厚度和腔室内径，观察某些心脏结构的细微运动。

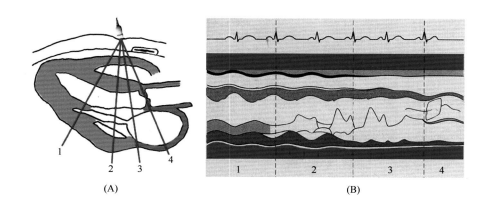

图 2-1-2　胸骨旁左心室长轴切面 M 型曲线

（A）为二维超声引导下 M 型取样线示意图；（B）为获得的 M 型曲线

1—左心室长轴乳头肌水平；2—二尖瓣启闭；3—二尖瓣前叶运动；4—主动脉瓣启闭

3. 二维超声心动图

（1）常用心脏超声切面　主要分为长轴、短轴和四腔切面。长轴切面代表心脏的矢状面，短轴切面代表心脏的水平面，四腔切面代表心脏的冠状面（图 2-1-3）。

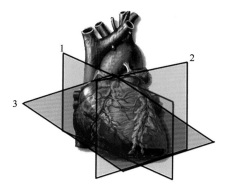

图 2-1-3　心脏长轴、短轴和四腔切面

1—长轴切面；2—短轴切面；3—四腔切面

①　胸骨旁探测部位。可探测长轴和短轴切面。长轴切面主要包括左心室长轴切面、右心室流入道长轴切面、右心室流出道长轴切面和四腔心切面；短轴切面包括大动脉短轴切面、二尖瓣水平左心室短轴切面、乳头肌水平左心室短轴切面和心尖水平左心室短轴切面（图 2-1-4～图 2-1-8）。

②　心尖探测部位。可探测四腔心切面、二腔心切面、心尖长轴切面和五腔心切面。

③　剑突下探测部位。可探测四腔心切面、右心室流出道长轴切面、下腔静脉长轴切面、双心房切面、左心室短轴切面等。

④　胸骨上窝探测部位。可探测主动脉弓长轴切面、主动脉弓短轴切面和上腔静脉长轴切面等。

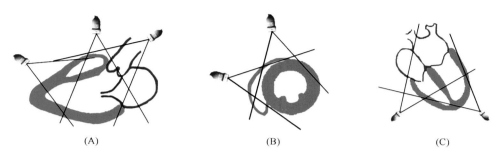

图 2-1-4　不同探测部位的不同超声切面

（A）为长轴切面；（B）为短轴切面；（C）为四腔切面

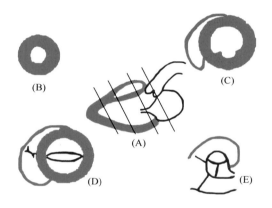

图 2-1-5　胸骨旁左心室长轴和短轴切面示意图

（A）为左心室长轴切面；（B）为心尖水平左心室短轴切面；（C）为乳头肌水平
左心室短轴切面；（D）为二尖瓣水平左心室短轴切面；（E）为大动脉短轴切面

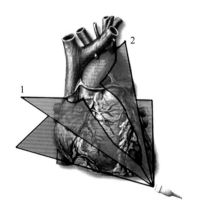

图 2-1-6　心尖切面示意图

1—四腔心切面；2—二腔心切面

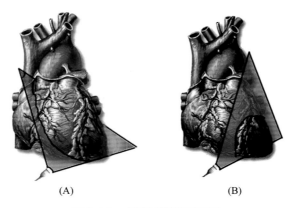

图 2-1-7 剑突下切面示意图

（A）为四腔心切面；（B）为短轴切面

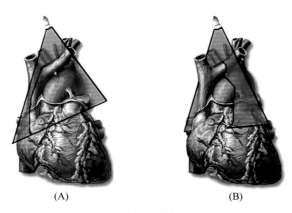

图 2-1-8 胸骨上窝切面示意图

（A）为主动脉弓长轴切面；（B）为主动脉弓短轴切面

（2）测量参数 测量方法采用美国超声心动图学会（ASE）指南。

主要测量参数包括室壁厚度、心腔内径、心腔面积和心腔容积。室壁厚度指室壁的垂直距离，一般在舒张末期测量；心腔内径指心腔两心内膜面之间的垂直距离，可分别测量上下径、左右径和前后径；心腔面积测量采用光标勾画轮廓，仪器自动显示结果；心腔容积测量一般指采用 Simpson 方法计算左心室容积（图 2-1-9）。

4.频谱多普勒超声成像

频谱分析主要包括以下内容（图 2-1-10）。

（1）频移的方向 频谱图中央是基线，又称为零线。通常在基线上方的 f_d 为正值，表示朝向探头的血流，基线下方为负值，表示背向探头的血流。

（2）频移的时相 以横坐标表示，配合同步心电图显示，区分收缩期、舒张期。

（3）频移的速度 以纵坐标的数值表示，代表血流速度。包括最大收缩期速度、最大舒张末速度和平均速度。

（4）频谱的形态 指单峰、双峰或三峰等。

（5）频谱离散度 指某一瞬间频谱曲线在纵坐标上的宽度，它代表某一特定时间取样容积或探查声束内红细胞速度分布范围。如果速度分布范围大，频谱就增宽，反之，频谱就变窄。正确识别频谱性质，有助于判断血流性质。

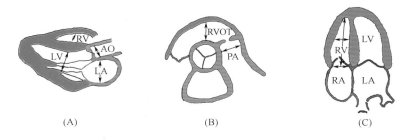

图 2-1-9　心脏各腔室及大血管测量方法示意图

（A）为胸骨旁左心室长轴切面，测量左心室、右心室舒张末前后内径、主动脉根部内径和左心房内径；（B）为大动脉短轴切面，测量右心室流出道和肺动脉内径；（C）为心尖四腔心切面，测量右心室上下径和左右径

AO—主动脉；LA—左心房；LV—左心室；RA—右心房；RV—右心室；RVOT—右心室流出道；PA—肺动脉

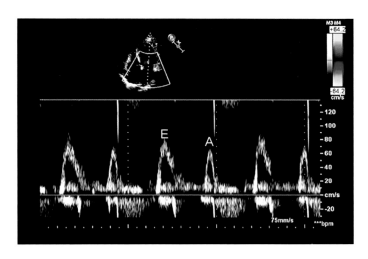

图 2-1-10　心尖四腔心切面二尖瓣血流脉冲波多普勒频谱图

二尖瓣血流频谱位于基线上方，表示血流朝向探头；频谱为舒张期的双峰形态，E 峰为舒张早期血流，速度约 90cm/s，A 峰为舒张晚期血流，速度约 70cm/s。频窗中空，频谱离散度小，提示血流为层流

（6）频谱辉度　代表某一特定时间取样容积或探查声束内相同速度红细胞的多少。以频谱的亮度表示，速度相同的红细胞数量越多，频谱越亮，灰阶越深，反之亦然。

对于连续波多普勒频谱，由于它接收取样线上所有红细胞的信息，因此频谱充填。

5. 彩色多普勒血流成像

速度显示分析主要包括以下内容（图 2-1-11）。

（1）血流时相　结合同步心电图，判断血流出现在收缩期、舒张期或全心动周期。

（2）血流方向　通常将朝向探头的血流显示为红色，背离探头的血流显示为蓝色。

（3）血流速度　用红、蓝两种颜色的辉度表示速度大小，速度越快，颜色越鲜亮。

（4）血流离散度　用绿色代表血流紊乱，并用其辉度显示紊乱的程度，紊乱程度越重颜色越鲜亮。根据三原色原理，红色加绿色为黄色，蓝色加绿色为青色，因此朝向探头的紊乱

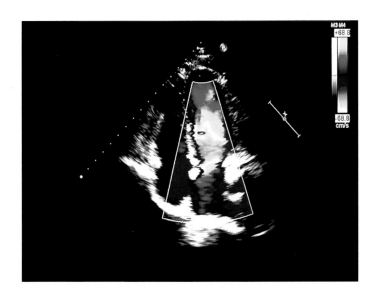

图 2-1-11 心尖四腔心切面二尖瓣彩色多普勒血流成像图

血流显示为黄色，而背离探头的紊乱血流显示为青色。因此，可以探测血流状态，如为层流，则色彩单纯。如果血流离散度极大，如高速射流或狭窄后管腔内的血流，可出现多色镶嵌的图像。

（5）血流范围 可以显示血流的起始、走行、面积等，有助于判断分流、折返，半定量判断反流程度，并能显示管腔界限和血栓轮廓等。

第二节 先天性心脏病

一、先天性心脏病的超声节段检查法

目前心脏解剖三节段分析法已被广泛应用于超声诊断复杂先天性心血管畸形。三节段分析的核心内容为三个节段（内脏心房位、心室袢、大动脉关系）和三个连接（静脉-心房连接、心房-心室连接和心室-大动脉连接）。

1. 三个节段

（1）内脏心房位 可分为三种情况。

① 正位。内脏位置正常，右心房位于右侧，左心房位于左侧。

② 反位。内脏反位或肝脏大部位于左侧，脾、胃大部位于右侧，降主动脉位于脊柱的右前方，下腔静脉位于脊柱的左前方。右心房位于左侧，左心房位于右侧。

③ 不定位。在解剖上不能确定心房及内脏的位置，常伴有先天性无脾或多脾。

（2）心室袢 可分为两类。

① 右心室位于左心室的右侧，称为右袢。

② 右心室位于左心室的左侧，称为左袢。

（3）大动脉关系 正常心脏为左心室发出主动脉，右心室发出肺动脉，肺动脉位于左前，主动脉位于右后，主动脉弓左降。当有房室连接异常或大血管转位时，大血管可从相反的心室发出。

2. 三个连接

（1）静脉-心房连接 正常情况下上腔静脉、下腔静脉连接于右心房，肺静脉连接于左心房。异常情况时肺静脉可部分或完全连接于右心房。

（2）心房-心室连接 有四种类型。

① 房室连接一致。解剖右心房及解剖左心房分别与解剖右心室及解剖左心室连接。

② 房室连接不一致。解剖右心房与解剖左心室连接，而解剖左心房与解剖右心室连接。

③ 不定的房室连接。心房对称位时房室连接一致或不一致均不能反映实际的连接类型。

④ 单心室房室连接。心房与一个心室连接，主要分为两种类型。

a. 双流入道心室，两侧心房与唯一的心室连接，或心室腔连接本身的流入道外，尚连接另侧流入道 50% 的口径。

b. 一侧房室连接缺如。

（3）心室-大动脉连接 有四种类型。

① 连接一致。主动脉与左心室连接，肺动脉与右心室连接。

② 连接不一致。主动脉与右心室连接，肺动脉与左心室连接。

③ 双流出道。主动脉、肺动脉均与同一心室腔相连接，为右心室、或左心室、或不定型单心室、或残留心腔。主动脉及肺动脉可完全起始于同一心室腔。

④ 单流出道。可为共同动脉干，或一侧心室大动脉连接缺如（主动脉或肺动脉闭锁）。单一的动脉可完全起始于右心室或左心室或不定型心室腔。更多见的是骑跨在室间隔之上。

二、房间隔缺损

【超声诊断】

① 二维超声心动图。房间隔局部回声失落或中断，是诊断房间隔缺损（ASD）的直接征象［图 2-2-1（A）］。

② 间接征象。右心容量负荷过重表现，包括右心室增大，三尖瓣环、右室流出道及肺动脉主干和分支增宽。

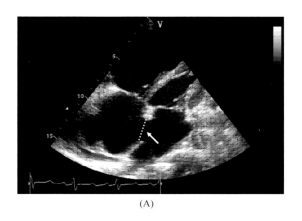
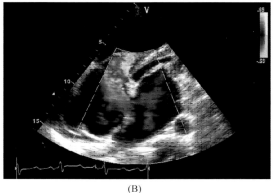

(A)　　　　　　　　　　　　　　(B)

图 2-2-1　房间隔缺损

女，33 岁，（A）为胸骨旁四腔心切面，显示房间隔中部回声失落（箭头），约 25mm，右心增大；（B）图为 CD-FI，显示经回声失落处房水平左向右过隔分流信号

③ 多普勒超声心动图。CDFI 显示房水平经缺损处连续性过隔彩色血流，多为左向右分流［图 2-2-1（B）］。频谱多普勒检测房间隔缺损分流速度通常为 1.1～1.3m/s，肺动脉瓣口及三尖瓣口血流速度加快。

④ 经食管超声心动图（TEE）。对于经胸超声难以确定或特殊部位的房间隔缺损，应作 TEE 检查。TEE 可清晰显示整个房间隔的形态结构，明确 ASD 部位、大小、周边残余房间隔情况及与周围组织结构的毗邻关系。

【特别提示】

① 房间隔缺损分为不同类型，继发孔型最常见，占 60%～75%。不同类型房间隔缺损回声失落的部位不同，继发孔型回声失落多位于房间隔中部，原发孔型回声失落位于房间隔下部，静脉窦型回声失落位于房间隔顶部，应多切面扫查显示房间隔。同时应注意房间隔缺损可多发。

② 房间隔缺损口较大者，常伴有不同程度的右心负荷过重，切面超声对 10mm 以上的缺损诊断有确诊价值。10mm 以下的小缺损，右心扩大不明显，或图像质量欠佳，回声失落显示不明显者，可做经食管超声心动图检查，提高检出率。

③ 静脉窦型房间隔缺损易合并肺静脉异常连接，检查时应重点观察肺静脉。

④ 很多因素影响估测 ASD 左向右分流，包括 ASD 的大小、肺动脉高压、右心室流出道梗阻、ASD 位于声束远场、ASD 存在于复杂心脏畸形之中、仪器设置不当等。

三、室间隔缺损

【超声诊断】

① 二维超声心动图。室间隔局部回声失落或中断，是诊断室间隔缺损（VSD）的直接征象［图 2-2-2（A）］。肌部 VSD 常在室间隔内蜿蜒走行，因此左心室面和右心室面的缺损直径有时不同。

② 间接征象。主要为左心扩大。当出现肺动脉高压时，可出现右心室扩大，右心室壁肥厚。

③ 多普勒超声心动图。CDFI 显示室水平经缺损处过隔彩色血流，多为左向右分流［图 2-2-2（B）］。当出现肺动脉高压时，可出现双向分流。连续波频谱多普勒通常为收缩期高速左向右分流，速度一般为 4.0～5.0m/s。

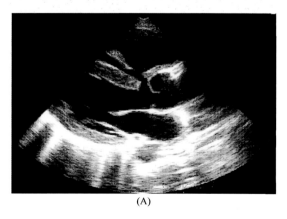
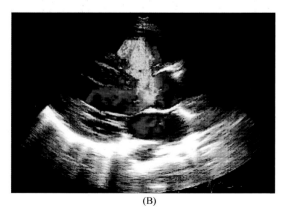

|(A)|(B)|

图 2-2-2　室间隔缺损

男，23 岁，（A）为左室长轴切面，显示室间隔膜周部回声失落；（B）为 CDFI，探及经回声失落处心室水平左向右高速分流

【特别提示】

① 二维超声心动图可直接显示 0.3cm 以上的缺损，检出率可达 95％以上，并可确定缺损的大小、部位。对于可疑回声失落的小缺损，兼用彩色多普勒可正确、迅速地检出小缺损及多发性小缺损，对室间隔缺损的检出率可达 98％～100％。

② VSD 分为不同类型，主要包括膜周部、肌部和漏斗部三种类型。不同类型 VSD 的回声失落部位不同，应多切面扫查，尤其应注意肌部室间隔缺损。

③ 合并肺动脉高压时，心室水平可出现低速分流或双向分流，应注意调整彩色量程，以更好地显示分流信号。

④ 室间隔缺损合并主动脉瓣脱垂。膜周部或漏斗部室间隔缺损，主动脉右冠窦缺少支撑，常引起右冠瓣脱垂伴关闭不全，瓣叶可部分盖于或脱入室间隔缺损口。二维超声心动图所测缺损口多明显小于实际大小。彩色多普勒收缩期在脱垂瓣叶的下缘有彩色血流束自左向右分流，舒张期主动脉瓣反流。

四、动脉导管未闭

【超声诊断】

① 二维超声心动图。胸骨旁大动脉短轴切面显示降主动脉至主肺动脉分叉处偏左的管道沟通。胸骨上窝主动脉弓长轴切面显示主动脉峡部小弯侧或其下方管壁的回声失落。

② 间接征象。可有主肺动脉扩张，左心增大。当出现肺动脉高压时，可出现右心室扩大，右心室壁肥厚。

③ 多普勒超声心动图。CDFI 示经动脉导管进入主肺动脉的红色为主的多彩血流束沿主肺动脉外侧上行［图 2-2-3（A）］。频谱多普勒取样容积置于动脉导管开口处，可显示收缩期、舒张期连续性高速湍流频谱［图 2-2-3（B）］。当出现肺动脉高压时，分流速度减低，可产生双向分流。

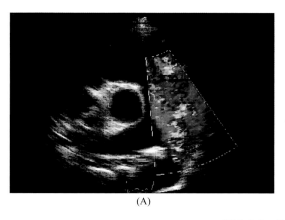
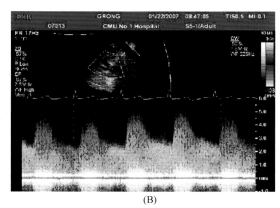

(A)   (B)

图 2-2-3 动脉导管未闭

女，9 岁。（A）为 CDFI，显示经动脉导管进入主肺动脉的红色为主的多彩血流束沿主肺动脉外侧上行；（B）为频谱多普勒，取样容积置于动脉导管开口处，显示收缩期、舒张期连续性湍流频谱

【特别提示】

① 动脉导管是正常胎儿心脏的生理性分流通路，也存在于正常新生儿，一般在出生后 72h 内闭合，出生 1 年后未闭合，为病理性动脉导管未闭（PDA）。

② 动脉导管分流方向可为左向右分流或双向分流或右向左分流，分流方向主要取决于心动周期中主肺动脉和主动脉之间的压力差。分流量主要取决于动脉导管的口径和主动脉与肺动脉之间的压差。

③ 小的动脉导管未闭容易遗漏，脉冲多普勒取样应置于回声失落处肺动脉侧，彩色血流显像时应在原部位略做扫查，以免小导管的细分流束漏诊。

五、肺动脉口狭窄

【超声诊断】

① 肺动脉口狭窄指右心室漏斗部、肺动脉瓣和主肺动脉及其分支等处的狭窄。

② 隔膜性漏斗部狭窄时，二维超声图像上显示右心室流出道内室上嵴与前壁之间纤维隔膜样结构。肌性漏斗部狭窄时，显示右心室流出道中部的肌肉明显肥厚，呈管样。

③ 肺动脉瓣狭窄时，肺动脉瓣增厚，回声增强，粘连，开放受限，收缩期呈圆顶帐篷样膨入肺动脉腔。主肺动脉常扩张 ［图 2-2-4 （A）］。

④ 主肺动脉及其分支狭窄时，可显示局部动脉变细，远端动脉管腔扩张。

⑤ 多普勒超声心动图。CDFI 探及狭窄部位彩色血流呈五彩镶嵌 ［图 2-2-4 （B）］。频谱多普勒于该处检测到收缩期高速血流 ［图 2-2-4 （C）］。

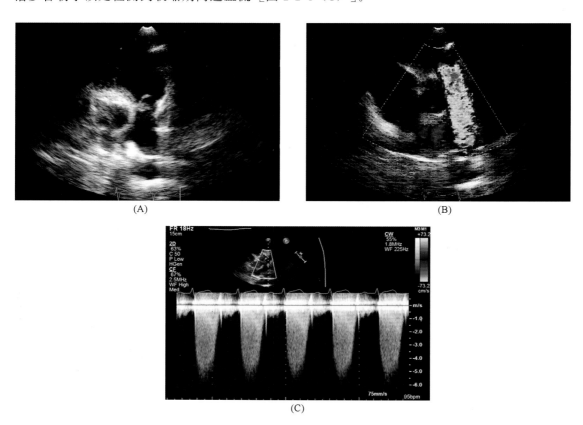

(A)

(B)

(C)

图 2-2-4　肺动脉瓣狭窄

男，22 岁，（A）显示肺动脉瓣增厚，回声增强，钙化，交界处融合；（B）为 CDFI，显示肺动脉瓣口血流速度明显加快，色彩混叠；（C）为连续多普勒频谱，检测到收缩期高速湍流

⑥ 间接征象。包括右心扩大、右心室肥厚。

【特别提示】

① 需明确狭窄部位及程度。最常见为肺动脉瓣狭窄，其次为右心室漏斗部狭窄。按右心室与肺动脉干收缩期最大压力阶差大小，将肺动脉口狭窄分为轻度狭窄（＜50mmHg）、中度狭窄（50～80mmHg）、重度狭窄（＞80mmHg）。国内学者认为，右心室与肺动脉干收缩期最大压力阶差＞40mmHg，应进行手术治疗；压力阶差＜25mmHg，单纯肺动脉瓣狭窄可采用球囊扩张术。

② 肺动脉瓣狭窄常合并房间隔缺损，此时右心房压力较大，心房水平分流速度较低，应注意观察，以免漏诊。

③ 当右心衰竭，右心排血量减低时，即使存在肺动脉口狭窄，但测量右心室和肺动脉干压力阶差正常或接近正常，从而易低估肺动脉口狭窄的程度。

④ 术后复查时，应明确是否有残余梗阻，术后右心室与肺动脉干收缩期最大压力阶差＞40mmHg时考虑有残余梗阻。有文献报道残余梗阻频谱形态为圆钝形，提示为固性狭窄，如残余梗阻频谱形态为匕首形，提示为动力性狭窄。固性狭窄应考虑再次手术治疗，动力性狭窄追踪观察，可自行消失。

六、主动脉瓣畸形

【超声诊断】

① 主要病变是主动脉瓣膜发育畸形，主动脉瓣可融合成单个瓣叶，或呈二瓣叶、三瓣叶和四瓣叶，最常见的为二瓣叶。可表现为主动脉瓣狭窄和（或）关闭不全，以狭窄多见。

② 二维超声心动图。在左室长轴切面能显示主动脉瓣开放受限，二瓣叶、四瓣叶或单瓣叶型可见舒张期关闭线偏移。大动脉短轴切面能显示二瓣叶关闭时对合线呈直线状；三瓣叶呈 Y 状；单瓣叶无关闭线；四瓣叶呈十字状。瓣叶增厚，交界处有不同程度的粘连、融合，瓣口开放面积减小。

③ 多普勒超声心动图。出现主动脉瓣狭窄时，CDFI 表现为主动脉瓣口色彩混叠。频谱多普勒表现为收缩期高速血流频谱。四瓣叶型主动脉瓣畸形常表现为瓣膜反流。

④ 狭窄较重时，可引起左室壁心肌向心性肥厚、升主动脉窄后扩张等（图 2-2-5）。

【特别提示】

① 主动脉瓣二瓣叶畸形是最常见的先天性心脏病，多数主动脉瓣畸形的患者在成人之前可无临床表现，也没有明显的主动脉瓣血流动力学改变，因而容易漏诊。检查时应具有诊断意识，注意观察主动脉瓣数目。有时经胸检查不易清楚显示主动脉瓣，经食管超声心动图能弥补这一限制。

② 患者成人以后，由于血液湍流造成瓣膜损伤、瓣叶增厚、纤维化或钙化，瓣口逐渐狭窄或关闭不全。单瓣叶由于狭窄较重，在婴儿期即可出现瓣口狭窄的症状。

③ 主动脉狭窄程度。根据跨主动脉瓣血流平均收缩压差（MPG），分为以下三种。轻度：＜20mmHg，中度：20～40mmHg，重度：≥40mmHg。

④ 三瓣叶型主动脉瓣畸形应注意与老年瓣膜退行性变和风湿性心脏病等鉴别。

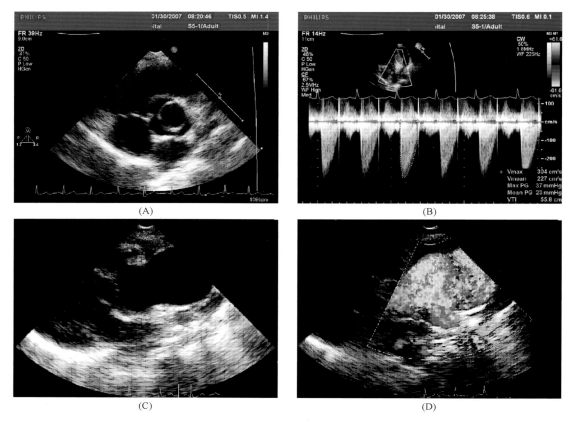

图 2-2-5　单瓣叶型主动脉瓣畸形

女，9 岁，（A）为大动脉短轴切面，显示主动脉瓣为单叶结构，开放时瓣口为圆形偏心；（B）为频谱多普勒，显示瓣口血流呈高速湍流；（C）显示升主动脉窄后扩张；（D）为 CDFI，显示瓣口五彩镶嵌高速血流

七、二尖瓣畸形

【超声诊断】

① 先天性二尖瓣病变是指二尖瓣器中一个或多个部分发育异常，包括瓣上、瓣环、瓣叶、腱索和乳头肌畸形，造成二尖瓣狭窄、关闭不全或两者同时存在，以狭窄常见。先天性二尖瓣狭窄主要包括交界融合型、筛孔型、降落伞型、瓣上纤维环、漏斗型及双孔二尖瓣等，先天性二尖瓣关闭不全主要包括二尖瓣裂和腱索异常。

② 二维超声心动图。可在多个切面显示二尖瓣及辅助装置、腱索、乳头肌的数目、形态、结构、运动方式的异常。二尖瓣狭窄时，可见左房明显增大、左室相对减小、右心增大、肺动脉增宽等间接征象。二尖瓣反流时，可见左心明显增大。

③ 降落伞型二尖瓣。二尖瓣器发育异常，只有单组乳头肌，腱索常缩短甚至融合，所有腱索连接于一组乳头肌。在左心室短轴切面上只显示一组乳头肌，且二尖瓣口位置偏心，常导致二尖瓣狭窄，多普勒超声可检测到高速血流信号（图 2-2-6）。

④ 双孔二尖瓣。二尖瓣前、后叶中部膜纤维结构连接，将二尖瓣口分为双孔，形成两个瓣口，存在两组二尖瓣，且分别具有各自的腱索和乳头肌。通常两个瓣口大小不等，可呈左右、前后方位排列或斜形排列。在二尖瓣水平左心室短轴切面可清晰显示两个二尖瓣口，在心尖四腔心切面 CDFI 显示左右排列的双孔，显示为左室流入双入口血流（图 2-2-7）。

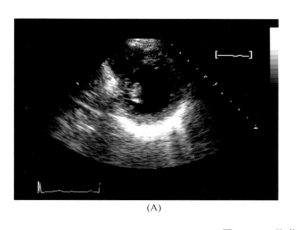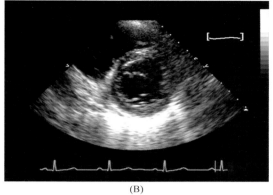

(A)　　　　　　　　　　　　(B)

图 2-2-6　降落伞型二尖瓣

女，43岁，（A）为左心室短轴切面，显示只有一组乳头肌；（B）显示二尖瓣口偏心

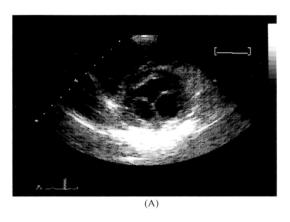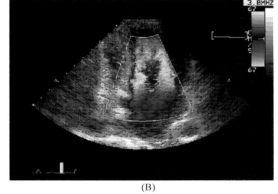

(A)　　　　　　　　　　　　(B)

图 2-2-7　双孔二尖瓣

　　女，30岁，（A）为左心室短轴切面，显示舒张期二尖瓣前、后叶中部膜纤维结构连接，将二尖瓣口分为双孔，左右排列；（B）为彩色多普勒，显示左室流入双入口血流

　　⑤ 二尖瓣裂。二尖瓣叶出现裂隙，多发生于前叶，在二尖瓣水平左心室短轴切面显示瓣叶局部回声失落，沿瓣尖至瓣环连续扫查可判断裂口的长度和宽度。CDFI显示起源于裂隙部位的二尖瓣反流（图2-2-8）。

　　⑥ 二尖瓣瓣上纤维环。二尖瓣瓣上纤维环由二尖瓣左房面的结缔组织突起形成，纤维环在瓣上几毫米，或紧附于受累二尖瓣叶，影响瓣叶的活动并累及瓣口。中央往往有大小不等的孔洞，多数较狭窄。二尖瓣叶可正常或异常。在胸骨旁左心室长轴、心尖四心腔切面显示二尖瓣环上方隔膜样回声，部分或全部附着左房壁。隔膜样回声可有单个或多个回声中断，多普勒超声心动图显示左心房血流经隔膜处回声中断进入二尖瓣口的速度加快（图2-2-9）。

　　【特别提示】

　　① 先天性二尖瓣狭窄应与后天性二尖瓣狭窄相鉴别，后者瓣环正常、瓣尖及瓣体明显增厚、回声增强、腱索附着点及乳头肌数目正常。

　　② 单纯先天性二尖瓣狭窄很少见，65%～90%患者合并其他先天性心脏畸形。

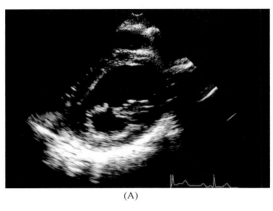
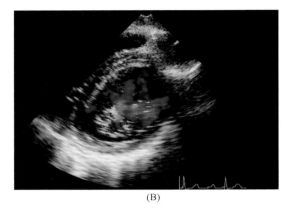

(A)　　　　　　　　　　　　　　　　　(B)

图 2-2-8　二尖瓣前叶裂

男，39 岁，（A）为左心室短轴切面，显示二尖瓣前叶回声失落；（B）为彩色多普勒，显示起源于该回声失落处的血流

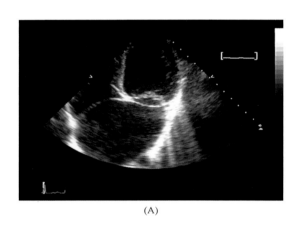
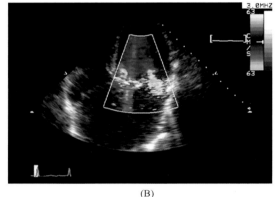

(A)　　　　　　　　　　　　　　　　　(B)

图 2-2-9　二尖瓣瓣上纤维环

男，47 岁，（A）为心尖四腔心切面，显示二尖瓣前叶左房面纤维条索样结构，紧附于二尖瓣；（B）为彩色多普勒，显示经隔膜处进入二尖瓣口的血流速度加快

八、主动脉窦瘤

【超声诊断】

① 二维超声心动图。选择胸骨旁左心室长轴切面和大动脉短轴切面，可见主动脉窦壁变薄，并向外局限性瘤样膨出，形成一囊袋样结构 ［图 2-2-10（A）］。主动脉窦瘤未破裂时，窦壁连续完整。破裂后，窦壁出现破口，表现为窦壁不连续，局部有回声失落。

② 多普勒超声心动图。当主动脉窦瘤未破裂时，在其周围仅能检测到低速的主动脉壁运动信号，瘤体内呈湍流血流。当有窦瘤破裂时，可于破口处记录到全心动周期的高速异常血流，以舒张期显著 ［图 2-2-10（B）］。异常血流色彩多为混叠色彩，较亮，尤其是破口处。

【特别提示】

① 右冠窦瘤最常见，通常破入右心室，其次为无冠窦瘤，左冠窦瘤很少见，少于 5%。

② 部分窦瘤破口在收缩期被主动脉瓣部分遮盖，其分流频谱以舒张期为主。频谱的方

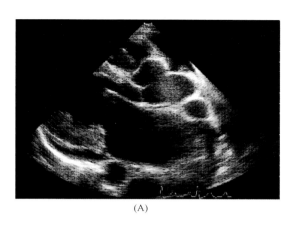
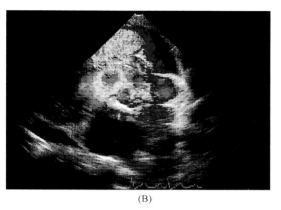

(A)　　　　　　　　　　　　　　　　　　　　　　(B)

图 2-2-10　主动脉右冠窦瘤破裂合并室间隔缺损

男，23 岁，（A）显示室间隔膜周部回声失落，主动脉右冠窦瘤形成，嵌顿于室间隔缺损处；（B）为彩色多普勒，显示心室水平左向右分流及主动脉至右室分流

向取决于左向右分流的方向是朝向还是背离探头，有时表现为正负双向。极少数破入左室的血流仅出现在舒张期，需与主动脉瓣反流鉴别。

③ 彩色多普勒血流成像能定性判断有无窦瘤的破裂，定位判定破口的位置。同时能显示通过窦瘤破口处的左向右分流的起源、走行、分流束的宽窄及分流的速度和性质。

④ 需与室间隔膜部瘤型缺损相鉴别，它位于主动脉瓣环下方，分流出现在收缩期。

九、三尖瓣下移畸形

【超声诊断】

① 二维超声心动图。三尖瓣隔叶及后叶下移，瓣根附着点不在三尖瓣环上，而是附着于室间隔及右室壁上。在心尖四腔心切面上显示三尖瓣隔叶附着点与二尖瓣前叶附着点间的距离增大，一般在 15mm 以上。在右心室流入道长轴切面上三尖瓣后叶附着于右室壁上，远离三尖瓣环，多在 20～30mm 以上 [图 2-2-11（a）]。

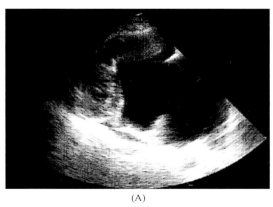
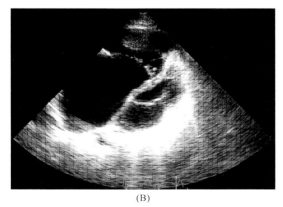

(A)　　　　　　　　　　　　　　　　　　　　　　(B)

图 2-2-11　三尖瓣下移畸形

女，25 岁，（A）为切面超声图像，显示三尖瓣后叶下移，附着于右室壁上，三尖瓣环明显扩张，三尖瓣对合部位下移；（B）显示三尖瓣隔叶下移，房化的右心室与扩大的右心房连成一个大心房

② 房化的右心室与扩大的右房连成一个大房腔，其面积远大于功能性右心室［图 2-2-11（b）］。

③ 多普勒超声心动图。频谱多普勒及彩色多普勒血流成像用于检测三尖瓣口血流方向、速度及反流。三尖瓣反流的起源位置较低。

【特别提示】

① 病变多累及三尖瓣隔叶及后叶，检查时应多切面扫查，尤其是右心室流入道长轴切面可以清晰显示后叶。

② 三尖瓣前叶长大，运动幅度明显增强，舒张期瓣体突向右室内，与下移的隔叶和后叶构成右室流入口，瓣叶位置明显下移，开口方向改变，有不同程度的狭窄和关闭不全。极少数患者有瓣叶部分或全部缺如。

③ 三尖瓣下移畸形在超声检查中有特征性改变，典型者诊断较容易。但应注意该病的解剖改变有颇多差异，三尖瓣叶的畸形变化较多。同时还需仔细探查可能存在的其他心脏畸形。

十、心内膜垫缺损

【超声诊断】

心内膜垫缺损可以分为部分型心内膜垫缺损、过渡型心内膜垫缺损及完全型心内膜垫缺损。

① 部分型心内膜垫缺损。二维超声心动图显示房间隔下部近十字交叉处回声中断，缺损下端无残余房间隔结构。可出现二尖瓣前叶裂和（或）三尖瓣隔叶发育不全，二尖瓣、三尖瓣反流。间接征象主要表现为右心容量负荷增加。

② 过渡型心内膜垫缺损。二维超声心动图显示原发孔房间隔缺损和隔瓣下小室间隔缺损，房室瓣部分畸形，短轴切面可见二尖瓣和三尖瓣瓣口完全分隔。

③ 完全型心内膜垫缺损。房室间隔十字交叉结构消失，原发孔房间隔缺损和膜周部室间隔缺损，二尖瓣、三尖瓣附着点位于同一水平线并构成共同房室瓣（图 2-2-12）。CDFI 显示心房水平和心室水平的双向分流，以及共同房室瓣反流。

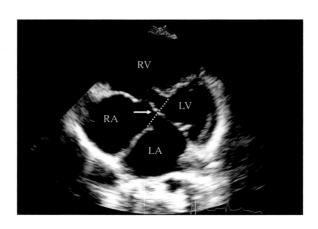

图 2-2-12　完全型心内膜垫缺损

男，5 岁，二维超声心动图示房室间隔十字交叉结构消失，
房间隔缺损和室间隔缺损，箭头所示为共同房室瓣
RA—右心房；RV—右心室；LA—左心房；LV—左心室

【特别提示】

① 完全型心内膜垫缺损根据房室环与室间隔嵴有无腱索连接以及左前瓣向室间隔右侧骑跨的程度分为三型。

A 型：前共瓣腱索与室间隔嵴顶相连。

B 型：前共瓣腱索与右心室乳头肌相连。

C 型：前共瓣无腱索相连，漂浮在室间隔上。

② 检查时明确有无房室瓣裂隙及房室瓣反流程度。术前有房室瓣反流者，手术根治死亡率明显升高。

③ 明确左心室发育情况。左心室发育不良，在完全型心内膜垫缺损时较常见。

十一、法洛四联症

【超声诊断】

① 法洛四联症基本病变为肺动脉口狭窄、室间隔缺损、主动脉骑跨和右室壁肥厚。

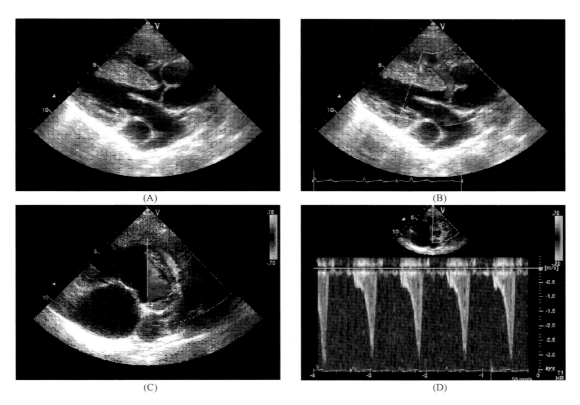

(A)　(B)　(C)　(D)

图 2-2-13　法洛四联症

男，12 岁，（A）为胸骨旁左心室长轴切面，显示室间隔上部回声失落，主动脉增宽、前移，骑跨率 50％左右；（B）为 CDFI，显示心室水平低速右向左分流；（C）为 CDFI，显示右室游离壁明显肥厚，右室流出道狭窄；（D）为频谱多普勒，检测到右室流出道高速血流

② 二维超声心动图。左室长轴切面显示室间隔上部回声失落，主动脉增宽、前移，骑跨于室间隔之上，骑跨率 50％左右 [图 2-2-13（A）]。75％的患者有肺动脉瓣狭窄，部分患者漏斗部狭窄与肺动脉瓣狭窄并存，也可出现肺动脉狭窄，呈细管状，重型者肺

动脉瓣闭锁，此时常可检测到动脉导管未闭。右心室壁明显肥厚，右心扩大，左心腔相对较小。

③ 多普勒超声心动图。检测室间隔缺损处的分流和右室流出道内高速血流。法洛四联症的多数病例右心室收缩压较高，因而室间隔缺损多为心室水平双向低速分流［图 2-2-13 （B）、（C）、（D） ］。

【特别提示】

① 法洛四联症的血流动力学改变主要取决于右室流出梗阻的程度。梗阻轻者，肺血流量减少不明显，以心室水平左向右分流为主；梗阻中度者，心室水平呈双向分流；重度者，右心室收缩期压力增高显著，肺动脉血流量减少。

② 法洛四联症的超声诊断主要依据其四种基本病变。能完整、清晰地显示右室流出梗阻的部位、形态和程度是关键，实际检查中做到这一点有一定难度。准确地检测心室水平双向分流的速度和分流量，有助于间接评价右室流出梗阻的程度。

③ 肺动脉及其分支发育情况是预后的重要影响因素，左右肺动脉内径之和/膈肌水平降主动脉内径＞1.5 时，提示肺动脉发育尚可。

④ 应注意与右室双出口鉴别，后者主动脉与肺动脉平行排列，大部分自右心室发出。

■■■■ 第三节　瓣膜疾病 ■■■

一、风湿性心脏病

【超声诊断】

风湿性心脏病最常见的病变为二尖瓣狭窄，常合并二尖瓣反流。

① 二维超声心动图。显示二尖瓣前、后叶增厚、钙化、挛缩，交界处融合，瓣尖部活动幅度减低，瓣口减小，面积多小于 $2.0cm^2$，舒张期瓣体呈穹隆样膨出。腱索常增厚、挛缩和融合。左房增大，其内血流减慢，部分患者可见血栓形成 ［图 2-3-1 （A）、（B） ］。

② 二尖瓣狭窄程度。根据二尖瓣水平左心室短轴切面测量瓣口开放面积来判定。轻度狭窄＞$2.5cm^2$；中度狭窄 $1.6\sim2.5cm^2$；重度狭窄≤$1.5cm^2$。

③ 多普勒超声心动图。彩色多普勒血流成像显示舒张期二尖瓣口五彩射流束和收缩期反流。频谱多普勒检查示二尖瓣口血流速度明显加快，压差增大 ［图 2-3-1 （C）、（D） ］。

④ 累及主动脉瓣时，可出现主动脉瓣狭窄和（或）关闭不全。二维超声心动图显示主动脉瓣增厚、钙化、粘连，开放受限，瓣口面积减小，关闭时可有对合间隙。多普勒超声心动图检测到跨瓣高速血流及反流。

⑤ 主动脉瓣狭窄程度。根据频谱多普勒测量的主动脉瓣血流平均收缩压差 （MPG） 来判定。轻度狭窄：＜20mmHg；中度狭窄：20～40mmHg；重度狭窄：≥40mmHg。

⑥ 主动脉瓣反流程度。结合缩流颈宽度和反流束宽度/流出道宽度比值来判定。轻度：缩流颈宽度＜3mm，比值＜25%；中度：缩流颈宽度 3～6mm，比值 25%～64%；重度：缩流颈宽度＞6mm，比值≥65%。

【特别提示】

① 风湿性心脏病最常累及二尖瓣，很少单独累及主动脉瓣。最常见的组合为二尖瓣狭窄伴主动脉瓣关闭不全。其他组合有二尖瓣狭窄伴主动脉瓣狭窄 （和主动脉瓣关闭不全）、主动脉瓣狭窄伴二尖瓣关闭不全、主动脉瓣关闭不全伴二尖瓣关闭不全、二尖瓣狭

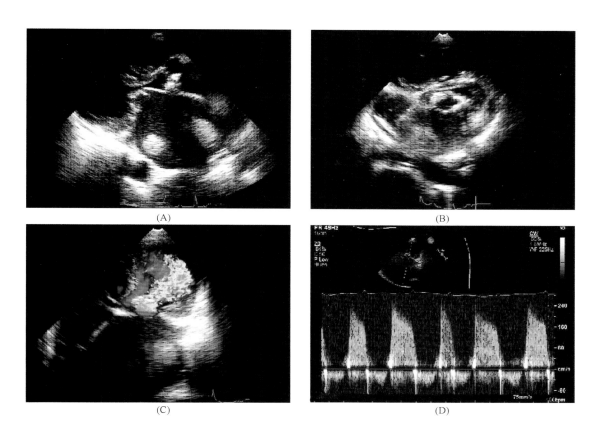

图 2-3-1 风湿性心脏病

女，50 岁，（A）为二维超声心动图，表现为二尖瓣前、后叶增厚、粘连、开放受限，左房增大，其内可见球状附加血栓回声；（B）显示瓣口面积减小；（C）为彩色多普勒血流成像，显示舒张期二尖瓣口五彩射流束；（D）为频谱多普勒，显示二尖瓣口血流速度明显加快，压差增大

窄伴三尖瓣和（或）肺动脉瓣狭窄和（或）关闭不全。一般联合瓣膜病多以某一瓣膜受累为主，其他瓣膜病变次之。其血流动力学改变比较复杂，应系统、全面检测，并抓住主要病变。

② 主动脉瓣反流时，有时反流束指向二尖瓣前叶，可造成二尖瓣口舒张期开放受限，血流速度加快，常误诊为二尖瓣狭窄，但二维超声心动图显示二尖瓣结构正常。

③ 应注意与老年瓣膜退行性变鉴别，后者常表现为瓣根和瓣环钙化，很少累及腱索。

④ 主动脉瓣狭窄时，应尝试所有可能的声窗（例如，心尖五腔切面、右侧胸骨旁切面及胸骨上窝切面等），获得最大跨瓣血流速度。

⑤ 主动脉瓣狭窄合并主动脉瓣反流时，MPG 增高；合并二尖瓣反流或狭窄、低射血分数或小心室腔时，MPG 减低，导致高估或者低估主动脉瓣狭窄程度，需结合瓣膜口面积全面评价狭窄程度。

⑥ 二维增益过高可能高估二尖瓣狭窄程度；左心室短轴切面未能显示狭窄二尖瓣口的最小面积时可能低估狭窄程度，需合理调整二维增益及左心室短轴切面。

二、二尖瓣脱垂

【超声诊断】

① 二尖瓣脱垂可分为原发性和继发性。原发性二尖瓣脱垂一般指二尖瓣黏液变性，又称二尖瓣脱垂综合征；继发性二尖瓣脱垂包括感染性心内膜炎、冠心病和高血压性心脏病等所致者。

② 二维超声心动图。诊断通常采用胸骨旁左心室长轴切面，显示二尖瓣前叶或后叶收缩期脱入左房，位于瓣环平面下方，超过瓣环平面大于 2mm，关闭时前、后叶可见对合间隙［图 2-3-2（A）］。腱索断裂时瓣叶可见附加活动的断裂腱索回声，多呈纤细的条索样回声，二尖瓣可呈连枷样运动。二尖瓣黏液变性时超声显示瓣叶增厚、冗长，短轴切面显示收缩期瓣叶关闭时呈皱褶样改变。

③ 多普勒超声心动图。CDFI 显示收缩期起自二尖瓣口至左心房的反流束，反流束多为偏心性，前叶脱垂反流束朝向左心房后方，后叶脱垂反流束朝向左心房前方［图 2-3-2（B）］。

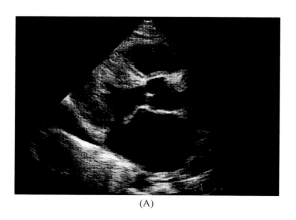
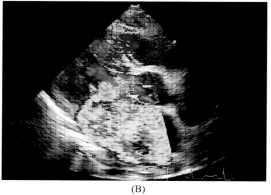

(A)　　　　　　　　　　　　　　　(B)

图 2-3-2　二尖瓣前叶脱垂

男，40 岁，（A）显示二尖瓣前叶收缩期脱入左房，超过瓣环连线；（B）为彩色多普勒，探及收缩期起自二尖瓣口至左心房的重度反流信号，反流束沿后叶向左心房后方走行

④ 二尖瓣反流程度。通常选择胸骨旁左心室长轴或心尖四腔心切面测量缩流颈宽度：轻度<3mm，中度 3～7mm，重度≥7mm。

【特别提示】

① 主要选择胸骨旁左心室长轴切面、心尖二腔心切面和心尖四腔心切面，观察二尖瓣叶、腱索和乳头肌的情况。胸骨旁二尖瓣水平左心室短轴切面可以观察二尖瓣脱垂的部位及反流束的起源，对于确定二尖瓣脱垂的部位有较大的帮助。

② 经食管超声心动图可以对脱垂部位进行准确分区，是二尖瓣成形术前重要的检查方法。

③ 各种原因所致的大量心包积液、心包填塞者，左心室受压，腱索相对过长，可导致二尖瓣脱垂。但此类患者在心包积液消除后，脱垂的瓣叶又可恢复至正常位置。

④ 应与其他病因所致的二尖瓣关闭不全相鉴别，如风湿性心脏病、二尖瓣先天性发育不全所导致的二尖瓣关闭不全，在超声心动图上有其特征性改变。

三、人工瓣膜

【超声诊断】

① 人工瓣膜有两大类，即机械瓣膜和生物瓣膜。人工瓣膜的形态学评价主要包括瓣环及瓣架的位置、瓣叶的活动情况及有无并发症的发生。

② 二维超声心动图。在常规的经胸超声心动图检测中，由于机械瓣膜由金属物质构成，受金属瓣架、瓣叶及瓣环的强回声反射影响，可在其远端形成声影，因此评价瓣膜有一定难度，可结合经食管超声心动图检查。而生物瓣膜可见瓣架强回声，瓣膜回声纤细，运动近似正常瓣膜。二维超声心动图可显示人工瓣膜形态的异常，常见异常有瓣环撕裂、瓣叶运动异常、血栓或赘生物形成和生物瓣膜的瓣叶退行性变等（图 2-3-3）。

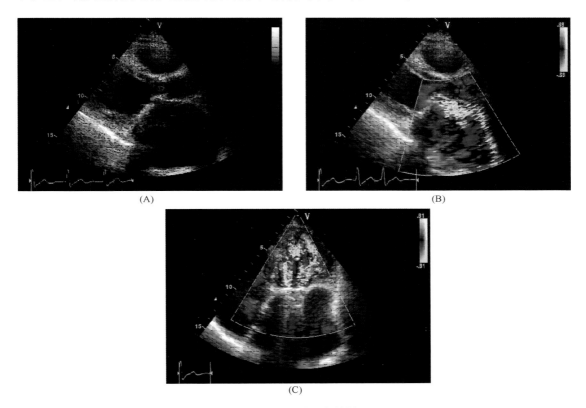

图 2-3-3 人工机械二尖瓣瓣周漏

男，67 岁，二尖瓣置换术后 9 年。（A）显示二尖瓣位可见强回声，后方伴声影，机械瓣瓣架位置正常，瓣环前方瓣周回声失落；（B）为彩色多普勒，显示瓣周回声失落处中度反流；（C）显示机械二尖瓣开放时可见三束彩色血流束

③ 多普勒超声心动图。CDFI 检测人工瓣膜血流情况，不同人工瓣膜血流特征不同，如球瓣的彩色血流特征是周边性、高速湍流显示，没有一个中心性彩色血流；St. Jude 双叶碟瓣有三条平行的血流束；生物瓣膜血流则近似正常瓣膜，为单束。同时判断有无瓣膜反流和瓣周漏，正常人工瓣膜均有少量低速反流信号。频谱多普勒主要用于检测人工瓣膜的血流速度，评价跨瓣压差。

【特别提示】

① 人工瓣膜的形态学异常主要包括血栓形成或赘生物附着、瓣环撕裂、瓣叶开放不充

分或开放过度。生物瓣膜还可存在的异常有瓣叶粘连、开放不充分，瓣环撕裂、变形，瓣叶撕裂、连枷现象，瓣叶钙化、纤维化。

②　大多数正常人工机械瓣血流速度均有一定的增快，一般认为，二尖瓣位平均跨瓣压差≤8mmHg，主动脉瓣位最大跨瓣压差≤36mmHg。而生物瓣血流速度和正常相似，多数为层流。

③　大多数正常人工瓣膜均有少量低速反流信号。

四、瓣膜退行性变

【超声诊断】

①　二维超声心动图。本病多发生于主动脉瓣和二尖瓣，以主动脉瓣最常见。主动脉瓣或二尖瓣多为局限性增厚，回声增强，活动僵硬，弹性减低，可伴有钙化，可引起瓣膜狭窄或反流（图2-3-4）。

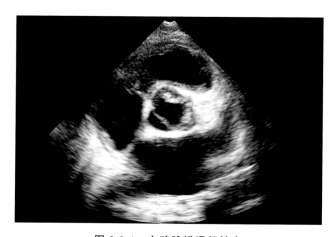

图 2-3-4　主动脉瓣退行性变

女，75岁，二维超声心动图显示主动脉瓣三冠瓣增厚，回声增强，弹性减低

②　多普勒超声心动图。当瓣膜狭窄时，可探及收缩期高速射流频谱，CDFI可显示跨瓣高速五彩镶嵌血流，并可显示瓣膜反流。

【特别提示】

①　诊断时需结合患者年龄，年龄多在50岁以上，随年龄的增加检出率显著增高。

②　主动脉瓣增厚、钙化主要位于瓣环部和瓣叶根部，亦可逐渐累及瓣体及瓣尖，二尖瓣增厚、钙化也多位于瓣根和瓣环，且多见于后瓣。很少发生瓣叶交界处融合。

③　病变导致瓣膜狭窄或反流的程度多数为轻度，如有中度以上狭窄或反流时需与其他原因导致的瓣膜病变，如风心病等鉴别。

五、感染性心内膜炎

【超声诊断】

①　感染性心内膜炎（IE）的超声诊断主要依据瓣膜或心内膜表面有赘生物附着。主要发生于心脏瓣膜，最常累及二尖瓣和主动脉瓣。

②　赘生物多发生于血流冲击的部位，附着在瓣膜或心内膜表面，可单发或多发，有蒂或无蒂。一般与瓣膜或心内膜部分相连，大部分游离于心腔之内，有明显的自主活动度，随

心动周期漂浮于心腔之内 [图 2-3-5（A）]。极少数的赘生物由于纤维化或钙化，活动度明显减低。某些赘生物可包绕在瓣叶或腱索上，使其回声明显增粗，赘生物没有自主活动度。

③ 新鲜赘生物多为低回声，陈旧赘生物可钙化，回声增强。

④ 累及瓣膜时，可导致瓣膜破坏，瓣叶穿孔，出现瓣膜狭窄或反流 [图 2-3-5（B）]。

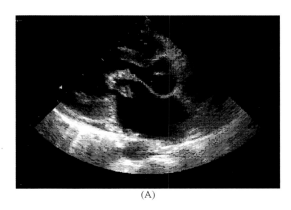 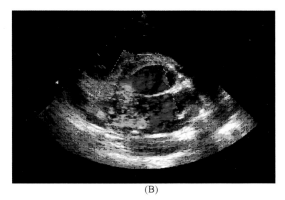

(A)　　　　　　　　　　　　　　　　　(B)

图 2-3-5　感染性心内膜炎

男，21 岁，反复发热 1 个月。（A）二维超声心动图示二尖瓣前叶左心房面不规则形赘生物形成；（B）显示二尖瓣重度反流，反流束源自二尖瓣前叶内侧瓣体穿孔处

⑤ 感染性心内膜炎的并发症包括瓣周脓肿、瓣膜穿孔、心腔内瘘、腱索断裂和人工瓣膜撕脱等。

【特别提示】

① 本病多发生于器质性心脏病基础上，如先天性心脏病和瓣膜病等。近年来在使用静脉毒品的患者中本病发病率有增高，多累及三尖瓣和肺动脉瓣。检查时应注意基础心脏病变，同时应注意观察并发症情况。

② 超声心动图检测出心内膜受累证据，如赘生物形成，是感染性心内膜炎的主要诊断标准之一。

③ 赘生物回声强度依赖于赘生物形成的时间和是否有纤维化或钙化。新鲜的赘生物回声较低，易漏诊，陈旧的赘生物回声较强。动态观察时赘生物可有较小的自由活动度，主要与较小的黏液瘤和血栓进行鉴别。赘生物的形态变化较大，可呈团块样、条索状或不规则形等，且形态在不同切面或不同时期差异较大。

④ 由于赘生物可累及任一个或几个瓣膜以及心内膜表面，在检查时应系统多切面探查，从不同角度的切面探查每一个瓣膜及心内膜。

■ ■ ■ 第四节　心 肌 病 ■ ■ ■

一、扩张型心肌病

【超声诊断】

① 二维超声心动图。显示全心扩大，左心室扩大显著，多呈球形扩张，左室壁相对变薄，向心运动普遍明显减弱，左室收缩功能明显减低。各瓣口开放幅度减小（图 2-4-1）。左室心尖部常伴有血栓回声。

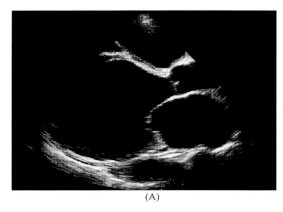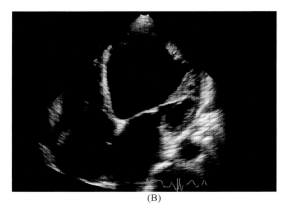

(A)　　　　　　　　　　　　　　　　　(B)

图 2-4-1　扩张型心肌病

女，52 岁，全心扩大，左心室扩大显著，呈球形扩张，左室壁相对变薄，向心运动普遍明显减弱，左室收缩功能明显减低，各瓣口开放幅度减小

② 彩色多普勒血流成像。表现为各心腔内较暗的蓝色或红色血流，很少出现彩色混叠。并可检测瓣口反流，最常见的为二尖瓣反流。

③ 频谱多普勒。主要表现为各瓣口的血流速度明显减低，主动脉瓣口的血流速度减低更明显。二尖瓣口血流多呈单峰，或呈限制型充盈障碍。

【特别提示】

① 特征性表现为心室扩大和收缩功能减低。心肌收缩通常为普遍减弱，但也可出现节段性运动减弱，此时需与冠心病鉴别。

② 最常继发功能性二尖瓣反流。

③ 探寻病因是诊断该病的一个重要环节，相似心脏表现也可出现在其他各种心脏病引起的心力衰竭，如缺血性心肌病、高血压性心脏病、围生期心肌病和酒精性心肌病等，应注意结合临床病史和其他辅助检查等资料进行鉴别。

二、肥厚型心肌病

【超声诊断】

① 二维超声心动图。显示左心室心肌不均匀性肥厚，最常见的为室间隔梭形肥厚（图 2-4-2）。也可表现为心尖部肥厚、左心室前侧游离壁肥厚或其他室壁肥厚，对称性肥厚少见。

② 肥厚的心肌回声粗糙，呈颗粒状回声增强。通常心肌运动尚好。

③ 左心室流出道梗阻时显示左心室流出道内径明显变小，收缩期二尖瓣前叶或腱索可出现前向运动（SAM 征）。

④ 左心室腔多减小，发生几何形变，左心房扩大。

⑤ 多普勒超声心动图。左心室流出道梗阻时，CDFI 可观察到收缩期左心室流出道内的异常混叠血流，频谱多普勒可探及该处高速血流频谱，峰值后移，呈"匕首状"。二尖瓣血流频谱常显示为左心室舒张功能减低。

【特别提示】

① 肥厚型心肌病应注意与病史较长的高血压患者或运动员心脏相鉴别，后两者多为均匀对称性心肌肥厚。

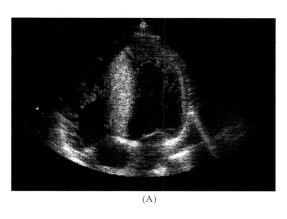 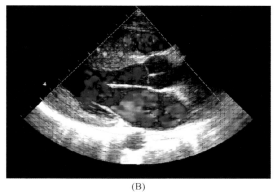

(A)   (B)

图 2-4-2 肥厚型心肌病

男，17 岁，（A）显示左心室心肌不均匀性肥厚，室间隔呈梭形显著增厚，心肌回声紊乱、粗糙；（B）显示肥厚的室间隔内可见扩张的冠状动脉血流

② 左心室心尖部肥厚时，超声检查过程中极易漏诊，尤其是在声窗不满意的患者，应多切面仔细扫查。

③ 单独发生于右心室的肥厚型心肌病少见，多与左心室肥厚伴发。

三、限制型心肌病

【超声诊断】

限制型心肌病比较少见，特征性表现为心内膜心肌纤维化引起的心室充盈受限，最常见的为心脏淀粉样变。

① 二维超声心动图。显示心内膜增厚，回声增强，心肌运动僵硬，心室舒张明显受限 [图 2-4-3（A）]。

② 心室腔内径可正常或轻度增大，两侧心房明显增大。早期左心室整体收缩功能可正常。有时可检测到心包积液。

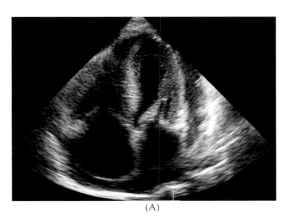 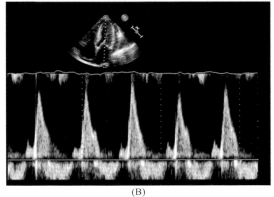

(A)   (B)

图 2-4-3 限制型心肌病

男，56 岁，消瘦、乏力 6 个月，双下肢水肿 3 个月。（A）为二维超声心动图，显示左心室心内膜均匀性增厚，回声增强，心室舒张受限，心包少量积液；（B）显示二尖瓣血流频谱呈限制型充盈障碍，E 峰血流速度升高，EDT 缩短，$E/A > 2.0$

③ 多普勒超声心动图。频谱多普勒显示二尖瓣口的血流频谱为限制型充盈障碍，表现为舒张早期峰（E）血流速度升高，且减速时间（EDT）缩短，EDT<160ms，舒张晚期心房收缩峰（A）血流速度降低，E/A 显著增高（≥2.0）[图 2-4-3（B）]。

④ 多普勒超声心动图常检测到二尖瓣和三尖瓣反流。

【特别提示】

① 限制型心肌病的特征性表现为左心室限制型充盈障碍，收缩功能可正常或轻度减低。

② 应注意与缩窄性心包炎相鉴别，后者主要表现为心包增厚、粘连，心室舒张受限，室间隔呈抖动样运动等。

■ ■ ■ ■ ■ 第五节　心包疾病 ■ ■ ■

一、缩窄性心包炎

【超声诊断】

① 二维超声心动图。典型表现为心包膜局限性或弥漫性增厚、粘连，回声增强，部分患者可出现心包钙化[图 2-5-1（A）]。心室舒张受限，室间隔呈"抖动样"运动。双心房扩大，双心室相对减小。下腔静脉增宽，内径随呼吸变化率<50%[图 2-5-1（B）]。

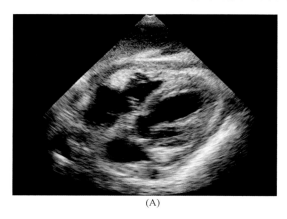
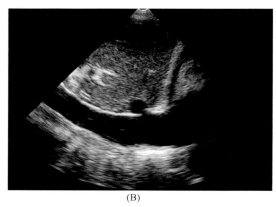

（A）　　　　　　　　　　　　　　　（B）

图 2-5-1　缩窄性心包炎

男，54 岁，1 年前出现双下肢水肿，胸闷、气短 2 个月就诊，手术证实缩窄性心包炎。（A）显示剑突下四腔心切面心包膜增厚、粘连；（B）显示下腔静脉增宽，体循环回流受限

② 脉冲多普勒超声。显示左室舒张期充盈受限，表现为二尖瓣 E 峰血流速度升高，EDT 缩短。吸气时二尖瓣 E 峰血流速度减低，呼气时 E 峰血流速度增高，三尖瓣频谱变化正好相反，吸气时 E 峰血流速度增高，呼气时减低。

【特别提示】

① 多继发于急性或慢性心包炎，起病隐匿，发病时已有心包缩窄改变。可确定的病因中，结核在我国占首位，近年来放射性及心包手术引起的缩窄性心包炎明显增加。有的患者同时存在心包积液，是心包积液-缩窄性心包炎的混合型。

② 超声心动图对缩窄性心包炎的检出很大程度上依赖操作者经验。二维超声心动图发现心包增厚、粘连是缩窄性心包炎最直接的征象，剑突下切面一般对心包增厚的程度

有较好的显示。

③ 由于心包增厚，胸腔压力与心腔压力脱节引起的房室瓣血流速度随呼吸变化为缩窄性心包炎的诊断提供了有力的证据。此外，由于心室压力的急剧变化引起的室间隔"抖动样"运动及由于心包限制引起的心室舒张受限也是诊断的重要依据。

二、心包积液

【超声诊断】

① 本病诊断主要依赖于二维超声心动图，可显示心包腔内无回声区。少量心包积液多出现在左心室后壁后方，大量心包积液时心脏在心包腔内摆动（图2-5-2）。有时无回声区内可见条索样纤维素沉积回声。

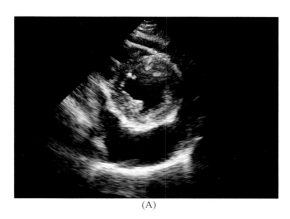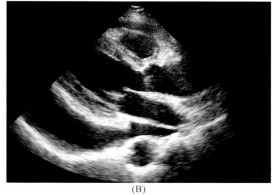

(A)　　　　　　　　　　　　　　　(B)

图 2-5-2　心包积液

女，46岁，二维超声心动图显示大量心包积液，以左心室后下壁显著

② 二维超声心动图定量心包积液。

a.微量心包积液：心包腔无回声区宽2～3mm，局限于房室沟附近的左室后下壁。

b.少量心包积液：心包腔无回声区宽3～5mm，局限于左室后下壁。

c.中量心包积液：心包腔无回声区宽5～10mm，主要局限于左室后下壁，也可存在于心尖区和前侧壁。

d.大量心包积液：心包腔无回声区宽10～20mm，包绕整个心脏，可出现心脏摆动征。

e.极大量心包积液：心包腔无回声区宽20～60mm，出现明显心脏摆动征。

【特别提示】

① 正常情况下，心包腔内含有10～50ml液体。心包积液时，心包腔可向内、外侧及心尖方向扩大，但心底部上方及心房后方很少发生液体积聚。

② 当心包积液迅速增长时，即使少量也可出现心脏压塞，超声心动图主要表现为舒张期右心室和右心房塌陷、室间隔异常运动、下腔静脉内径增宽且内径随呼吸变化率＜50%等。

③ 有时需注意与胸腔积液的鉴别。

三、心包肿瘤

【超声诊断】

① 二维超声心动图。本病典型表现为心包附加回声。根据肿瘤性质不同，可表现为不

同的形态、边界及内部回声。

②最常见的为心包囊肿，好发于右心室心包，壁层心包向外呈袋状膨出，多为圆形单囊，囊壁平滑，内呈无回声。随访过程中，心包囊肿的大小可有变化，偶尔囊肿破裂，可消失。

③原发性心包肿瘤较罕见，多为恶性肿瘤（图2-5-3）。其二维超声心动图特点有以下几点。

a.心包内不规则团块，回声强弱不均。

b.团块内有形状不规则、边界模糊的低回声区，提示肿瘤内出血坏死。

c.心包膜增厚且不光滑。

d.肿瘤内可有血流信号。

e.可引起心包积液和（或）心脏压塞。

f.肿瘤常浸润部分心室壁，导致心室壁收缩活动异常。

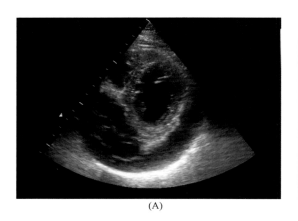 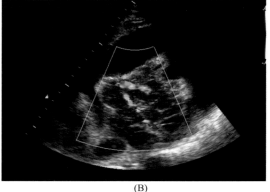

(A)　　　　　　　　　　　　　　　　(B)

图 2-5-3　心包恶性肿瘤

男，78岁，（A）为二维超声心动图，显示左室、左房后方心包脏层附着较大不规则占位回声，其内呈网格结构，同时出现心包积液；（B）为CDFI，显示肿瘤内较丰富血流

【特别提示】

①超声心动图为检出本病的主要方法，尤其是剑突下各个切面为最佳切面。

②恶性肿瘤转移至心脏时，心包为最常累及的部位，可引起心包积液、积液-缩窄性心包病变、缩窄性心包炎或离散的心包肿块。

■■■■■第六节　冠状动脉疾病■■■■■

一、正常冠状动脉图像

①二维超声心动图。探查冠状动脉需从不同的方位和角度来显示。正常冠状动脉二维超声示左、右冠状动脉管腔内壁回声光滑，呈平行状，走行均匀，两壁间为清晰无回声血管腔。在胸骨旁主动脉根部短轴切面上有时可同时显示两冠状动脉起始部，大动脉短轴切面的后外侧壁4～5点发出左冠状动脉，正常左冠状动脉主干直径3～8mm，长度0.5～40mm，左前降支近端直径3～5mm。右冠状动脉起始于大动脉短轴切面的前内侧壁10点左右的方位，其开口端不如左冠状动脉清楚，内径与左冠状动脉内径相近（图2-6-1）。

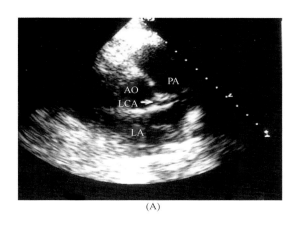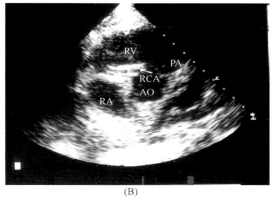

(A)　　　　　　　　　　(B)

图 2-6-1　正常冠状动脉超声图像

（A）为胸骨旁大动脉短轴切面，后外侧壁 4～5 点发出左冠状动脉；（B）显示右冠状动脉起始于大动脉短轴切面的前内侧壁 10 点左右的方位

RCA—右冠状动脉；RV—右心室；PA—肺动脉；RA—右心房；AO—主动脉；LA—左心房；LCA—左冠状动脉

② 频谱多普勒超声心动图。检测比较困难，只能记录到部分冠状动脉的血流频谱。血流以舒张期为主，速度较低。

二、冠心病

【超声诊断】

① 二维超声心动图。判定左室壁节段性运动异常是诊断冠心病最主要的内容，它反映缺血心肌的部位、范围、程度。缺血心肌可因邻近非缺血心肌的牵拉而表现出一定程度的被动前向运动，但缺血节段心肌的收缩力（收缩期增厚率）是减低（运动减低）或者丧失（无运动）的（图 2-6-2）。

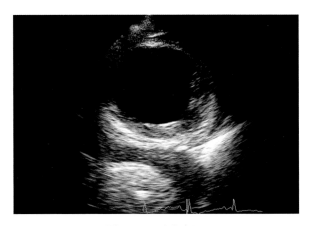

图 2-6-2　心肌梗死

女，70 岁，心肌梗死后 1 个月，超声心动图示左室前壁、前间壁心肌节段性变薄，运动消失

② 二维超声心动图。评价室壁运动时采用美国超声心动图学会的 16 节段分段法。将左心室长轴分为 3 个节段：基底段为二尖瓣环水平至乳头肌尖端；中间段为乳头肌尖端至乳头

肌根部；心尖段为乳头肌根部以下。其中，基底段和中间段均分为前壁、前侧壁、后侧壁、下壁、前间壁和后间壁 6 段，心尖段分为前壁、侧壁、下壁和间壁 4 段（图 2-6-3）。

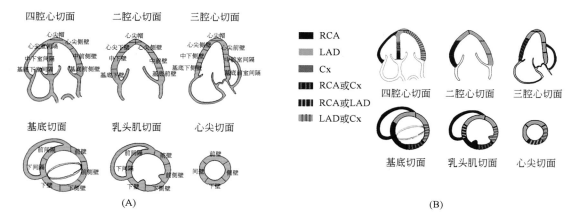

图 2-6-3　冠心病 16 节段分段法及冠状动脉支配区域（美国超声心动图学会心腔定量指南）
（A）为左心室心肌 16 节段分段法；（B）为冠状动脉支配心肌区域
RCA—右冠状动脉；LAD—左前降支；Cx—左回旋支

③ 二维超声心动图将室壁运动减低定义为收缩期室壁增厚率低于 30%。若收缩期室壁增厚率低于 10% 则定义为无运动。矛盾运动的定义为收缩期室壁向外运动，同时常伴有室壁变薄。

④ 室壁运动评分指数（WMSI）。通过多切面扫查，二维超声心动图应可以显示所有的左心室室壁节段。依据目测观察，对每一个节段收缩性进行评分，运动正常＝1，运动减低＝2，无运动＝3，矛盾运动＝4，室壁瘤形成＝5。依据这种室壁运动分析方法，室壁运动评分指数是通过对异常的室壁运动节段进行评分计算得出的。WMSI＝室壁运动评分总和/观察的室壁节段数，收缩正常的左心室 WMSI＝1。心肌梗死的范围越大，室壁运动异常越严重，则 WMSI 越高。

【特别提示】

① 既往无缺血发作的患者，小范围心内膜下心肌缺血常不出现明显的室壁运动异常。

② 即使冠状动脉行再灌注治疗，其后一段时间内心肌仍然可以运动异常。

③ 如果左心室心内膜显示不清，则超声对于节段性室壁运动异常的评价受到限制。

④ 潜在的心肌缺血可通过负荷超声心动图来检查。

三、心肌梗死

【超声诊断】

① 二维超声心动图。显示梗死节段心肌室壁变薄，心肌回声可增强，运动减低或消失，甚至出现矛盾运动。左心室重构，左心室腔明显扩大，出现几何形态学改变，梗死区扩张，严重者形成室壁瘤（图 2-6-4）。

② 多普勒超声心动图。常检测到继发性二尖瓣反流，下壁心肌梗死时最易出现。

③ 心肌梗死可出现各种并发症。

a. 心脏破裂。多发生于梗死心肌中部或梗死心肌与正常心肌交界处，如为室间隔穿孔，超声心动图表现类似室间隔缺损，最常出现于下壁心肌梗死；如为心室游离壁破裂，多数很

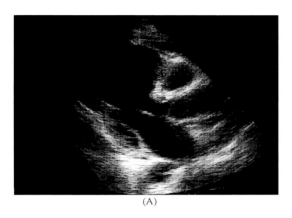 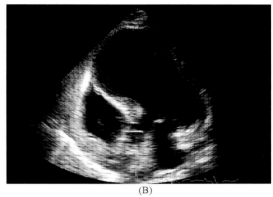

(A)   (B)

图 2-6-4 心肌梗死

男，57岁，左室前壁、前间壁心尖段心肌变薄，约3mm，心尖部梗死区扩张，向心运动明显减弱，左室心腔几何形变

快死亡，超声心动图显示心包腔内大量无回声区；如为乳头肌断裂，也最常出现于下壁心肌梗死，超声心动图表现为二尖瓣收缩期前后叶对合不良，导致二尖瓣反流。

b.室壁瘤形成。二维超声心动图显示梗死区心肌变薄，矛盾运动，向外突出形成瘤样膨出，CDFI显示瘤体内血流色彩暗淡，并与心腔相通。

c.心室附壁血栓形成。发生于梗死节段心肌心内膜表面，多数位于左心室心尖部梗死区。大多数为薄层附壁血栓，新鲜血栓为低回声，病程较长者血栓表面机化呈强回声，一般无活动度。少见团块样血栓附着于心内膜表面，有活动度，此类血栓有脱落发生栓塞的危险。

d.心力衰竭。多发生于大面积心肌梗死的患者，超声心动图显示左心室增大，整体收缩功能减低。

【特别提示】

① 必须结合其他辅助检查，如心电图和心导管检查等，对诊断、判断其发展、转归有重要作用。

② 经胸超声心动图对检出心腔内血栓存在一定的漏诊率，尤其是新鲜血栓，可采取其他超声技术，如 TEE、经静脉左心超声造影、对比增强超声等，以提高血栓的检出率。

③ 室壁瘤应注意与心室憩室相鉴别，后者为心室局限性向外膨出，但室壁运动不减弱，室壁不变薄，并且不出现矛盾运动。

第七节 心脏肿瘤

一、概述

【超声诊断】

① 超声心动图已成为最重要、最简便可靠的无创性检查方法，尤其是二维超声可对心脏肿瘤的部位、大小、活动性、与周围结构之间的关系及其并发症和疗效，甚至对某些肿瘤的性质等，提供比较详尽的诊断和鉴别诊断资料，成为检查心脏肿瘤的首选方法（图 2-7-1）。

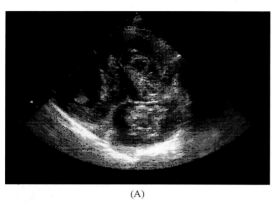
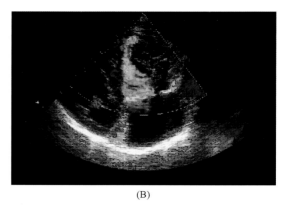

(A)　　　　　　　　　　　　　　　　　(B)

图 2-7-1　心脏肿瘤

　　男，20岁，（A）显示右室、右房内附加肿物回声，肿物分别附着于三尖瓣前叶根部右室面及右房面；（B）显示肿物有明显活动度，在舒张期到达三尖瓣口，右室流入血流轻度梗阻

　　② 多普勒超声心动图可检测肿瘤内血流情况，对肿瘤性质判定有一定的意义。

【特别提示】

　　① 心脏肿瘤指发生于心脏内的肿瘤，分为原发性和继发性两类，后者多见。

　　② 原发性心脏肿瘤可分为良性肿瘤和恶性肿瘤，良性肿瘤比较多见，包括黏液瘤、脂肪瘤、横纹肌瘤、畸胎瘤、心包囊肿等。恶性肿瘤的发生率低，包括血管肉瘤、恶性间皮瘤、横纹肌肉瘤、淋巴肉瘤等。

　　③ 黏液瘤是最常见的心脏肿瘤，占所有心内肿瘤的20%～30%。

二、黏液瘤

【超声诊断】

　　① 二维超声心动图。心腔内附加团块样低回声或等回声，表面可呈分叶状，常以蒂附着于房间隔卵圆窝处或心房壁和房室瓣上。黏液瘤回声一般均匀一致，以低回声为主，如瘤体内有坏死或纤维化，可表现为瘤体内限局性无回声区或回声增强［图 2-7-2（A）］。

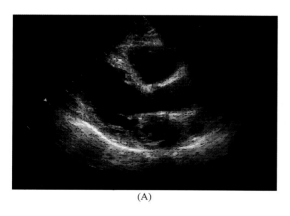
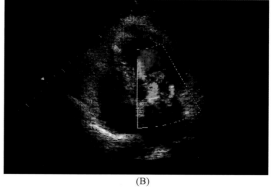

(A)　　　　　　　　　　　　　　　　　(B)

图 2-7-2　左心房黏液瘤

　　女，57岁，（A）显示左心房附加实性低回声团块，收缩期肿物位于左心房内；（B）显示肿物活动度较大，舒张期部分肿物进入左心室，阻塞二尖瓣口

②　动态观察时，黏液瘤多较软，其形态随心动周期有明显改变。有蒂的黏液瘤活动度较大，左心房黏液瘤舒张期瘤体往往堵塞于二尖瓣口，收缩期瘤体返回左房。

③　多普勒超声心动图。瘤体堵塞瓣口时，可导致瓣口血流速度增快，呈五彩镶嵌色［图 2-7-2（B）］。

【特别提示】

①　好发于左心房，多附着于房间隔上。绝大多数为单发（95％），极少数可多发。

②　超声心动图对心脏黏液瘤的诊断有特殊价值，已成为目前诊断心脏黏液瘤的首选方法。在检查时应对心脏黏液瘤的部位、个数、大小、形态、活动度、蒂的大小、房室瓣口梗阻程度及其与心内周围结构的关系等方面进行系统、全面地观察，判定黏液瘤附着部位时，可选择经食管超声，为手术治疗提供详细的资料。

③　鉴别诊断主要包括左房内血栓形成、横纹肌肉瘤等。左房血栓多发于左房的后壁、左心耳内，基底较宽无蒂，形态不整，回声强弱不均，活动度较小或无活动度，动态观察时不易变形或移位；一般伴有原发性心脏疾病，如风湿性二尖瓣狭窄和心房颤动等。

（马春燕）

第三章

血 管

■ ■ ■ 第一节 颈部血管 ■ ■ ■

一、动脉粥样硬化

【超声诊断】

① 二维超声显示早期仅表现为颈动脉内-中膜增厚≥1mm，且内膜多不光滑，或有局限性的小斑点。病变进展，可显示颈动脉粥样硬化斑块形成，观察斑块的形态和回声特征，斑块形态多不规则，可显示为低、等或强回声，回声可分为均质和不均质，不均质斑块有形成栓塞的风险。同时结合颈动脉纵断面和横断面测量斑块的范围，大致判断狭窄程度等〔图3-1-1（A）〕。

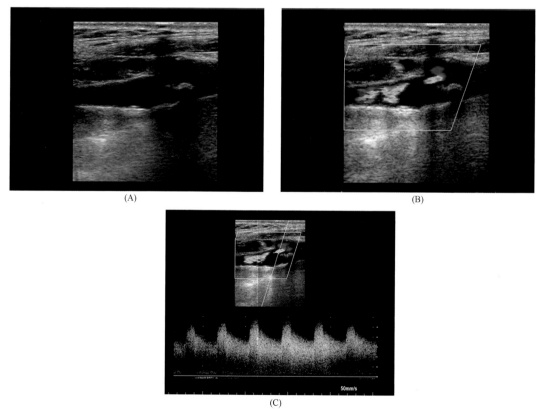

(A)

(B)

(C)

图 3-1-1　颈动脉粥样硬化

（A）为二维超声图像，长轴切面显示颈总动脉分叉处混合回声斑块形成；（B）为彩色多普勒图像，显示局部血流汇聚；（C）为斑块处血流频谱，血流速度加快，频谱呈湍流，频窗消失

② 彩色多普勒显示早期内-中膜增厚时血流无明显改变。当颈动脉斑块形成导致狭窄时，病变处血流充盈缺损，不规则变细，或呈"五彩镶嵌"的血流信号。完全闭塞者则无血流信号。有时可显示侧支循环形成［图 3-1-1 (B)］。

③ 频谱多普勒显示早期频谱无明显改变。斑块狭窄处血流速度加快，频带增宽，频窗减小或消失，狭窄远端动脉频谱呈低速单相改变［图 3-1-1 (C)］。

④ 颈动脉狭窄程度采用频谱多普勒测量血流动力学指标，结合二维、彩色多普勒表现进行综合评估。根据 2003 年北美放射年会超声会议发布的标准，颈内动脉狭窄闭塞性病变程度分为四级：狭窄<50%（轻度）；50%～69%（中度）；70%～99%（重度）；血管闭塞（见表 3-1-1）。2006 年，首都医科大学宣武医院发表了颈内动脉狭窄的诊断标准，供诊断参考（见表 3-1-2）。

表 3-1-1 颈内动脉狭窄诊断标准（一）
（北美放射年会，2003 年）

狭窄程度	PSV	EDV	PSV_{ICA}/PSV_{CCA}
	cm/s		
正常或<50%	<125	<40	<2.0
50%～69%	125～<230	40～<100	2.0～<4.0
70%～99%	≥230	≥100	≥4.0
闭塞	无血流信号	无血流信号	无血流信号

注：PSV 为收缩期峰值流速，EDV 为舒张期末流速，ICA 为颈内动脉，CCA 为颈总动脉。

表 3-1-2 颈内动脉狭窄诊断标准（二）
（首都医科大学宣武医院，2006 年）

狭窄程度	PSV	EDV	$PSV_{狭窄段}/PSV_{狭窄以远段}$
	cm/s		
<50%	<155	<60	<1.6
50%～69%	155～<220	60～<100	1.6～<3.5
70%～99%	≥220	≥100	≥3.5
闭塞	无血流信号	无血流信号	无血流信号

注：PSV 为收缩期峰值流速，EDV 为舒张期末流速。

【特别提示】

① 斑块多发于颈总动脉分叉处至颈内动脉、颈外动脉起始段，一般呈偏心性，扫查时应注意纵断面和横断面的结合。

② 检查时双侧颈动脉对比很重要。

二、多发性大动脉炎

【超声诊断】

① 二维超声显示病变处管壁正常三层结构模糊或消失，多呈弥漫性向心性增厚，回声可为低或等回声，相对较均匀，管腔内径变细，不同程度狭窄［图 3-1-2 (A)］。

② 彩色多普勒显示弥漫性病变的病变段血流形态不规则变细，血流色彩多暗淡，少数色彩明亮。局限性病变则狭窄处彩色血流变细，可呈"五彩镶嵌"的血流信号［图 3-1-2 (B)］。

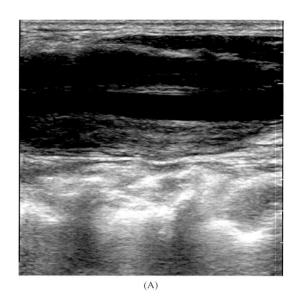
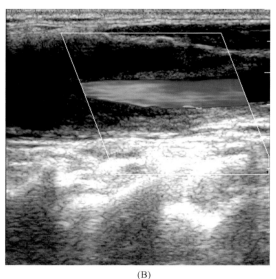

(A)　　　　　　　　　　　　　(B)

图 3-1-2　颈动脉多发性大动脉炎

（A）为二维超声图像，显示颈总动脉管壁正常三层结构消失，呈弥漫性向心性增厚；（B）为彩色多普勒图像，显示局部血流色彩暗淡

③ 频谱多普勒显示弥漫性病变的病变段呈低速单相连续血流频谱。局限性病变的狭窄段呈高速单相血流频谱，频带增宽，病变远端呈低速低阻频谱。

【特别提示】

① 多见于青年女性，主要累及主动脉及其分支。

② 超声检查时，应具体描述病变范围及程度。可采用二维超声结合彩色多普勒的方法测量弥漫性病变的狭窄程度。

③ 有时病变动脉壁可呈斑块样增厚，应注意与动脉硬化闭塞症的鉴别。

■ ■ ■ ■ ■ 第二节　腹部大血管 ■ ■ ■ ■ ■

一、动脉粥样硬化

【超声诊断】

① 二维超声显示管壁不规则增厚，可见粥样硬化斑块，斑块呈低、等或强回声。管腔变细或闭塞 [图 3-2-1（A）]。

② 彩色多普勒显示较大斑块处局部血流变细，如出现狭窄，则血流亮度增高，或出现"五彩镶嵌"的血流，闭塞处则无血流信号 [图 3-2-1（B）]。

③ 频谱多普勒测量狭窄处血流速度 [图 3-2-1（C）]。

【特别提示】

① 早期多无症状，狭窄程度较重时可导致供应脏器和下肢缺血症状。

② 目前对于腹主动脉狭窄，尚没有一致的超声诊断标准。国内唐杰等提出如果局部收缩期峰值流速升高 100%，可以诊断直径狭窄率＞50%。

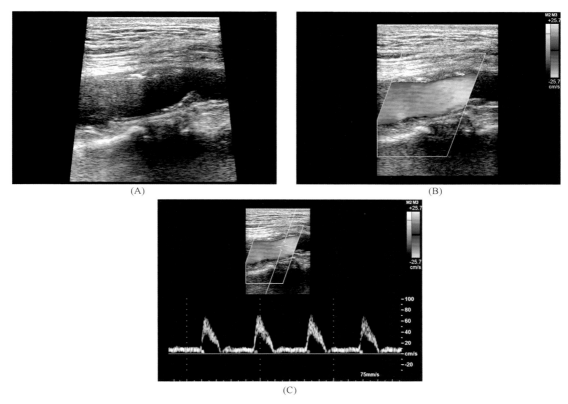

图 3-2-1　腹主动脉粥样硬化

（A）为二维超声图像，显示腹主动脉斑块形成，后方有声影；（B）为彩色多普勒图像，显示局部血流略充盈缺损；（C）为频谱多普勒图像，显示血流呈单向波，频带增宽

二、真性动脉瘤

【超声诊断】

① 二维超声显示腹主动脉管腔多为单发梭形局限性扩张，也可呈囊状扩张，有完整的动脉壁结构，常走行迂曲。动脉瘤多为局限性，也可累及较长范围。管壁多增厚，有时可见混合回声或强回声不均质斑块形成。并可合并附壁血栓，根据不同病程，血栓呈低或中强回声。如血栓脱落，可导致远端动脉栓塞。

② 真性动脉瘤诊断标准。扩张处腹主动脉外径比相邻远心端动脉外径增大 1.5 倍以上，或腹主动脉局限性扩张外径≥3cm。

③ 彩色多普勒显示动脉瘤内血流紊乱，可呈旋流，呈现红蓝相间的血流信号，血栓处血流充盈缺损 ［图 3-2-2（A）］。频谱多普勒显示动脉瘤内多为低速血流频谱 ［图 3-2-2（B）］。

【特别提示】

① 常发生于肾动脉水平以下的腹主动脉。

② 检查时需注意判断受累的动脉分支，包括肾动脉、髂动脉和肠系膜上下动脉等。

③ 检查时注意参考以前的检查结果，因为腹主动脉瘤的管径不会因药物治疗而缩小。

④ 应与假性动脉瘤和夹层动脉瘤鉴别。假性动脉瘤瘤壁与动脉壁不连续，失去正常动脉壁的结构，且与动脉之间有血流沟通。夹层动脉瘤管腔内可见内膜剥脱，可呈漂浮状，将管腔分为真腔和假腔两部分，两者之间有时可见破口，破口处有特征性血流频谱。

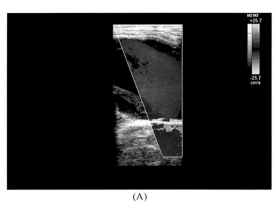 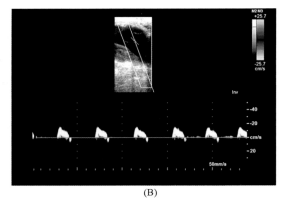

(A)　　　　　　　　　　　　　　　　　(B)

图 3-2-2　腹主动脉瘤

（A）为彩色多普勒图像，可见腹主动脉局部扩张，伴血栓形成，血流充盈缺损；（B）为频谱多普勒图像，可见动脉瘤内血流速度减低

三、夹层动脉瘤

【超声诊断】

① 二维超声显示腹主动脉增宽，但一般没有动脉瘤明显，且多表现为与正常动脉界限不清。

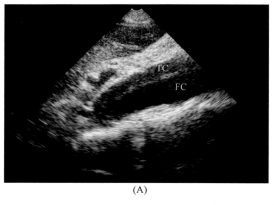 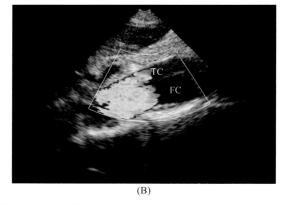

(A)　　　　　　　　　　　　　　　　　(B)

图 3-2-3　腹主动脉夹层动脉瘤

（A）为二维超声图像，显示腹主动脉内隔膜样结构漂浮，将管腔分为真腔和假腔两部分；（B）为彩色多普勒图像，显示真腔与假腔内血流情况

TC—真腔；FC—假腔

② 二维超声检测到动脉管腔内隔膜样结构漂浮，将管腔分为真腔和假腔两部分［图 3-2-3（A）］。通常假腔内径大于真腔，且内径随心动周期变化，收缩期真腔内径变大，隔膜向假腔摆动，假腔内径变小。假腔内可有血栓形成，回声呈低或中强回声。

③ 多普勒超声有特征性表现。彩色多普勒超声显示真腔内血流多与正常动脉相似，而假腔内血流暗淡，有时甚至无法显示假腔内血流。如真、假腔之间存在破口，可显示隔膜破口处收缩期由真腔至假腔的"五彩镶嵌"血流和舒张期由假腔至真腔的血流［图 3-2-3（B）］。频谱多普勒检测到真腔内血流速度正常或略增快，假腔内血流速度较低，破口处收

缩期为真腔至假腔的高速湍流频谱，舒张期为假腔至真腔的低速频谱。

【特别提示】

① 假腔内可有血栓形成，如完全堵塞时，则隔膜摆动不明显，应注意与真性动脉瘤鉴别。

② 当动脉内隔膜样结构无明显摆动时，二维超声有时不易显示，可结合彩色多普勒超声。

③ 根据 De Bakey 分型将主动脉夹层动脉瘤分为三型：Ⅰ型，从升主动脉扩展至降主动脉；Ⅱ型，局限于升主动脉；Ⅲ型，累及降主动脉。因此，腹主动脉夹层动脉瘤多起始于胸主动脉，检查时应全面检查胸主动脉和腹主动脉。超声常无法清晰显示胸主动脉，需结合 CT 检查。

■■■ 第三节　四肢血管 ■■■

一、动脉粥样硬化

【超声诊断】

① 二维超声显示早期动脉内膜不规则增厚，表面粗糙不光滑，病变进展可见形态不规则的不均质回声斑块，斑块可呈低、等或强回声。管腔变细或闭塞［图 3-3-1（A）］。

② 彩色多普勒显示较大斑块处局部血流变细，如出现狭窄，则血流亮度增高，或出现混叠。闭塞处则无血流信号［图 3-3-1（B）］，闭塞前血流速度减低［图 3-3-1（C）］。

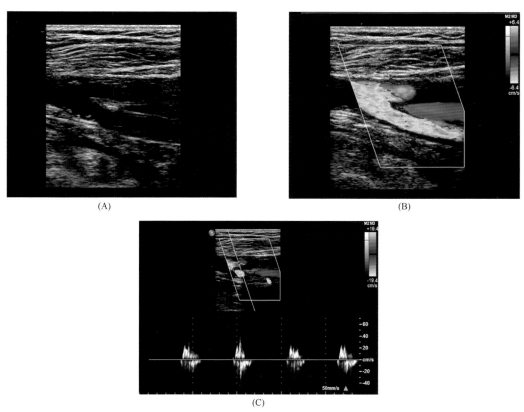

(A)　　　　　　　　　　　　　　　　(B)

(C)

图 3-3-1　股动脉粥样硬化

（A）为二维超声图像，显示股动脉内膜不规则增厚，回声增强，分叉后管腔内充填混合回声斑块；（B）为彩色多普勒图像，该处未检测到血流信号，提示动脉闭塞；（C）为频谱多普勒图像，显示闭塞前血流速度减低

③ 狭窄程度达到 75％以上时可引起相应的血流动力学改变，频谱多普勒显示狭窄处血流速度加快，狭窄远端动脉呈低速低阻频谱。

④ 狭窄程度判断。临床常根据频谱多普勒检测狭窄处收缩期峰值流速（PSV）来评价狭窄程度。正常，PSV＜150cm/s；狭窄 30％～49％，PSV 150～200cm/s；狭窄 50％～75％，PSV 200～400cm/s；狭窄＞75％，PSV＞400cm/s；闭塞，未检测到血流速度。

⑤ 发生动脉硬化闭塞症时，病变动脉管腔内多充填混合回声，CDFI 未检测到血流信号，频谱多普勒检测不到频谱信号，常可见侧支循环形成，远端动脉呈低速低阻频谱。

【特别提示】

① 多发于下肢大、中动脉，上肢动脉少见。最常累及股动脉，但糖尿病患者通常先累及小动脉。

② 扫查时应注意长轴图像与短轴图像相结合的方法，采用长轴图像确定直径狭窄率，用短轴图像确定面积狭窄率。

③ 近年来认为结合狭窄处血流收缩期峰值流速与近端正常动脉峰值流速判断狭窄程度更有临床意义，可计算狭窄处 PSV 增加百分比（ΔPSV％）。正常，ΔPSV％＝0；狭窄 1％～19％，ΔPSV％＜30％；狭窄 20％～49％，ΔPSV％ 30％～100％；狭窄 50％～99％，ΔPSV％＞100％；闭塞，病变动脉内未检测到血流速度。

④ 应注意与血栓闭塞性脉管炎相鉴别，后者多见于青中年，有吸烟史，病变多呈节段性。

二、锁骨下动脉窃血综合征

【超声诊断】

① 二维超声在锁骨上窝检测锁骨下动脉及头臂干，追踪起始部可见动脉管壁增厚，管腔内可充填混合回声，管腔变细。

② 彩色多普勒在狭窄处可显示"五彩镶嵌"样血流，闭塞处无血流信号。同侧椎动脉可见血流双向或完全反向，与颈总动脉血流颜色相反。患侧上肢动脉彩色血流充盈尚可，但色彩暗淡（图 3-3-2）。

③ 频谱多普勒显示狭窄处为高速频谱，应用狭窄处血流速度可对锁骨下动脉狭窄程度进行判定。上肢动脉频谱为低速低阻频谱。

④ 同侧椎动脉血流频谱因锁骨下动脉不同程度狭窄而不同。轻度狭窄时，椎动脉血流频谱只在收缩早期呈反向低速血流；中度狭窄时，收缩期呈反向血流；重度狭窄时，全心动周期呈反向血流。

【特别提示】

① 多数患者因上肢无力、脉搏减弱或无脉就诊，患侧上肢的收缩压要比正常侧上肢低 20mmHg 以上。

② 多发于左侧，病因主要为动脉硬化闭塞症，也可为大动脉炎、先天性锁骨下动脉狭窄或周围组织压迫等。

③ 检查上肢动脉时如发现二维超声无异常改变而频谱异常，应高度怀疑本病，注意检查同侧锁骨下动脉和椎动脉。同侧椎动脉血流频谱异常是锁骨下动脉窃血综合征的典型表现。

④ 判断锁骨下动脉狭窄程度时由于受角度影响二维超声显示管腔较困难，频谱多普勒也可能不能测及高速血流，因此可结合椎动脉反流程度来间接判定。

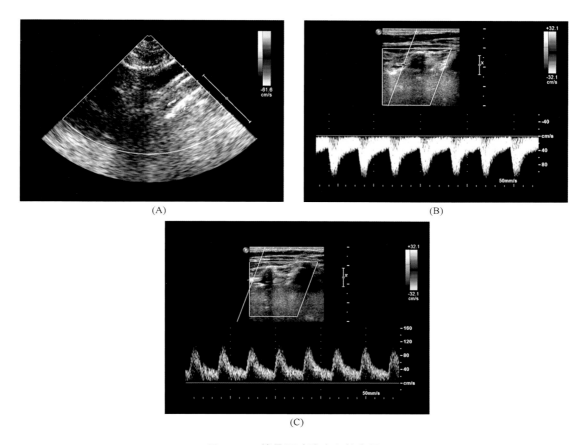

(A)　　　　　　　　　　　　　　　　(B)

(C)

图 3-3-2　锁骨下动脉窃血综合征

（A）为彩色多普勒图像，显示左锁骨下动脉近段狭窄，血流变细、汇聚，呈五彩镶嵌；（B）为同侧椎动脉频谱多普勒图像，显示反向血流；（C）为对侧椎动脉频谱多普勒图像，显示正向血流

三、急性动脉栓塞

【超声诊断】

① 二维超声典型表现为动脉管腔内实质性低或等回声，可完全或部分阻塞动脉管腔，多数为完全栓塞。有时在该附加回声的游离近心端可见血栓头漂浮，有轻微活动度。根据栓子性质和病程，也可呈不均质强回声 ［图 3-3-3 （A）］。

② 彩色多普勒超声。完全栓塞时，栓塞部位检测不到血流信号；部分栓塞时，血流不规则变细，色彩明亮或暗淡 ［图 3-3-3 （B）］。

③ 频谱多普勒超声。完全栓塞时，检测不到血流频谱；部分栓塞时，可为高速频谱，远端动脉呈低速低阻频谱 ［图 3-3-3 （C）］。

【特别提示】

① 多发于下肢动脉，栓子多为心源性和血管性，主要包括心脏和动脉内的血栓及动脉硬化斑块脱落。诊断时需结合临床病史和症状，注意寻找栓子的来源。

② 急性动脉栓塞发展快，栓塞后其近端和远端动脉均容易继发血栓形成，使病变范围扩大，检查时应注意判断栓塞的范围。

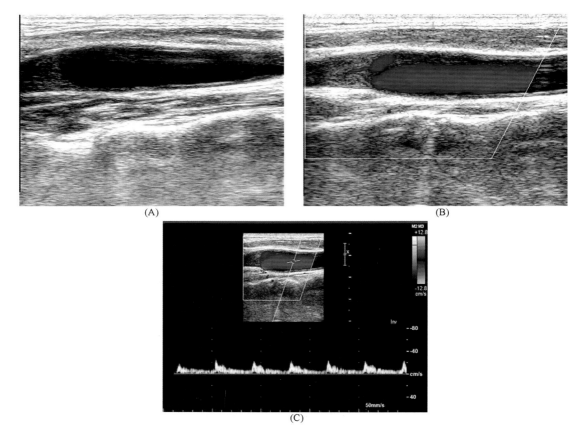

(A)　　　　　　　　　　　　　　　　　　(B)

(C)

图 3-3-3　急性动脉栓塞

（A）为二维超声图像，显示腘动脉内附加低回声，为血栓栓塞；（B）为彩色多普勒图像，显示局部血流突然中断，血栓栓塞处可见零星血流；（C）为频谱多普勒图像，显示血流速度减低

③ 如栓子为脱落的动脉硬化斑块，应注意与动脉硬化闭塞症鉴别。

四、真性动脉瘤

【超声诊断】

① 二维超声显示动脉管腔多为单发局限性梭形或囊状扩张，动脉瘤的瘤壁结构完整，内膜多增厚，回声增强，可合并斑块和附壁血栓，根据病程，血栓呈低或等强回声（图 3-3-4）。

② 真性动脉瘤诊断标准。扩张处动脉外径比相邻远心端动脉外径增大 1.5 倍以上。

③ 彩色多普勒显示动脉瘤内血流紊乱，可呈旋流，血栓处血流充盈缺损。频谱多普勒显示动脉瘤内紊乱的血流频谱，如血栓形成导致动脉阻塞，远端动脉可呈低速频谱。

【特别提示】

① 多发于下肢腘动脉，上肢动脉少见。

② 检查时需注意动脉瘤累及范围及受累动脉分支。

③ 合并血栓形成时，需注意与夹层动脉瘤和假性动脉瘤鉴别。

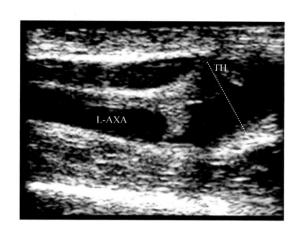

图 3-3-4　腋动脉真性动脉瘤
二维超声图像显示腋动脉局部呈瘤样增宽，并有血栓形成（此病例由陆恩祥教授馈赠）
L-AXA—左腋动脉；TH—血栓

五、假性动脉瘤

【超声诊断】

① 二维超声显示紧邻动脉外侧类圆形或不规则形无回声区，有时可见到与动脉壁之间的回声失落，即动脉破口处，也称瘤颈。瘤壁与正常动脉壁不连续，失去正常动脉壁结构，合并血栓形成时，瘤体内可见附加低或中等回声 ［图 3-3-5（A）］。

② 彩色多普勒显示收缩期经动脉破口处进入瘤体内的高速"五彩镶嵌"血流束，一般较细，舒张期瘤体内的血液流回动脉腔，速度较慢，血流颜色较暗淡。血流可在瘤体内旋转，形成旋流 ［图 3-3-5（B）］。

③ 脉冲多普勒显示在破口处可探及特征性血流频谱，收缩期由动脉进入瘤体的高速血流频谱，舒张期由瘤体内进入动脉的低速血流频谱。瘤体内则为紊乱的血流频谱 ［图 3-3-5（C）］。

【特别提示】

① 多发于动脉局部创伤，诊断时需注意结合病史。

② 目前随着冠心病介入治疗的快速发展，股动脉穿刺处假性动脉瘤形成发生率升高，一般发生在股动脉的浅方。此时一般需要在超声引导下治疗假性动脉瘤，并观察疗效。

③ 如动脉瘤内合并血栓形成，则破口处的特征性血流不明显，瘤体内亦无血流信号。

④ 合并血栓形成时，需注意与夹层动脉瘤鉴别。

六、血栓闭塞性脉管炎

【超声诊断】

① 二维超声显示病变动脉内径不均匀性变细，内膜增厚粗糙，管腔内可充填混合回声。病变呈节段性，节段之间有正常动脉存在。

② 彩色多普勒显示病变动脉血流不规则变细或零星显示，完全闭塞时则无血流显示，与正常动脉分界清晰。有时可见侧支循环形成 ［图 3-3-6（A）］。

③ 脉冲多普勒频谱显示病变处动脉频谱呈单相波，频窗充填，根据动脉狭窄程度，血流速度可增快或减低，远端动脉呈低速低阻样频谱 ［图 3-3-6（B）］。

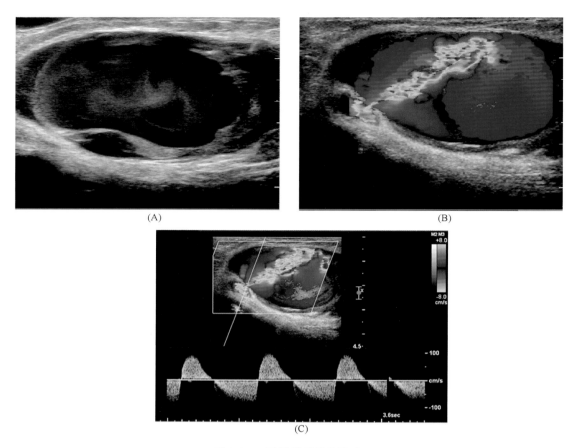

图 3-3-5　股动脉假性动脉瘤

（A）为二维超声图像，显示股动脉前壁类圆形区，其内呈云雾样旋流回声；（B）为彩色多普勒图像，显示收缩期经股动脉破口处进入瘤体内的高速"五彩镶嵌"血流束；（C）为频谱多普勒图像，显示破口处特征性双向血流频谱（此病例由陆恩祥教授馈赠）

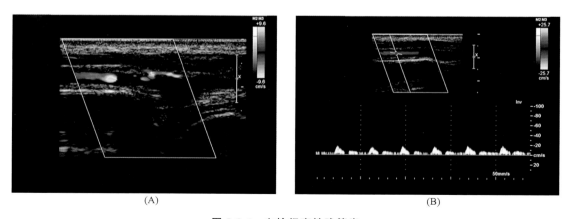

图 3-3-6　血栓闭塞性脉管炎

（A）为彩色多普勒图像，显示胫前动脉远端血流节段性显示；（B）为频谱多普勒图像，显示该处血流速度减低

【特别提示】

① 好发于中青年男性，多有吸烟史。

② 病变多发于下肢中、小动脉，以腘动脉以下病变为主，也可累及伴行静脉，静脉内膜增厚或合并血栓形成。其特征性表现为节段性病变。

③ 检查时需注意与动脉硬化闭塞症鉴别。

七、深静脉血栓

【超声诊断】

① 二维超声显示血栓急性期静脉内径增宽，管腔不能被压瘪，管腔内呈无回声或低回声；亚急性期内径有所减小，回声有所增强，但仍以低回声为主；慢性期静脉内径多变细，管腔内呈不均匀的强回声，或呈纤维条索样。有时可见到静脉瓣结构，显示静脉瓣增厚、弹性减低、活动僵硬。

② 彩色多普勒显示，如血栓完全阻塞，则静脉内无血流信号显示；如不完全阻塞，则在血栓与管壁的缝隙间显示血流不均匀变细。静脉瓣功能多受累，Valsalva 动作或挤压肢体远端时可探及静脉瓣反流。

③ 频谱多普勒显示远端静脉血流频谱失去正常静脉期相性改变，Valsalva 动作或挤压肢体远端时血流速度无明显改变（图 3-3-7）。

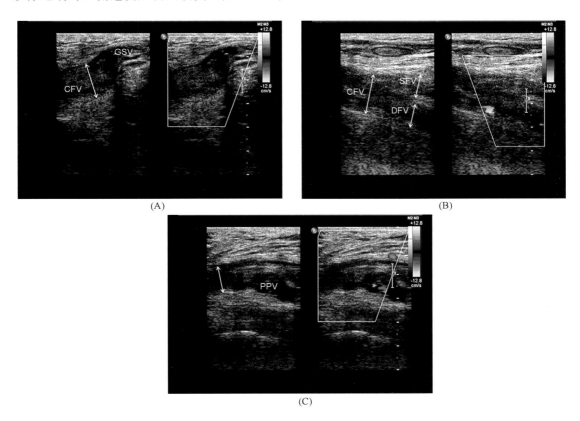

图 3-3-7 下肢深静脉血栓形成亚急性期

（A）股总静脉近心端和大隐静脉内充填以低回声为主的混合回声，未检测到血流信号；（B）股总静脉、股浅静脉和股深静脉内充填混合回声，股深静脉内可见零星血流信号；（C）腘静脉内充填混合回声，可见零星血流信号

CFV—股总静脉；GSV—大隐静脉；SFV—股浅静脉；DFV—股深静脉；PPV—腘静脉

【特别提示】

① 多发于下肢深静脉，常与长期肢体制动史有关。

② 静脉血栓形成后侧支循环建立较快，且多邻近病变静脉，常与动脉伴行，二维超声和彩色多普勒均可显示侧支循环内血流回流良好。此时应注意观察其与动脉的位置关系，并对照观察对侧正常的血管，以免将其误认为正常静脉。

③ 急性期有时可显示血栓近心端游离的血栓头，并有一定活动度，此时注意慎用加压试验，以免血栓脱落。

④ 应注意与静脉内血流淤滞鉴别，后者二维超声显示静脉内呈云雾状低回声，静息状态时彩色多普勒也可呈现无血流信号，此时可采用压迫试验鉴别。

八、下肢静脉瓣功能不全

【超声诊断】

① 下肢静脉瓣功能不全可分为原发性和继发性。

② 二维超声。如为原发性病变，静脉内径常增宽，管腔内可见云雾状自主回声，探头加压后管腔可完全闭合。有时可显示较大静脉或浅表静脉的瓣膜，瓣膜可纤细、相对短小或游离缘脱垂，也可增厚。如为继发性病变，则静脉内膜增厚粗糙，管腔内可见强回声血栓或条索样结构，探头加压后管腔不能完全闭合，瓣膜增厚，弹性减低，活动僵硬，关闭不全［图 3-3-8（A）］。

③ 彩色多普勒。原发性病变则血流充盈良好，继发性病变则血流不规则变细，Valsalva试验或屈趾试验后，可见静脉瓣处反向血流信号。

④ 频谱多普勒主要根据反流时间（t）判断静脉瓣功能不全，一般认为反流时间大于1.0s则可诊断下肢静脉瓣功能不全［图 3-3-8（B）］。在笔者超声实验室，结合峰值反流速度（V），本病诊断标准为 t 大于 0.7s，且 V 大于 20cm/s。

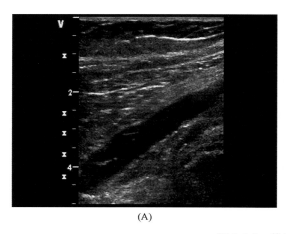

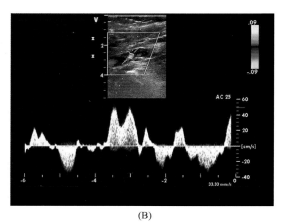

(A)　　　　　　　　　　　　　　(B)

图 3-3-8　静脉瓣功能不全

（A）为二维超声图像，显示腘静脉瓣增厚，回声略增强；（B）为频谱多普勒图像，挤压试验后显示静脉瓣反流

【特别提示】

① 多发生于下肢深静脉。

② 继发性下肢静脉瓣功能不全多继发于血栓形成，检查时应注意有无静脉血栓形成。

③ 检测下肢静脉瓣功能不全时应采用立位，可应用 Valsalva 试验、挤压法、屈趾试验或袖带法评价。超声对下肢远端静脉瓣膜功能情况显示较差，应结合其他影像学检查。

④ 正常人也可存在少量静脉瓣反流，但反流时间一般小于0.5s。

⑤ 判断反流程度。目前尚无统一标准，临床多采用以下三种方法。

a.根据反流范围：1级，反流局限于股总静脉；2级，股总静脉、股浅静脉和（或）股深静脉反流；3级，股总静脉、股浅静脉和腘静脉反流；4级，股总静脉至胫后静脉反流。

b.根据反流时间：1级，$t=1.0\sim2.0$s；2级，$t=2.0\sim3.0$s；3级，$t=4.0\sim6.0$s；4级，$t>6.0$s。

c.结合反流时间和峰值速度。反流时间越长，峰值速度越大，反流程度就越重。国内学者勇强根据彩超与X线逆行静脉造影对照，将反流程度分为四级：1级，$0.45s<t<1.0s$，$10cm/s<V<20cm/s$；2级，$t>3.0s$，$V<20cm/s$；3级，$1.0s<t<2.0s$，$20cm/s<V<30cm/s$；4级，$1.0s<t<2.0s$，$V>30cm/s$。

九、动静脉瘘

【超声诊断】

① 动静脉瘘可分为先天性和后天性。

② 二维超声显示瘘道近端动脉内径增宽，远端动脉内径相对变细［图3-3-9（A）］。静脉内径增宽，且具有搏动性。有时可观察到瘘道，表现为动脉与静脉之间一无回声管道，但一般不易显示。

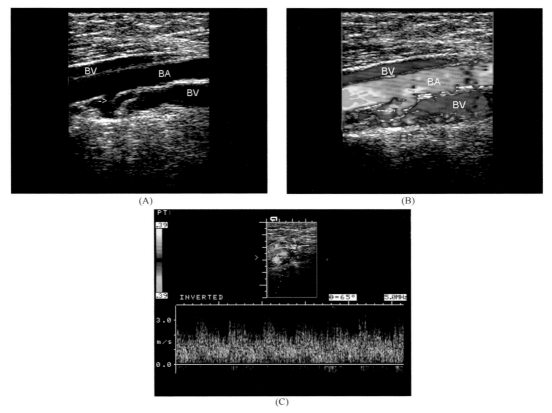

图3-3-9　肱动静脉瘘

（A）为二维超声图像，箭头所示为肱动静脉之间的瘘口；（B）为彩色多普勒图像，显示血流从动脉经瘘口流向静脉，瘘口处呈高速湍流；（C）为频谱多普勒图像，显示瘘口处高速低阻型频谱（此病例由陆恩祥教授馈赠）

BA—肱动脉；BV—肱静脉

③ 彩色多普勒显示血流从动脉经瘘口流向静脉，瘘口处可呈高速五彩镶嵌湍流 ［图 3-3-9（B）］。瘘口近端动脉血流色彩明亮，静脉血流色彩相对明亮，远端静脉则血流紊乱。

④ 频谱多普勒有特征性表现，瘘口或瘘道处血流为持续性高速低阻型频谱，瘘口近端动脉血流速度增快，远端血流速度减低，而引流静脉内可探及动脉频谱，血流速度增快 ［图 3-3-9（C）］。

【特别提示】

① 先天性动静脉瘘多见于四肢细小动、静脉之间，常为多发性，瘘口多发且较小，有时不易寻找，可结合血管造影检查。后天性动静脉瘘主要由血管创伤所致，多见于下肢，常为单发性。目前随着冠心病介入治疗的广泛开展，股动脉穿刺导致的医源性动静脉瘘发病率有所升高。

② 检查时应注意双侧血管对照。

（马春燕）

第四章

肝　脏

■■ 第一节　正常肝脏 ■■

【超声诊断】

　① 肝脏的标准切面及扫查顺序。剑突下纵切面包括显示腹主动脉长轴纵切面 ［图 4-1-1（A）］ 及显示下腔静脉长轴纵切面 ［图 4-1-1（B）］，可观察肝左叶、尾状叶、肝左静脉、肝圆韧带。剑突下横切面可观察门静脉左支、矢状部及其分支，左肝管及其分支 ［图 4-1-1（C）］。肋缘下斜切面。观察右叶、第二肝门、肝静脉、门静脉右后叶支 ［图 4-1-1（D）］。右肋间切面可观察门脉右干及其分支、右肝管及其分支 ［图 4-1-1（E）］。

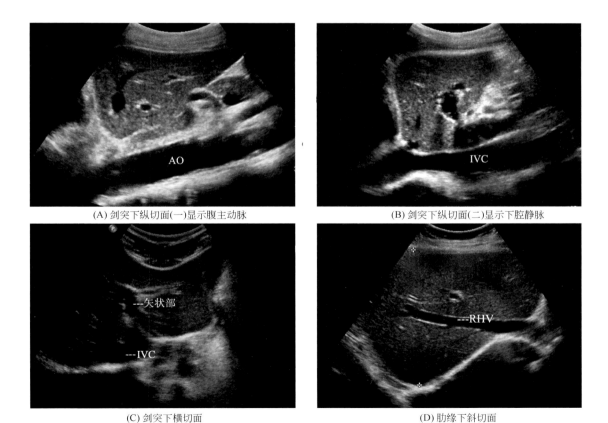

(A) 剑突下纵切面(一)显示腹主动脉　　　　　　(B) 剑突下纵切面(二)显示下腔静脉

(C) 剑突下横切面　　　　　　　　　　　(D) 肋缘下斜切面

图 4-1-1

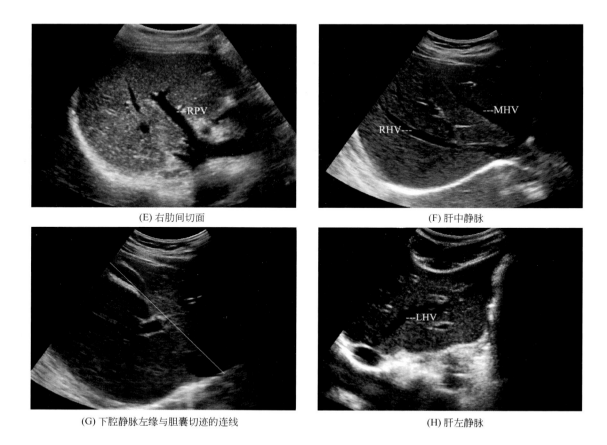

(E) 右肋间切面   (F) 肝中静脉

(G) 下腔静脉左缘与胆囊切迹的连线   (H) 肝左静脉

图 4-1-1　正常肝脏的标准切面及分叶、分段标志

AO—腹主动脉；IVC—下腔静脉；LHV—肝左静脉；MHV—肝中静脉；RHV—肝右静脉；RPV—门静脉右干

② 肝脏的分叶、分段。肝左、右叶分界标志为肝中静脉 ［图 4-1-1（F）］ 或下腔静脉左缘与胆囊切迹的连线 ［图 4-1-1（G）］。肝右前、后叶的分界标志为肝右静脉 ［图 4-1-1（D）］。肝右前后叶上、下段的分界标志为门静脉右前叶支及右后叶支主干。肝左叶内、外的分界标志为门静脉矢状部 ［图 4-1-1（C）］。肝左外叶上、下段的分界标志为肝左静脉 ［图 4-1-1（H）］。

③ 正常值。左叶厚度（包括尾状叶）≤6cm，长度≤9cm；右叶前后径≤11cm，右叶横径≤10cm，右叶最大斜径≤14cm。

【特别提示】

① 按常规的检查顺序进行扫查，以免漏诊。

② 往往肋间扫查很难确认病灶的位置，约在第 6、第 7 肋间隙扫查可显示以门静脉右干及肝右静脉构成的三角形区域，笔者认为这个三角形区域一般为 S8 段，门静脉右干以下区域为 S5 段，肝右静脉以上区域为 S7 段（图 4-1-2）。

③ 有时静态图像中很难确认病灶的位置，可以动态扫查判断病灶的位置。

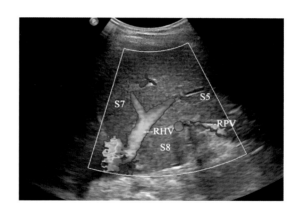

图 4-1-2　门静脉右干及肝右静脉切面

■■ 第二节　弥漫性肝脏疾病 ■■

一、脂肪肝

【超声诊断】

① 均匀性脂肪肝。肝脏弥漫性增大，表面光滑，边缘钝。近场实质回声增强，远场衰减［图 4-2-1（A）、（B）］。肝肾回声对比度增加［图 4-2-1（C）］。肝内血管结构显示不清，彩色血流信号减少或显示不清。

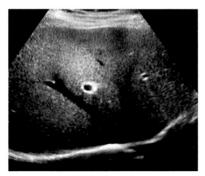

(A) 脂肪肝远场衰减(一)

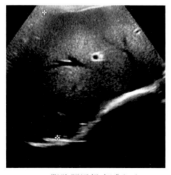

(B) 脂肪肝远场衰减(二)

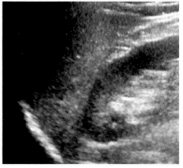

(C) 肝肾回声对比度增加

图 4-2-1　均匀性脂肪肝

② 非均匀性脂肪肝。肝内呈局限性不规则高回声区，可分为叶段型、局灶浸润型、多灶浸润型、正常肝残留型 4 种［图 4-2-2（A）、（B）］。受浸润区内血管走行正常为脂肪肝特点［图 4-2-2（C）］。正常肝残留型肝低回声区多位于胆囊床、门脉主干旁及左内叶区，无占位效应。

【特别提示】

① 脂肪肝与高脂高热量饮食及饮酒等有关，低龄人群发病有增多趋势。

② 随着彩超仪器性能的提高，超声穿透力增强，部分脂肪肝远场衰减不典型，应注意肝肾回声对比。

③ 非均匀性脂肪肝需与肝脏占位性病变鉴别，脂肪浸润区与非浸润区之间的边界较平直、光整，受浸润区内血管走行正常。定期复查，必要时可行超声造影或肝活检明确诊断。

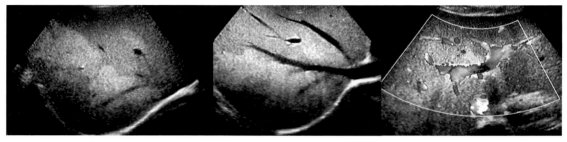

（A）脂肪肝多灶浸润　　　　　（B）浸润区血管走行正常　　　　（C）CDFI示浸润区血管走行正常

图 4-2-2　非均匀性脂肪肝

二、肝硬化

【超声诊断】

① 肝表面不光滑，锯齿状、波浪状或结节状不平［图 4-2-3（A）～（C）］，肝边缘变钝。

② 肝实质回声增强，粗糙，短线状，网格状，结节状，结节很少超过 1cm［图 4-2-3（B）、（C）］。肝硬化结节多为高回声，有时为规则且有包膜的低回声结节。

③ 肝静脉变细，管壁不光滑，走行迂曲。

④ 门静脉高压表现。肝门静脉系统增宽，门脉主干≥1.4cm，左、右干＞1.0cm，脾静脉＞1.0cm［图 4-2-3（D）］，胃左静脉扩张。

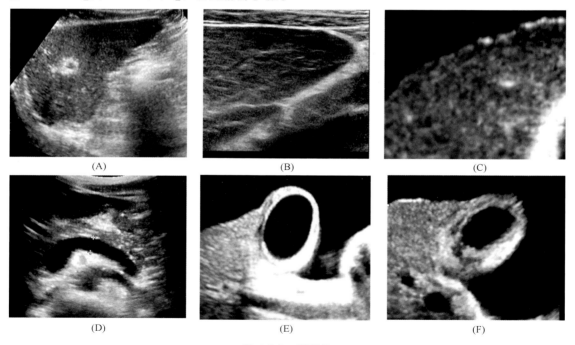

（A）　　　　　　　　　　（B）　　　　　　　　　　（C）

（D）　　　　　　　　　　（E）　　　　　　　　　　（F）

图 4-2-3　肝硬化

（A）示肝脏回声粗糙；（B）示肝内部回声呈短线状；（C）示肝实质回声粗糙，表面呈锯齿状；（D）示脾静脉增宽；（E）示腹水伴胆囊壁增厚；（F）示胆囊壁明显增厚，呈双边改变

⑤ 侧支循环形成，脐静脉重新开放。

⑥ 脾大。

⑦ 腹水［图 4-2-3（C）～（F）］。

⑧ 胆囊壁增厚，呈双边影像［图 4-2-3（E）、（F）］。

【特别提示】

① 肝硬化病因。如病毒性肝炎、肝血吸虫病、胆道疾病（如慢性梗阻）；酒精、药物及毒物性肝硬化；肝淤血；代谢性疾病（如肝豆状核变性）；免疫性疾病（如红斑狼疮性肝炎）等。我国肝硬化主要病因为病毒性肝炎。酒精性肝硬化发病率有所增加。

② 早期肝硬化超声图像不特异，诊断需慎重。在脂肪肝的背景下，早期肝硬化容易被忽视。高频探头扫查可以发现肝脏表面不平及轻微结节样改变，超声弹性技术如声辐射力脉冲弹性成像（acoustic radiation force impulse imaging，ARFI）、剪切波弹性成像（shear wave elastography，SWE）对诊断有很大帮助。

③ 乙型病毒性肝炎（乙肝）后和丙型病毒性肝炎（丙肝）后肝硬化大结节多见，酒精性肝硬化多呈小结节状，回声改变不明显。

④ 肝硬化再生结节和早期肝癌鉴别。注意观察肝内血管有无受压、移位、变形、中断改变，再生结节多为低回声，对肝内血管走行影响较小。有时不易鉴别，超声造影对鉴别结节的良恶性有帮助。

⑤ 当肝硬化肝脏增大明显时，超声检查应注意弥漫性肝癌的可能，仔细扫查并注意观察门静脉或肝静脉有无癌栓，可减少漏诊。

⑥ 尾状叶增大明显，应注意与巴德-基亚里综合征鉴别，注意有无下腔静脉和肝静脉的狭窄、闭塞或栓子及肝内侧支循环形成。

三、肝淤血

【超声诊断】

① 肝淤血表现为肝脏增大，肝实质回声减低，较均匀。

② 肝静脉和下腔静脉管径轻度增宽，肝静脉各支管径增宽可达 1.2cm 以上（图 4-2-4），管腔内清晰，或见云雾状细小点状回声。深呼吸时肝静脉和下腔静脉呼吸动度减低。

③ 部分患者伴有腹水，严重者还可见胸腔积液和心包积液。

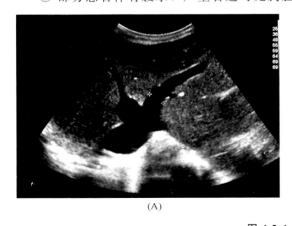
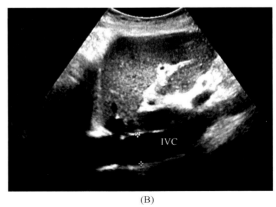

(A)　　　　　　　　　　　　　(B)

图 4-2-4　肝淤血

（A）示肝静脉增宽；（B）示下腔静脉增宽

【特别提示】

① 病因一般为右心衰竭；患者除腹胀不适、恶心等症状以外，还会出现发绀、尿量减少、下肢水肿及颈静脉怒张等表现。

② 肝淤血时三支肝静脉一致性增宽，应与巴德-基亚里综合征鉴别，后者肝静脉型常表现为三支肝静脉不一致的增宽，可显示单支或多支肝静脉的狭窄及肝内侧支血管形成。

第三节　肝脏良性肿瘤

一、肝囊肿与多囊肝

【超声诊断】

① 肝囊肿。单发或多发，呈圆形或椭圆形无回声区，壁薄，光滑，内清晰，后方回声增强［图4-3-1（A）］。一般形态规则，有时可见内部分隔［图4-3-1（B）］。

② CDFI示囊肿内无彩色血流显示［图4-3-1（C）］。

③ 多囊肝。肝脏体积增大，肝内布满大小不等、互不相通的无回声区［图4-3-1（D）］，其间肝组织回声增强。多伴多囊肾。

④ 囊内多清晰，合并出血或感染时，囊内可见分层或细小的点状回声，体位改变后点状回声可见悬浮或翻滚样、"暴风雪"样改变［图4-3-1（E）］。

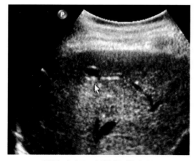

(A) 囊肿后方回声增强(箭头所示)

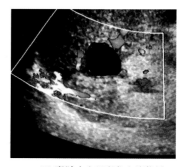

(B) 囊肿内分隔

(C) 囊肿内未见彩色血流信号

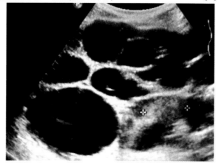

(D) 多囊肝，有的囊内不清晰

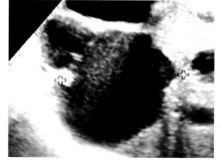

(E) 囊肿合并出血，呈密集点状回声

图 4-3-1　肝囊肿与多囊肝

【特别提示】

① 多囊肝属先天性疾病，伴遗传倾向。多发肝囊肿无遗传倾向，鉴别二者时需注意，多发肝囊肿囊与囊之间可见正常肝脏组织，而多囊肝囊与囊之间见不到正常肝组织，可伴其他脏器如肾脏、胰腺、卵巢的多囊改变。

② 当多囊肝囊肿较小时，因体积微小而使囊内无回声区不明显，前后壁呈平行线状高回声。此时与肝内胆管钙化较难区分。

③ 多囊肝或多发肝囊肿与肝内胆管囊性扩张鉴别。肝内胆管囊性扩张的无回声区多沿胆管走行，囊与囊之间不同切面扫查可见相通。

二、肝血管瘤

【超声诊断】

① 病灶。呈圆形或类圆形，多数小于5cm，偶见巨大血管瘤，边界清楚，有包膜。

② 回声。常见为高回声或中心部低回声、边缘高回声（图4-3-2），内部回声分布不均匀，其内可有管道断面无回声及条状高回声，也可形成筛网状结构，后方回声常无明显改变，偶见混合回声型，多见于较大病变，内部可见强回声伴声影，病灶周边一般无声晕。肝脏可有局限性增大、增厚，病灶周围肝组织回声无明显变化。

③ CDFI。大多数肝血管瘤的细小低速血流均难以显示，有时可显示病灶与周围肝组织相连的细小静脉血流，呈少血供型，其内可见点状血流。较大的海绵状血管瘤，往往可显示粗大点状或条状静脉血流。

④ 超声造影。动脉期周边结节状增强，门脉期及延迟期向中心充填，呈高增强。

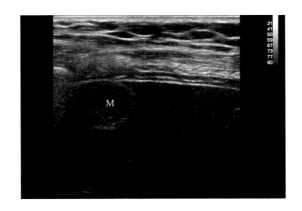

图 4-3-2 肝血管瘤

高频扫查，二维超声，血管瘤呈中心部低回声、周围高回声

【特别提示】

① 血管瘤分为海绵状血管瘤、硬化性血管瘤、血管内皮细胞瘤和毛细血管瘤，其中海绵状血管瘤最为多见。

② 需与肝圆韧带的断面鉴别，移动探头可观察到其下端与门静脉左支囊部相连（图4-3-3）。

③ 需与不均匀脂肪沉积鉴别，后者在脂肪肝背景下呈片状低回声，不同角度扫查形态变化较明显，边界清楚，无包膜回声，无占位效应。

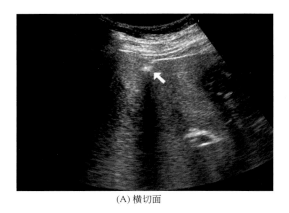

（A）横切面　　　　　　　　　　　　　　（B）纵切面

图 4-3-3　肝圆韧带

（A）、（B）中箭头（⟹）所示为肝圆韧带

三、肝腺瘤

【超声诊断】

① 病灶。肿瘤呈圆形或卵圆形，大小不一，多有纤维包膜。

② 回声。肿瘤较小则呈细点状低回声，分布均匀；肿瘤较大时回声略增高，分布不均匀，可合并出血坏死。

③ CDFI。瘤体内多无彩色血流（图 4-3-4）。

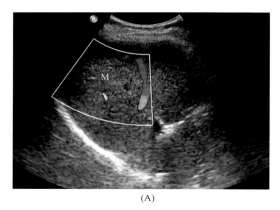
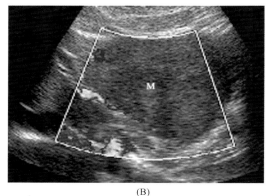

（A）　　　　　　　　　　　　　　　　（B）

图 4-3-4　肝腺瘤

（A）为肝右叶腺瘤，CDFI 示瘤体内见点状彩色血流；（B）为肝左叶腺瘤，CDFI 示边缘部见点状血流

M—肿瘤

④ 超声造影。动脉期早期可显示瘤周的动脉滋养血管，向心性增强，多为均匀增强，动脉期晚期与门脉期早期可呈等或低增强状态。

【特别提示】

① 肝腺瘤为良性肿瘤，发展缓慢，病程长，分为肝细胞腺瘤、胆管腺瘤、混合腺瘤。

② 瘤体为实性结构，与正常肝细胞相似，内含毛细血管，通常不含小胆管。

③ 临床上小的腺瘤多无症状，需与小肝癌鉴别，超声造影有助于鉴别诊断。

④ 偶有破裂出血引起急腹症。

第四节　肝脏恶性肿瘤

一、原发性肝细胞癌

【超声诊断】

① 肝细胞癌多呈巨块型、结节型，少数为弥漫型。周边可见假包膜及低回声晕。内部可为低回声、高回声、高低混合回声或囊实混合回声 [图 4-4-1（A）、（B）]。弥漫型肝癌多见于肝硬化，可见肝大、肝内回声粗糙、肿瘤边界不清晰。

② CDFI 显示周边可见彩色血流环绕 [图 4-4-1（C）]，内部可有丰富血流。

③ 肿瘤可直接侵犯胆囊 [图 4-4-1（D）]、胆管、胃及结肠等，也可转移至腹腔淋巴结 [图 4-4-1（E）]。

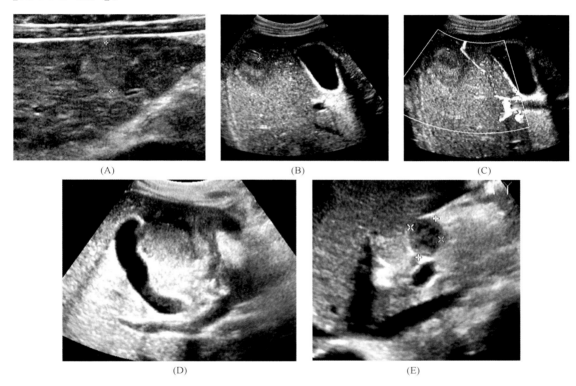

图 4-4-1　肝细胞癌

（A）示肝硬化背景下肝细胞癌呈高回声，周边见低回声晕；（B）示肿瘤呈等、低回声；（C）CDFI 示肿瘤周边见彩色血流信号；（D）肿瘤压迫胆囊壁；（E）左叶下方肝门部淋巴结肿大，呈类圆形低回声

④ 门静脉或肝静脉癌栓形成表现为血管内出现高或等回声，局部彩色血流充盈缺损（图 4-4-2），如在门静脉栓子内探及动脉血流信号，有助于癌栓的诊断。

⑤ 超声造影典型表现为"快进快退"。

【特别提示】

① 发病与乙肝、丙肝感染，以及饮酒、肝吸虫病、遗传等有关。

② 肝硬化患者注意扫查结节和动态观察结节的变化。

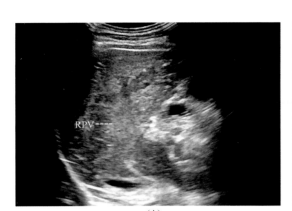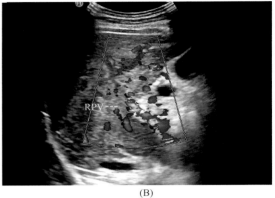

(A)　　　　　　　　　　　　　　　(B)

图 4-4-2　门静脉癌栓

（A）示门静脉右干内充满高回声栓子；（B）示栓子内彩色血流信号

RPV—门静脉右干

③ 血清甲胎蛋白升高有助于诊断。

④ 血管内癌栓的发现也有助于诊断，特别是弥漫型肝癌由于边界不清，易漏诊，当发现肝静脉、门静脉内出现癌栓则有助于本病诊断。

二、小肝细胞癌

【超声诊断】

① 小肝细胞癌（小肝癌）结节最大径小于 3cm，二维超声多呈低回声，圆形或椭圆形，内部回声均匀，可有包膜，后方回声常略增强 ［图 4-4-3（A）］。少数为高回声，周边有声晕。内部亦可见条状分隔样回声。

② CDFI 示肿块边缘内部的星点状彩色血流信号 ［图 4-4-3（B）］。

③ 超声造影典型表现为动脉期快速增强，门脉期和延迟期低增强，呈 "快进快退" 表现。

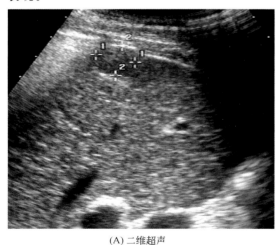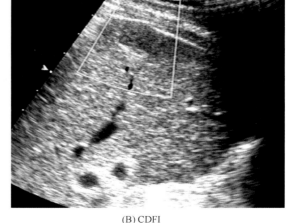

(A) 二维超声　　　　　　　　　　(B) CDFI

图 4-4-3　小肝细胞癌

（A）示肝右叶近膈面低回声；（B）示低回声内见条状彩色血流信号；手术证实为肝细胞癌

【特别提示】

① 小肝细胞癌无明显临床症状，甲胎蛋白在部分小肝细胞癌患者中不升高。仔细的二维超声扫查可提高肝硬化合并肝癌的早期诊断，是非常实用的筛查手段，敏感性高于血清甲胎蛋白。

② 超声对小肝细胞癌的检出很大程度上依赖扫查手法。在扫查时应注意多切面仔细扫查，特别在肝右前叶膈顶和左内叶。改变体位或嘱患者深呼吸后屏气有助于膈下和肝边缘病灶的显示。

③ 高回声肝血管瘤与小肝细胞癌应进行鉴别。血管瘤边缘清晰，内部回声的典型表现是呈筛网状，边缘可见血管穿入。小肝细胞癌膨胀性生长，高回声型多伴有声晕。如单纯应用二维超声鉴别困难，应注意动态观察结节大小、回声变化，并进行超声造影进一步明确诊断。

三、肝胆管细胞癌

【超声诊断】

① 病灶。起源于肝内胆管或肝门部肝管，与肝细胞癌相比少见。可分为结节型、弥漫型。病灶周围肝内胆管壁增厚，向管腔内隆起，病灶阻塞胆管引起远端小胆管扩张。

② 回声。内部呈低回声或中等回声，回声不均匀，形态不规则，边界模糊，多数无声晕（图4-4-4）。较大癌肿呈低回声团块，其内可有条状高回声。

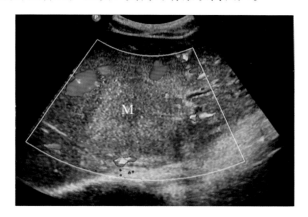

图 4-4-4　肝胆管细胞癌

二维超声，病灶回声不均匀；CDFI 示病灶内部血流稀少

③ CDFI。病灶内部血流稀少。

④ 超声造影。本病表现差异性较大，动脉期（相）多数为同步非均匀性增强，亦可为提前或延迟增强，边缘为不规则的环状高增强并呈现刺状延伸于瘤内（图4-4-5）。

【特别提示】

① 肝胆管细胞癌的部分图像特征在肝细胞癌中也可以出现，鉴别诊断较困难。

② 发现肝内胆管扩张时，应向其近端寻找导致扩张的原因，有助于发现早期小胆管细胞癌。

③ 肝门区常探测到转移淋巴结。

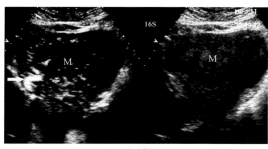

(A) 动脉相16s

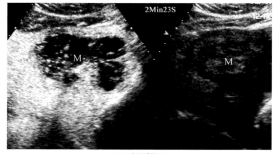

(B) 动脉相25s

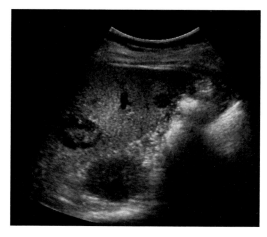

(C) 延迟相143s

图 4-4-5 肝胆管细胞癌超声造影

肝左叶低回声病灶，（A）示 16s 病灶周边增强；（B）示 25s 周边向内部增强，中心网状增强；（C）示 143s 病灶不均匀消退，内部残留网状增强区；手术证实为肝胆管细胞癌（左图为超声造影，右图为普通超声）

M—肿物

四、肝转移癌

【超声诊断】

① 病灶。呈圆形或椭圆形，一般为多发性，边界不清，形态不整。

② 回声。肿瘤较小时可呈低回声或等回声，随着瘤体的增大可呈混合型回声，内部回声不均匀。周围可见低回声，呈牛眼征。部分呈高回声，边缘不规则，有声晕。后方回声无明显变化（图 4-4-6）。

图 4-4-6 肝转移癌

二维超声显示肝内多发病灶，内部回声不均匀，周围可见低回声晕

③ CDFI。部分血供丰富，可测及动脉频谱，阻力指数增高。部分少血供，瘤周可见血流信号，RI≤0.6。

④ 超声造影。动脉期、门脉期可呈不均匀或环状增强，常是一过性增强，延迟期呈低增强，边界清楚。

【特别提示】

① 部分高回声的肝转移癌酷似原发性肝癌，从声像图中难以区别，对于原发病灶不明确的，普通超声区分原发或转移性病灶并不容易，超声造影有助于发现普通超声难于发现的小病灶，对鉴别诊断有帮助。

② 部分肝转移癌需与肝血管瘤、肝硬化结节、部分血吸虫性肝硬化、肝内局限性脂肪堆积鉴别。

③ 癌瘤治疗后的随访患者，扫查应特别细致，避免小病灶的遗漏。

第五节　局限性非肿瘤病变

一、肝局灶性结节增生

【超声诊断】

① 病灶。一般呈类圆形或不规则，3～5cm，边缘不规则，无包膜。

② 回声。内部多呈低回声，高回声或等回声少见，病变中央可见高回声瘢痕，可有晕环，很少有坏死液化。

③ CDFI。内部血供较丰富，可显示一条滋养血管（图 4-5-1）。

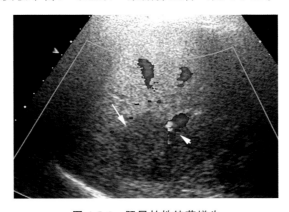

图 4-5-1　肝局灶性结节增生
CDFI，长箭头示结节呈低回声，轮廓清晰；短箭头示滋养血管

④ 超声造影。早期从中央快速增强，再向周围放射状充填，呈轮辐状增强，偶见滋养动脉血管。病灶呈现持续的等增强或轻度高增强。

【特别提示】

① 普通超声扫查与肝细胞癌鉴别比较困难，尤其是小病灶，缺乏特征性征象。

② 超声造影出现特征性改变有助于诊断。

③ 可短期随访或超声引导下穿刺活检。

二、肝脓肿

【超声诊断】

① 病灶呈类圆形，大小不一。

② 回声。肝脓肿早期（未液化时）可呈低回声，约2周液化，内部呈蜂窝状或混合性回声，部分呈无回声（图4-5-2），边界模糊，脓肿壁厚约5mm，厚度不均匀，内壁多不光滑或不规则。液化不全可表现为内部不规则，无回声区中可有散在斑片状高回声。病变周围因炎症反应，回声常较低，偶见增强。后方回声常有不同程度的增强。

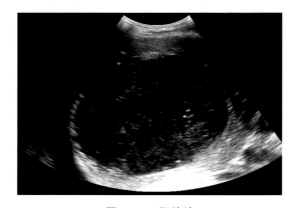

图4-5-2 肝脓肿
二维超声，完全液化的肝脓肿呈不清晰无回声，后方回声增强

③ CDFI。病灶周围血供比较丰富。

④ 超声造影。典型表现：动脉期周边环状增强，中央坏死液化区为无增强区。肝脓肿的造影改变与病程进展有关，未坏死期也可表现为早期分隔状增强，邻近肝实质可伴有增强。

【特别提示】

① 肝脓肿可分为细菌性和阿米巴性两类，病程可分为炎症期、脓肿期、脓肿恢复期。

② 早期肝脓肿超声图像与肝细胞癌不易鉴别，应注意短期动态观察，并结合病史、化验（血白细胞升高、白蛋白降低）、甲胎蛋白等鉴别。

③ 肝脓肿扫查时，探头加压时可有压痛，膈肌运动受限，体位改变可见脓肿内点状回声旋动。

④ 肝硬化合并肝脓肿时，首先要除外肝细胞癌液化坏死，可超声引导下穿刺引流并进行病灶边缘实性成分的活检，以免误诊。

（王学梅 李银燕 杨国春）

第五章

胆囊和胆道

■ ■ ■ **第一节　正常胆囊与胆管** ■ ■ ■

一、胆囊

【超声诊断】

① 胆囊的纵切面呈梨形或长条形，横切面呈椭圆形。

② 正常胆囊轮廓清晰，囊壁光滑整齐，胆囊腔内呈无回声，后方回声增强（图5-1-1）。

③ 胆囊分胆囊底、胆囊体、胆囊颈和胆囊管四部分，胆囊颈指向肝门、邻近门静脉右支。胆囊体贴于肝脏的胆囊窝，底部游离于肝下缘、邻近腹前壁。

④ 正常胆囊长径一般不超过9cm，横径一般不超过3cm。观察胆囊张力时，前后径更敏感。

⑤ 测量胆囊壁厚度时应选择体部的前壁，一般不超过3mm。

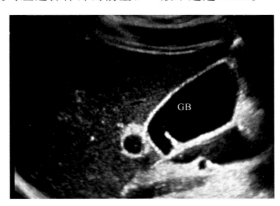

图 5-1-1　正常胆囊

GB—胆囊

【特别提示】

① 胆囊检查时应空腹6～8h。如需要观察胆囊收缩功能，可于脂餐后45min或1h复查。注意脂餐前后测量胆囊时均应测最大切面。胆囊大小应以测量外壁为准。

② 胆囊位于肝脏脏面胆囊床内，颈上部呈囊性扩大，称Hartmann袋，胆囊结石常滞留于此处。超声检查疑诊结石时应嘱患者变换体位观察。

③ 如胃肠气体较多，影响胆囊显示，可饮水500ml或缓泻后检查。

④ 超声未显示胆囊，首先询问有无胆囊切除病史、是否进食后，再仔细观察胆囊是否萎缩，有无胆囊充满型结石、胆囊积气，胆囊位置有无变异等情况，诊断胆囊缺如应慎重。

二、胆管

【超声诊断】

① 肝内胆管内径 2mm 以内，正常可不显示。

② 肝外胆管上段容易显示，在肝门发出与门静脉伴行，呈无回声，内径一般小于伴行门静脉的 1/3。肝外胆管下段由于胃肠气体的干扰不易显示。胆总管内径 3～8mm（图 5-1-2）。

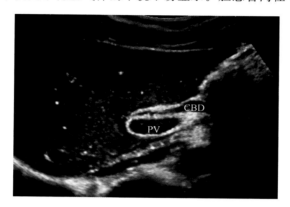

图 5-1-2　正常胆管

胆总管（CBD）位于门静脉（PV）前方

【特别提示】

① 肝内胆管经多级汇合形成左、右肝管，左、右肝管出肝后，在肝门部汇合形成肝总管。肝总管与胆囊管汇合形成胆总管。

② 胆总管分为 4 段，即十二指肠上段、十二指肠后段、胰腺段、十二指肠壁内段。胆总管探查、取石及引流手术在十二指肠上段进行。

■ ■ ■ ■ ■ 第二节　胆囊疾病 ■ ■ ■ ■

一、急性胆囊炎

【超声诊断】

① 胆囊横径增大、张力增高。

② 胆囊壁增厚，呈"双边"征，厚度＞3mm［图 5-2-1（A）］。

③ 胆囊内沉积物回声分布不均，呈云雾状，常伴结石或嵌顿［图 5-2-1（B）］。

④ 穿孔时，胆囊壁局部膨出，连续性回声中断，周围局限性积液［图 5-2-1（C）］。

⑤ 超声墨菲征阳性。

⑥ 胆囊收缩功能差或丧失。

【特别提示】

① 临床特点。右上腹持续性痛，墨菲征阳性，可出现轻度黄疸。

② 病理。可分为单纯性胆囊炎、化脓性胆囊炎、坏疽性胆囊炎。

③ 胆囊壁增厚的鉴别。

a. 单纯性胆囊炎：黏膜充血水肿，炎性渗出，壁稍增厚。

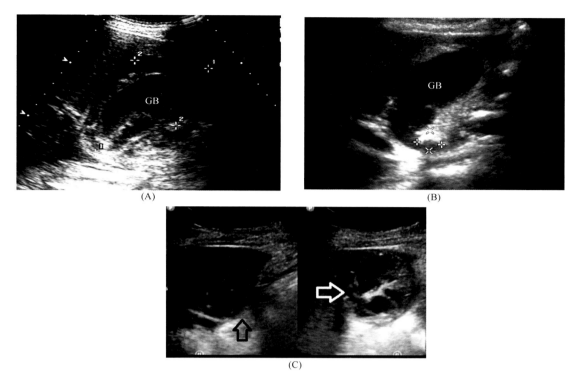

图 5-2-1 急性胆囊炎

（A）胆囊（GB）壁增厚呈"双边征"，胆汁淤积；（B）胆囊（GB）颈部结石嵌顿（+）；（C）胆囊穿孔，局部胆囊壁连续性回声中断（箭头）

b.化脓性胆囊炎：胆囊壁全层增厚，脓性渗出，形成脓肿。

c.坏疽性胆囊炎：囊内压增高，血运障碍，组织缺血坏死，胆囊可穿孔。

胆囊壁增厚还可见于肝硬化、低蛋白血症、急性肝炎等，鉴别时需结合病史、临床表现（如胆囊区压痛）及肝功能结果等。

④ 超声检查中将探头放置在胆囊的位置，嘱患者深吸气，如患者疼痛加剧或突然屏气，即提示超声墨菲征阳性。尽管文献中报道急性胆囊炎患者中出现墨菲征的敏感性个体差异性很大，但是超声检查时该体征阳性有助于急性胆囊炎的诊断。

二、慢性胆囊炎

【超声诊断】

① 胆囊壁稍增厚、毛糙［图 5-2-2（A）］，随病程迁延胆囊内径可增大，略饱满，囊壁厚度＞0.3cm［图 5-2-2（B）］。

② 胆囊管因炎症闭塞，胆囊腔透声差，可见点状、团状回声［图 5-2-2（C）］，提示胆囊功能不全。

③ 后期，胆囊萎缩，囊腔变小，其内充满结石，可形成"囊壁-结石-声影"三合征（WES征）［图 5-2-2（D）］。胆囊严重萎缩，胆囊收缩功能丧失，超声难以发现和识别胆囊。

【特别提示】

① 临床特点。慢性胆囊炎是急性胆囊炎反复发作、迁延的结果，病程长者90％伴有胆结石。临床症状不典型，多有胆绞痛史。脂餐试验显示胆囊收缩功能差或无收缩功能。

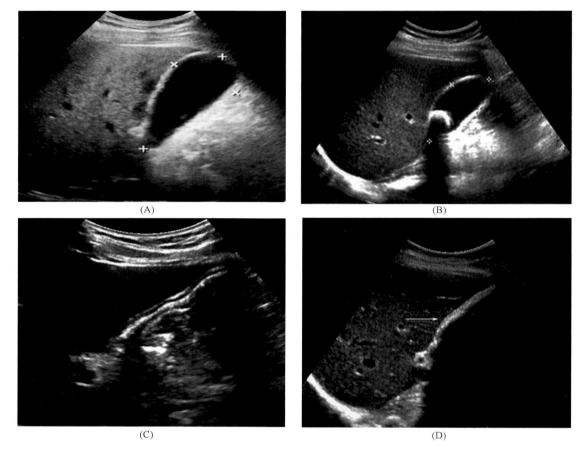

图 5-2-2　慢性胆囊炎

（A）胆囊壁毛糙伴胆汁淤积；（B）胆囊壁毛糙、稍厚，内结石伴声影；（C）胆囊未充盈，呈囊壁-结石-囊壁回声，内部呈点状强回声；（D）充满型胆囊结石，出现"囊壁-结石-声影"三合征（——►所示），胆囊后壁显示不清

　　② 病理。胆囊壁不同程度增厚，与周围组织粘连，病程长的胆囊可萎缩。

　　③ 鉴别诊断。应注意排除伪像，并与其他胆囊壁增厚鉴别；要与胆囊癌鉴别；胆囊萎缩出现三合征时，要与十二指肠内气体回声相鉴别。

　　④ 萎缩的胆囊在肋下斜切面显示困难，需结合肋间等多切面扫查，注意与胃肠道气体相鉴别。

三、胆囊结石

【超声诊断】

　　① 典型表现。胆囊内可见形态稳定的强回声团，随体位变化而移动，其后有声影（图 5-2-3）。

　　② 充满型胆囊结石。呈"囊壁-结石-声影"三合征［图 5-2-2（D）］。

　　③ 胆囊内颗粒较小的结石，沉积于胆囊后壁，声影不明显；胆囊内泥沙样沉积结石，流动明显，后方多伴声影。胆囊附壁结石呈点状高回声，后方有彗尾征，不随体位改变而移动。胆囊颈部嵌顿结石在体位改变后，结石不移动，伴胆汁淤积、胆囊肿大。

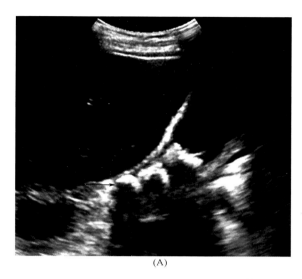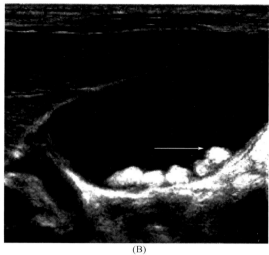

(A)　　　　　　　　　　　　(B)

图 5-2-3　胆囊结石
（A）胆囊多发结石（→），后方伴声影；（B）胆囊多发结石（→）

【特别提示】

① 病因及病理。多与感染有关，因改变胆汁的酸碱度，胆道上皮细胞脱落、胆汁淤滞，与细菌共同形成结石的核心，使胆红素钙沉淀，形成结石。

② 鉴别诊断。

a. 对充满型胆囊结石、胆囊颈部结石嵌顿、过度肥胖或高位胆囊，应注意仔细观察，防止漏诊；改变超声探查方向或患者体位以及饮水后减少肠气干扰有助于胆囊显示。

b. 注意排除肠腔气体强回声造成的胆囊结石伪像。肠气形态不稳定，不清晰，其后方见多次反射。

c. 胆囊内蛔虫、胆汁淤积、黏稠脓团表现为胆囊内中等或低回声，常无后方声影，如有移动性，常移动较慢。鉴别困难时可行超声造影，均无增强。

③ 胆囊结石观察方法。位于胆囊颈部的结石，体位改为左侧卧位、立位或俯卧位观察移动性；泥沙样结石，坐位或立位时容易观察移动性。如发现胆囊内未见胆汁无回声区，可嘱患者进食后 45～60min 重复观察胆囊，如发现胆汁充盈，有助于观察胆囊腔。

④ 超声对结石的诊断准确率可达到 95%。

四、胆囊息肉

【超声诊断】

① 腺瘤样息肉。直径 5mm 左右，结节状等回声附壁，表面光滑，蒂多不明显 [图 5-2-4]。大于 10mm 时癌变的概率较高（3%～13%）。

② 炎性息肉。直径 5～10mm，多发、宽蒂，多伴胆囊炎或胆结石（图 5-2-5）。

③ 胆固醇性息肉。通常直径小于 10mm，多个高回声附着于胆囊壁上，可有窄蒂，多伴彗尾征（图 5-2-6）。

【特别提示】

① 临床特点。一般无特殊临床症状，可伴有胆囊结石或慢性胆囊炎。胆固醇性息肉并非真正的肿瘤，多伴有一定程度弥漫性胆固醇沉积，蒂为黏膜上皮增生所致。

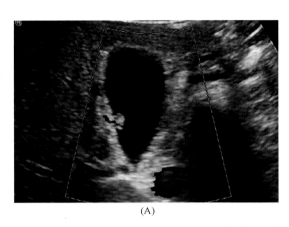
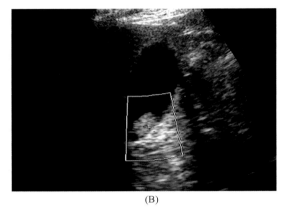

（A） （B）

图 5-2-4 胆囊腺瘤样息肉

（A）CDFI 见基底部条状彩色血流信号伸入；（B）CDFI 见内部彩色血流信号

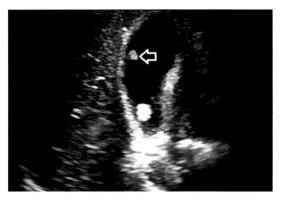
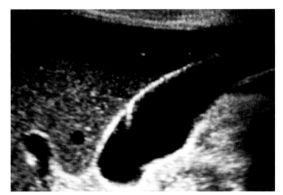

图 5-2-5 胆囊炎性息肉伴结石

（箭头示稍高回声息肉，腔内强回声为结石）

图 5-2-6 胆囊胆固醇性息肉

② 鉴别诊断。息肉样胆囊癌形态不规则。胆囊腺肌瘤壁内有小囊性回声和彗尾样强回声。附壁小结石与胆固醇性息肉类似，应注意鉴别。

③ 经肋间及肋下斜切面检查发现胆囊壁上隆起后，左右侧卧改变体位，观察隆起是否移动来确定其与胆囊壁的相对关系，无相对移动的为息肉。

五、胆囊癌

【超声诊断】

① 小结节型。乳头状或息肉状，多大于 1cm，宽基底，回声不均，表面平滑，属早期胆囊癌。

② 蕈伞型。实性肿块或局部隆起，宽基底（图 5-2-7），形态不规则，回声不均，已侵及浆膜下层。

③ 厚壁型。囊壁不均匀增厚，回声强弱不等，多侵犯全层，基底部可显示彩色血流信号（图 5-2-8）。

④ 弥漫型。肿瘤占据整个胆囊，囊壁消失（图 5-2-9），内部回声紊乱，可引起上段胆道梗阻。

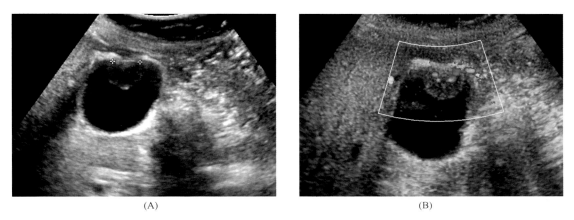

(A) (B)

图 5-2-7　蕈伞型胆囊癌

（A）二维超声见胆囊底部蕈伞型低回声结节；（B）CDFI 见蕈伞型低回声结节内彩色血流信号

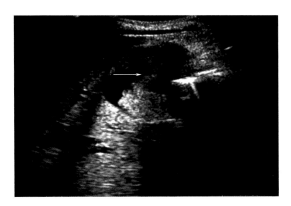

图 5-2-8　厚壁型胆囊癌

胆囊壁不规则增厚（箭头）

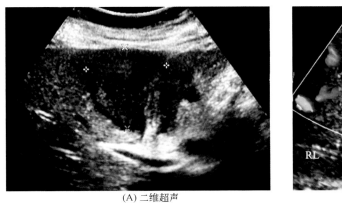

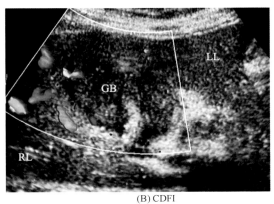

(A) 二维超声　　　　　　　　　　　(B) CDFI

图 5-2-9　弥漫型胆囊癌

（A）、（B）示胆囊壁和囊腔均为肿瘤占据，肿瘤内见彩色血流信号

GB—胆囊；LL—肝左叶；RL—肝右叶

【特别提示】

① 临床特点。多有慢性胆囊炎和胆囊结石病史，右上腹持续性隐痛，食欲不振，恶心呕吐，黄疸持续性加重，发热，腹水等。

② 病理。按大体病理分为浸润型及乳头型两种类型。浸润型多见，晚期浸润邻近组织，恶性度高，发生转移较早。癌组织可直接浸润肝脏、十二指肠、横结肠，也可血行转移至肺、乳房、卵巢、脊柱等处，可出现腹水及消化道出血等症状。

③ 鉴别诊断。应与胆囊良性病变引起的囊壁局部增厚或隆起性病变如慢性胆囊炎、胆囊腺肌瘤、良性腺瘤、胆固醇性息肉、炎性息肉等鉴别。慢性胆囊炎的壁增厚是均匀性增厚，内壁规则，厚度不如厚壁型胆囊癌显著。胆囊内结石、浓稠胆汁、脓团、凝血块等，可通过移动性进行鉴别。应与肝脏、横结肠肿瘤相鉴别。

④ 多切面观察胆囊区肿瘤形态、大小、数量及类型，并注意观察其与胆囊壁、肝脏被膜等的浸润关系。

⑤ 弥漫型胆囊癌应与肝肿瘤鉴别，其内如发现结石有助于胆囊癌的诊断（图 5-2-10）。

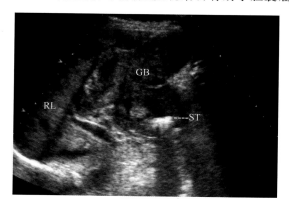

图 5-2-10　胆囊癌

胆囊癌呈低回声，与肝脏界限不清，内见结石

GB—胆囊；RL—肝右叶；ST—结石

六、胆囊腺肌瘤

【超声诊断】

① 弥漫型。胆囊壁全层显著增厚，多大于 5mm。

② 局限型。病变较轻且局限，仅表现为胆囊壁局部隆起［图 5-2-11（A）］。

③ 节段型。多位于胆囊体部，对称性狭窄，呈葫芦状［图 5-2-11（B）］。

④ 增厚的囊壁内回声不均，散在分布多个小的无回声区，囊内可见斑点状高回声伴彗尾征。

⑤ 伴结石［图 5-2-11（B）］或胆泥。

【特别提示】

① 临床特点。高龄女性多见，约 80% 伴慢性胆囊炎和（或）胆结石。

② 病因。目前多数人认为本病发病可能与胆囊肌收缩力异常、胆囊内压力增高、肌层组织增生肥厚有关。

③ 病理。增生的胆囊黏膜组织陷入肥厚的肌层内，形成胆囊壁内的憩室病变，即罗-阿窦（R-A 窦），憩室内可含有浓缩胆汁。

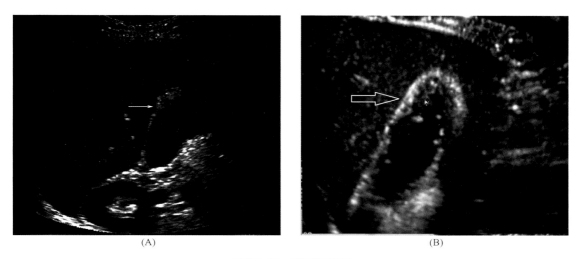

(A) (B)

图 5-2-11　胆囊腺肌瘤
（A）胆囊体部局限型胆囊腺肌瘤（箭头）；（B）胆囊底部节段型胆囊腺肌瘤（箭头）

④ 鉴别诊断。可通过脂餐试验与慢性胆囊炎鉴别。与厚壁型胆囊癌的鉴别需短期、动态观察。胆囊息肉样病变有蒂。

⑤ 超声检查可从形态学和功能试验两方面反映胆囊改变、壁内罗-阿窦形成及胆囊收缩功能亢进等特点，有助于诊断。

■■■ 第三节　胆管疾病 ■■■

一、结石

1. 肝外胆管结石

【超声诊断】

① 胆总管内可见强回声团阻塞管腔，梗阻近端胆管扩张 ［图 5-3-1（A）］，内径＞0.8cm，管壁增厚，回声增强。

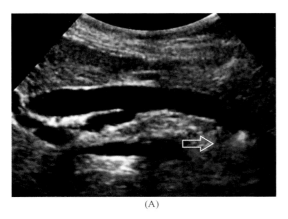
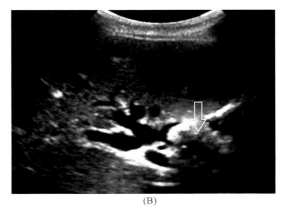

(A) (B)

图 5-3-1　胆总管结石
（A）示胆总管结石（箭头）上端胆管扩张；（B）示胆总管结石（箭头），后方声影

② 较大结石强回声团的后方伴声影［图 5-3-1（B）］。

③ 位于胆总管末端、十二指肠乳头部者可伴主胰管扩张。

【特别提示】

① 临床特点。多见于中、老年人，有长期反复发作的胆道感染史，病情严重程度与梗阻部位、程度和感染的轻重有关。

② 病理。一部分在肝外胆管腔内形成，另一部分由肝内胆管或胆囊内结石下降至胆总管内形成。结石梗阻可引起梗阻性黄疸和化脓性胆管炎。

③ 鉴别诊断。与下列结构鉴别：胆管周围的高回声结构和病变；肝外胆管肿瘤，如胆管癌、壶腹癌；胆管内的血凝块、胆泥、脓栓、气体等。

④ 胆总管增宽与胆总管中上段的结石较易诊断，但受胃肠气体影响，胆总管末端结石较难诊断，经肝门部沿胆总管长轴向胰头钩突部移行区域的扫查至关重要，可改变体位、饮水后观察，防止漏诊。

2. 肝内胆管结石

【超声诊断】

① 胆管腔内高回声团，泥沙样结石可类似软组织肿块图像，后伴声影［图 5-3-2（A）］。

② 阻塞部位以上胆管扩张，见平行管征、分叉状［图 5-3-2（B）］。

③ 胆管内胆汁淤积或感染时，肝内可有多发脓肿。

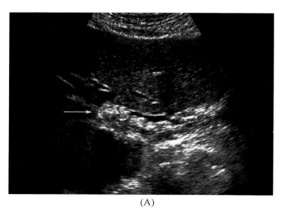 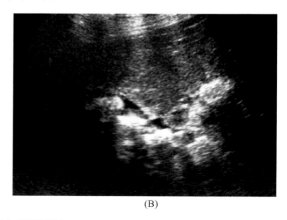

(A)   (B)

图 5-3-2　肝内胆管结石
（A）肝内胆管多发结石，远端胆管扩张；（B）肝内胆管多发结石，后有声影

【特别提示】

① 病理。部分肝内胆管结石可引起肝内胆管梗阻，远端胆管扩张，黄疸。感染可使胆管壁充血、水肿、溃疡形成和出血。炎症修复可导致胆管壁增厚、管腔狭窄、小胆管闭锁、胆汁淤滞，出现肝实质损害。

② 鉴别诊断。

a. 静脉石：不伴胆管扩张。

b. 肝内积气：气体闪动，胆管不宽。

c. 肝镰状韧带和肝圆韧带：多切面扫查可鉴别。

d. 先天性肝内胆管囊状扩张症（Caroli 病）：发病早，肝内胆管多发囊状扩张，合并肝外胆管囊状扩张，单纯肝内胆管结石继发的胆管扩张多为胆管均匀增宽。

③ 经肋间或肋下斜切面扫查显示肝内胆管及其内回声，左、右肝管走行需清晰显示。

二、胆管癌

【超声诊断】

① 乳头型。乳头状回声，突入扩张管腔内，边缘不规则，后无声影（图5-3-3）。

② 团块型。圆形或分叶状高回声区，肿块在扩张胆管内，浸润管壁，分界不清（图5-3-4）。

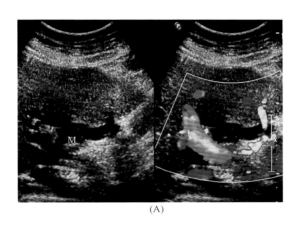 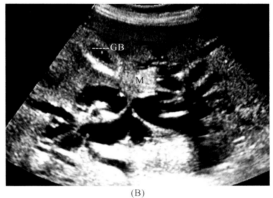

（A）　　　　　　　　　　　　　（B）

图 5-3-3　胆管癌

（A）胆管内见实质性低回声团块；（B）肝内胆管扩张

GB—胆囊；M—肿物

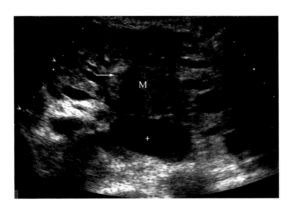

图 5-3-4　肝门部胆管癌

肿瘤（箭头）呈低回声，近端左右叶肝内胆管扩张，下方为积液（＋所示）

M—肿物

③ 截断型或狭窄型。肿块阻塞、浸润胆管及周围组织，边界不清，扩张胆管远端被截断或锥形狭窄。

④ 病变阻塞以上胆管显著扩张，囊状或串珠样。

⑤ 肝门部、胰腺周围、腹主动脉旁等淋巴结转移。

【特别提示】

① 临床特点。以梗阻性黄疸最突出，早期即出现黄疸，呈持续性加重，同时常伴有上

腹痛。临床症状轻重与癌肿部位、病程有关。

②病理。组织学类型以腺癌多见，偶见鳞癌和未分化癌。大体分型为硬化型、结节型、乳头型和浸润型。

③扫查沿肝内胆管走行，清晰显示肿块的位置及肝内外胆道扩张程度与走行、形态改变，准确判定梗阻的部位和周围浸润、转移病灶，对梗阻性黄疸的诊断具有重要的实用价值。

（张　震　王学梅）

第六章

脾　脏

■ ■ ■ **第一节　正常脾脏** ■ ■ ■

【超声诊断】

① 扫查体位为右侧卧位或仰卧位。

② 正常声像图为非常均匀的点状中等回声（图 6-1-1）。

③ 脾厚径（脾门至脾膈面的间距）正常值小于 4cm。脾长径（通过左侧肋间扫查显示脾的最大长轴切面图像，测其上下端间距）正常值小于 12cm。脾面积为 $k \times$ 长径 $\times$ 厚径，正常值小于 25cm^2。k 为常数，范围 0.8～0.9，正常人 k 取 0.8，肝病患者 k 取 0.9。

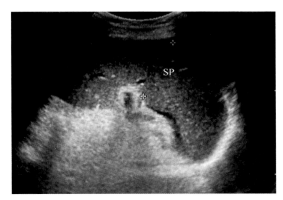

图 6-1-1　正常脾脏

SP—脾脏

【特别提示】

① 扫查时注意扫查完全，尤其脾的上下极及脾的中部外侧，较困难时需嘱患者呼气、吸气或改变体位。

② 正常脾脏有时可显示切迹，瘦长体型者有时在脾外侧可显示肝左外叶的新月形图像，回声略高于脾，变换切面可显示其与肝左叶之间相连，为肝、脾重叠。注意不要诊断为脾周血肿或占位病变。

■ ■ ■ **第二节　脾脏疾病** ■ ■ ■

一、脾囊肿

1.单纯性脾囊肿

【超声诊断】

① 脾脏多无明显增大，脾外形无改变，表面光滑；脾实质内出现圆形或椭圆形的无回

声区，偶见分隔，囊壁清晰、光滑，后壁和后方组织回声明显增强（图 6-2-1）。囊肿合并感染者，内部回声增多。

　　② CDFI 无血流显示。

　　③ 超声造影无增强。

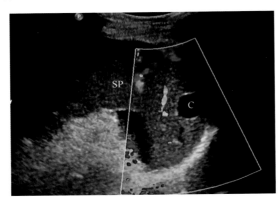

图 6-2-1　单纯性脾囊肿

男，62 岁，体检时超声示脾内无回声

SP—脾脏；C—囊肿

【特别提示】

临床上几乎无症状，仅在体检时发现。

2. 脾假性囊肿

【超声诊断】

　　① 囊肿位于脾实质内或包膜下，圆形、椭圆形或不规则形，囊肿内壁欠光滑，可见分隔、低回声或分层沉淀现象。

　　② CDFI 无血流显示。

　　③ 超声造影无增强。

【特别提示】

　　一般有脾外伤史，囊肿由血肿演变而来，或有急性胰腺炎病史，由胰腺假性囊肿累及所致。

二、脾血管瘤

【超声诊断】

　　① 二维超声扫查多呈高回声，呈网格样回声，圆形、椭圆形或不规则形，边缘可不规则，较大者可见边缘裂开征或血管穿通征，少数呈低回声（图 6-2-2）。

　　② CDFI 无血流或仅有星点状血流显示。

　　③ 超声造影典型表现为动脉期快速增强，由周边开始逐渐向中心推进，延迟期逐渐减弱，呈"快进慢出"表现。

【特别提示】

　　① 临床上几乎无症状，仅在体检时发现。

　　② 扫查时应特别注意脾上极及脾中部外侧，改变体位或嘱患者深呼吸有利于上述部位病灶的显示。

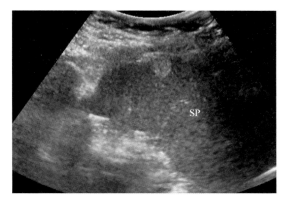

图 6-2-2　脾血管瘤
男，61 岁，体检时超声示脾内高回声
SP—脾脏

③ 主要与高回声脾转移癌相鉴别。脾转移癌有原发病史，可多发，呈膨胀性生长，鉴别困难时应行超声造影，超声造影时脾转移癌仅边缘轻微强化，且强化时间短。

三、脾梗死

【超声诊断】

① 急性期脾梗死表现为脾内单发或多发病变。前者呈局限性回声减低区，典型的呈楔形，底部宽、朝向包膜，尖端指向脾门。后者为大片回声减低区，形状不规则，内有蜂窝状回声，正常脾实质靠近脾门区（图 6-2-3）。

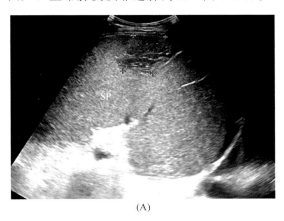
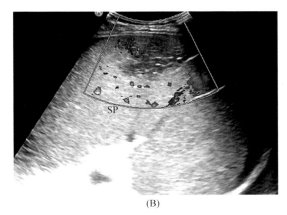

(A)　　　　　　　　　　　　　　　　　　(B)

图 6-2-3　脾梗死
（A）脾实质内局限性回声减低区，呈楔形，底部宽、朝向包膜，尖端指向脾门；（B）CDFI 示脾实质内低回声区，未见彩色血流

SP—脾脏

② 陈旧性脾梗死表现为高低混合样回声，内可见钙化。
③ CDFI 显示梗死区无彩色血流显示，脾内树枝状血流到达梗死区前中断。
④ 超声造影可显示阻塞中断的动脉，远端梗死区未见血流显示。

【特别提示】

① 临床上急性脾梗死表现为左侧脾区持续性疼痛，慢性脾梗死几乎没有症状。

② 大部分患者有心房颤动病史或接受过导管治疗，心脏内或血管内血栓脱落栓塞脾动脉引起脾梗死。

③ 脾梗死好发于淤血性脾肿大、原发性血小板减少症和慢性白血病患者，故脾肿大者多见。

④ 脾梗死需与脾脓肿、脾肿瘤鉴别。脾脓肿有发热病史，内部回声不均，CDFI 示彩色血流信号增多，超声造影可以明确诊断。脾肿瘤可有原发肿瘤病史，CDFI 可见彩色血流增多。

四、脾破裂

【超声诊断】

① 包膜下脾破裂。表现为包膜下可见梭形或不规则形低回声，通常位于膈面或外侧；CDFI 在低回声区内未见彩色血流显示；超声造影可在早期显示破裂血管向远端射血。

② 中央型脾破裂。表现为脾包膜完整，脾内可见不规则形、片状或线状高回声，代表新鲜血肿，逐渐发展成局限性低回声或无回声；CDFI 不显示彩色血流信号；超声造影在病变区无增强。

③ 真性脾破裂。表现为脾被膜连续性中断，脾内回声不均，严重者脾形态失常，脾周可见无回声，肝肾间隙、膀胱直肠陷窝或子宫直肠陷窝可见无回声；CDFI 在回声不均区内无彩色血流信号显示（图 6-2-4）。

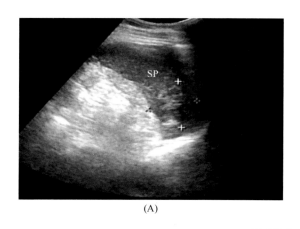
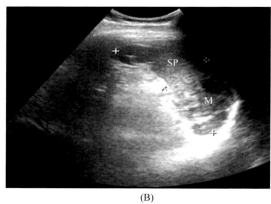

(A)　　　　　　　　　　　　　　　(B)

图 6-2-4　脾破裂

女，55 岁，外伤 4h 来诊。（A）超声示脾近上极稍高回声（＋）；（B）脾周伴无回声

SP—脾脏；M—肿块

【特别提示】

① 脾破裂临床上分为包膜下脾破裂、中央型脾破裂、真性脾破裂。

② 临床上患者具有外伤史。

③ 扫查时注意低回声区的位置，在被膜外或被膜内，不要和积液混淆。二维超声有时不能显示破裂口，特别在膈面破裂时。

④ 特别注意迟发型脾破裂容易被忽视，外伤后临床突然出现内出血征象，应注意查找原因，特别是骨外伤患者。

五、脾转移癌

【超声诊断】

① 脾内可见单发或多发的圆形或椭圆形结节，呈高回声或低回声，前者多见，境界清晰（图 6-2-5）。

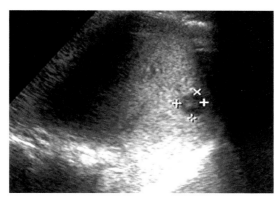

图 6-2-5　脾转移癌

男，39 岁，乏力 1 个月。超声示脾内低回声，呈牛眼征（＋），CT 证实大肠癌脾转移

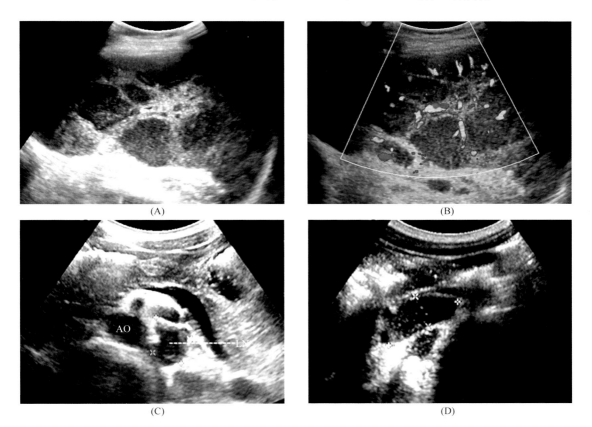

图 6-2-6　脾淋巴瘤

女，65 岁，乏力 4 个月来诊。（A）脾内可见多个低回声区；（B）CDFI 示脾内彩色血流丰富；（C）腹膜后腹主动脉旁淋巴结肿大；（D）腹后壁淋巴结肿大

② CDFI 未见彩色血流显示或仅见星点状彩色血流。

【特别提示】

① 患者有原发肿瘤病史。

② 患者多为肿瘤晚期。胰腺癌、结肠脾曲癌晚期可转移到脾。

六、脾淋巴瘤

【超声诊断】

① 弥漫性脾肿大，脾实质内均匀中等回声或低回声，但缺乏特异性［图 6-2-6（A）、（B）］。

② 局限性病变。脾内见圆形或椭圆形结节样回声，呈类囊肿型、低回声型、高回声型和钙化型，前两者多见。

③ 患者腹后壁或纵隔内可见肿大淋巴结［图 6-2-6（C）、（D）］。

【特别提示】

① 特异性不高，需要病理活检确诊。

② 结合患者化验及骨穿检查。

（黄　崑　王学梅）

第七章

胰　腺

■■■ 第一节　正常胰腺 ■■■

【超声诊断】

① 胰腺大小。正常胰腺的测值标准尚不统一，一般在胰腺长轴切面测量胰腺的前后径，胰头≤3.0cm，胰体≤2.0cm，胰尾≤2.0cm。主胰管内径不超过 3mm。

② 测量位置。切线测量法——根据胰腺的走行在前缘画出切线，垂直切线测量胰腺的厚度。胰头部：在下腔静脉的前方进行测量，不包括钩突。胰体部：在腹主动脉或肠系膜上动脉前方进行测量。胰尾部：在腹主动脉左缘或脊柱左缘进行测量。最大前后径测量法——胰头部：显示胰头最大的胰腺横切面，于下腔静脉前方，胰腺后缘中点向前引垂直线到前缘进行测量。胰体部与胰尾部测量方法同切线测量法。

③ 长轴切面胰腺形态。为蝌蚪形、哑铃形、腊肠形。

④ 胰腺轮廓清晰，边缘规则，内部回声均匀，稍高于正常肝实质回声。

⑤ 胰周血管走行规则，横断面后方为脾静脉，是定位胰腺的标志（图 7-1-1、图 7-1-2）。

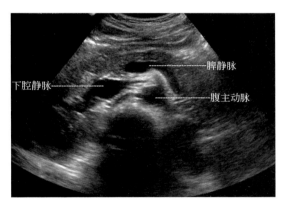

图 7-1-1　正常胰腺

【特别提示】

① 胰腺位于后腹壁，胃后方，检查时以胰腺后方的脾静脉来定位胰腺。

② 胰腺头低尾高，横切面扫查时应注意探头倾斜（右低左高）以便显示胰腺全长。患者平卧、半坐位均可，空腹 6～8h 检查为宜，必要时饮水 500ml 充盈胃腔再观察。

③ 纵切面扫查显示胰腺上下缘和钩突。胰尾指向脾门，可以脾为声窗，从左侧肋间观察胰尾。

④ 肥胖者或老年人，胰腺回声受脂肪或纤维组织影响常为高回声。

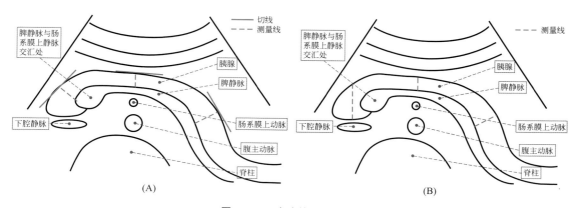

图 7-1-2 胰腺的测量方法

（A）切线测量法；（B）最大前后径测量法

第二节 胰腺疾病

一、急性胰腺炎

【超声诊断】

① 胰腺弥漫性或局限性肿大，轮廓不清。

② 内部回声减低为主，可有高回声或无回声［图 7-2-1（A）］。局限性炎性肿块可逐渐缩小或自行吸收消失。

③ 胰周可见低回声区，病程早期为渗出水肿改变。

④ 胆系异常。胆源性胰腺炎可见胆囊、胆管结石或炎症改变。

⑤ 可并发腹水［图 7-2-1（B）］、胸腔积液。胰腺区亦可由于胃肠道气体的影响，显示不清。

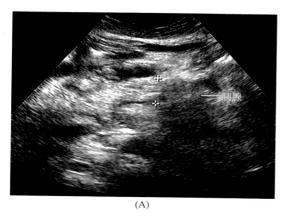
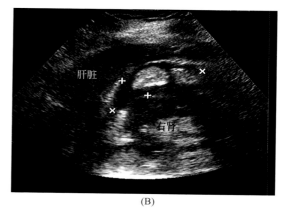

图 7-2-1 急性胰腺炎

女，80 岁，临床诊断为急性重症胰腺炎。（A）示胰腺肿大，回声不均匀；（B）肝肾间隙渗出显示为不清晰无回声伴高回声

【特别提示】

① 急性胰腺炎常与胆石症伴发，发病机制包括胰酶激活、自身消化和炎症反应等。

②　临床表现。突发上腹痛、恶心、呕吐、发热，轻者可无并发症而短期自愈。重者起病急骤，甚至休克。实验室检查血、尿淀粉酶、脂肪酶升高。

③　急性单纯性胰腺炎超声可无异常发现；急性重症胰腺炎有典型表现，超声可用于动态观察胰腺的变化。

④　积液易发生部位。如小网膜囊（胰腺前方）、肾前间隙等。

⑤　局限性肿大的胰腺炎与胰腺肿瘤的鉴别。胰腺炎肿块内可见胰管回声，胰腺癌肿块累及胰管可致胰管回声中断。胰腺炎症和肿瘤的临床表现不同。

二、慢性胰腺炎

【超声诊断】

①　大部分胰腺大小正常，但病变早期可轻度增大或局限性增大，病变后期萎缩变小。

②　胰腺腺体轮廓不清，边界常不规整，与周围组织界限不清。

③　实质回声增高或减低［图 7-2-2（A）］，分布不均，可见强回声钙化。

④　常合并胰管扩张［图 7-2-2（B）］、假性囊肿［图 7-2-2（C）］、胰管结石及胆系炎症［图 7-2-2（D）］等。

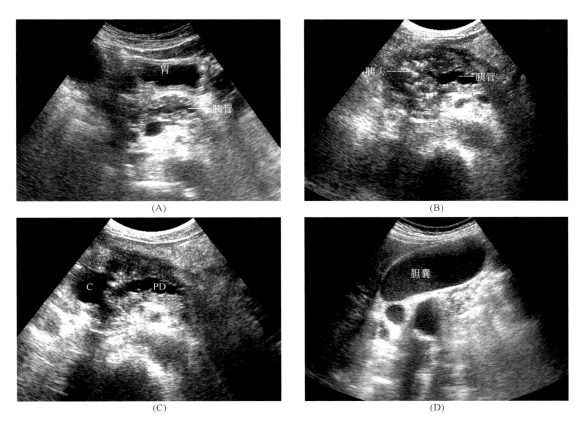

图 7-2-2　慢性胰腺炎

（A）胰腺回声减低；（B）胰头肿大，伴点状强回声，胰管扩张；（C）胰头假性囊肿形成，胰管扩张；

（D）胆囊肿大，胆囊内点状低回声（炎症）

C—囊肿；PD—胰管

⑤ 自身免疫性胰腺炎是慢性胰腺炎的一种特殊类型，二维超声可分为弥漫型和局灶型两种，前者多见。弥漫型：胰腺实质回声弥漫减低、粗糙。局限型：胰腺局限性增大，呈低回声类肿瘤样，边界不清（图 7-2-3）。

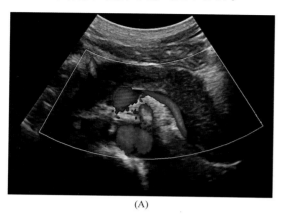
(A)

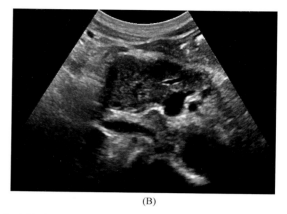
(B)

图 7-2-3　自身免疫性胰腺炎

患者，男，64 岁，腹痛、黄疸 1 个月。血清 IgG4 亚型测定 11.70g/L（正常参考值 0.03～2.01g/L）。
（A）CDFI 示胰腺实质回声弥漫减低；（B）二维超声示胰头肿大，胰管节段性扩张

【特别提示】

① 病因。约半数由急性胰腺炎反复发作演变而成。常见原因为酗酒、胆石症。

② 病理。胰腺纤维化，局灶性坏死，胰管和胰实质的局限性脂肪坏死处可有钙沉积。胰管常有多发性狭窄和囊状扩张，囊内常有结石或钙化。

③ 可有腹痛、糖尿病和吸收不良综合征、黄疸、腹部包块。

④ 自身免疫性胰腺炎的诊断需结合完整的临床病史、体格检查以及有针对性的实验室检查和影像学检查。鉴别是肿瘤还是 IgG4－相关，需根据组织病理和免疫组化确诊。

三、胰腺结石

【超声诊断】

① 胰管扩张，串珠状、囊状，胰管内数个强回声团，后方伴有或无声影（图 7-2-4）。

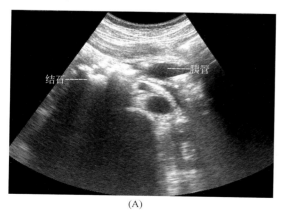
(A)

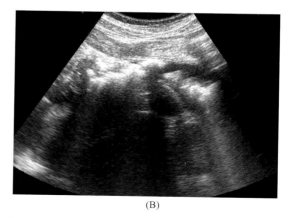
(B)

图 7-2-4　胰腺结石

（A）胰管扩张，胰头段多发结石；（B）多发结石，后方有声影

② 慢性胰腺炎超声表现。

③ 胰腺实质内强回声。

④ 常合并胰管扩张，部分合并胰腺癌。

【特别提示】

① 胰腺结石发病率较低，男性多见，多发生于 40～50 岁。

② 临床将胰腺结石按部位和特性分为两类，胰管结石为真性结石，胰实质钙化为假性结石，两者可同时存在。

③ 酗酒、慢性复发性胰腺炎是胰腺结石的常见病因。

四、胰腺囊肿

【超声诊断】

① 真性囊肿。胰腺内无回声，囊壁光滑，内清晰（图 7-2-5）。

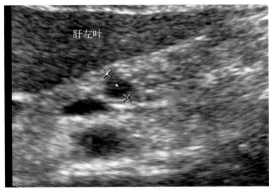
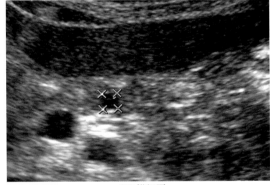

(A) 纵切面　　　　　　　　　　　　　　　　　(B) 横切面

图 7-2-5　胰腺真性囊肿

胰颈部无回声（××）

② 假性囊肿。囊肿大小不一，多位于胰腺前方、下方，囊内壁不光滑，内部回声不清晰，可见碎屑回声（图 7-2-6）。

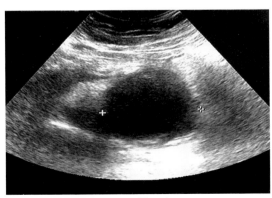
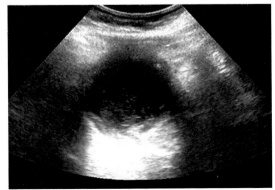

(A) 纵切面　　　　　　　　　　　　　　　　　(B) 横切面

图 7-2-6　胰腺假性囊肿

（A）显示胰腺体部后下方无回声，内壁不光滑；（B）假性囊肿内部可见碎屑回声

③ CDFI 内无彩色血流显示。

【特别提示】

① 真性囊肿少见，无症状，一般较小，分先天性囊肿（多囊胰）、潴留性囊肿、寄生虫性囊肿、增生性囊肿 4 种。由胰腺组织本身所形成。

② 假性囊肿多见，约占胰腺囊肿的一半。外伤或急性胰腺炎后，由于胰液外渗，渗液与血液混合包裹而成，囊壁为纤维组织。

③ 假性囊肿是胰腺炎最常见的并发症之一。

五、胰腺癌

【超声诊断】

① 胰腺局限性肿块，肿块形态不规则，边界不清，呈蟹足样浸润（图 7-2-7、图 7-2-8）。

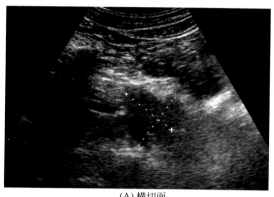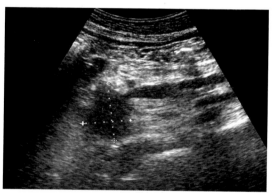

(A) 横切面　　　　　　　　　　　　　　　　(B) 纵切面

图 7-2-7　胰腺癌

胰体部低回声，形态不规则，边界不清（＋）

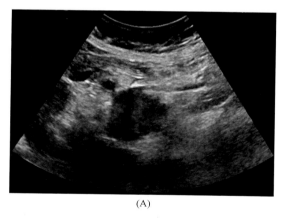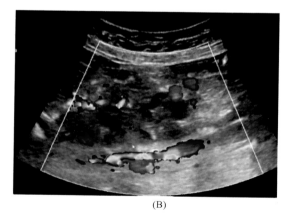

(A)　　　　　　　　　　　　　　　　　　(B)

图 7-2-8　胰头部胰腺癌

（A）胰头部低回声，形态不规则，边界不清；（B）CDFI 见点条状彩色血流

② 内部多呈不均匀低回声。

③ 压迫征象。压迫胆管、胰管，可见胆管、胰管扩张；胰头癌可压迫下腔静脉、门静脉及肠系膜上静脉。

④ 转移征象。肝内转移灶，呈低回声，有声晕，可多发。周围淋巴结、脾静脉可有

转移。

　　⑤ 腹水。

　　⑥ CDFI：肿块内部可见星点状搏动性彩色血流，周边可见受压绕行的彩色血流信号[图 7-28（B）]。

　　【特别提示】

　　① 胰腺癌是胰腺最常见的恶性肿瘤。其病理绝大部分为导管腺癌。

　　② 多发生于胰头（60%～70%），其次为胰体尾或全胰受累。胰腺淋巴引流丰富且缺乏胰周包膜，较易出现淋巴结或脏器转移。

　　③ 多见于 40 岁以上男性。早期无症状，胰头癌常直接侵犯或压迫胆总管，出现进行性阻塞性黄疸。胰体尾癌常出现持续性腹痛、腰背痛或上腹深部肿块。

　　④ 超声检查时要结合临床，注意全面扫查胰体尾部及钩突，胰尾及钩突的肿块易漏诊。

　　⑤ 胰头癌致梗阻性黄疸需与壶腹癌和胆总管下段癌鉴别。

　　⑥ 胰腺局灶性疾病的鉴别可以利用超声造影，胰腺癌多呈低增强，良性肿瘤多呈等增强，神经内分泌肿瘤呈高增强。

六、胰岛素瘤

　　【超声诊断】

　　① 肿瘤体积小，平均 1～2cm。

　　② 肿瘤表现为胰腺内部均匀低回声，边界清晰，形态规则（图 7-2-9）。

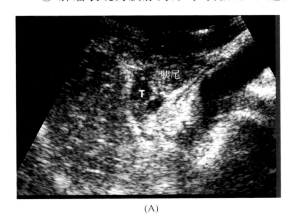 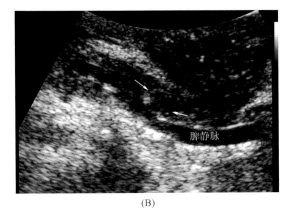

（A）　　　　　　　　　　　　　　　　　　（B）

图 7-2-9　胰岛素瘤

（A）纵切面示胰尾上方低回声；（B）横切面示肿瘤（箭头）位于胰体尾交界部

T—肿瘤

　　③ 常位于胰腺体尾部。

　　【特别提示】

　　① 胰岛细胞多位于胰体尾部，故胰岛素瘤亦多位于该处。

　　② 临床有典型的发作性低血糖症状。

　　③ 由于肿瘤小，超声检查时要结合临床，未显示肿瘤者，亦不能排除本病。

（计子瑶　刘艳君　王学梅）

第八章

泌尿与男性生殖系统

■■■■ 第一节　正常声像图 ■■■■

【超声诊断】

① 成人正常肾脏长径 10～12cm，宽径 5～6cm，厚径 4～5cm。二维超声可显示其主要结构为皮质、髓质、肾柱、肾窦 [图 8-1-1 （A）]。肾动脉分级分支为肾动脉-段动脉-叶间动脉-弓形动脉-小叶间动脉 [图 8-1-1 （B）]。

② 正常膀胱。膀胱内尿液的充盈状态不同，膀胱的形态亦有所不同。膀胱内呈无回声，内壁光滑 （图 8-1-2）。在输尿管喷尿时，CDFI 可以在输尿管口处观察到尿液流动的彩色信号。两侧输尿管口之间的膀胱壁多较周围略厚，为正常的输尿管间襞结构。

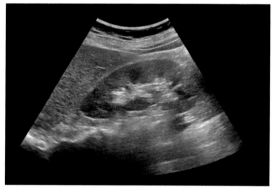

(A) 二维超声

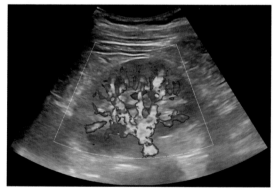

(B) CDFI

图 8-1-1　正常肾脏

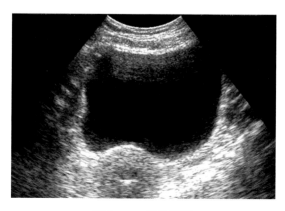

图 8-1-2　正常膀胱

③ 成人正常前列腺左右径 4.23cm±0.40cm（20～30 岁年轻人为 3.86cm±0.41cm），前后径 2.82cm±0.35cm（20～30 岁年轻人为 2.61cm±0.29cm），上下径 3.24cm±0.37cm（20～30 岁年轻人为 2.94cm±0.37cm）（图 8-1-3）。

④ 正常睾丸长 3.5～5.0cm，宽 2.5～3.5cm，厚 1.5～2.5cm。主要结构有白膜、实质、睾丸纵隔 ［图 8-1-4，彩图 8-1-4（B）］。

⑤ 附睾分为头（宽度约 1cm）、体（宽度 0.2～0.5cm）、尾（宽度约 0.5cm）三部分（图 8-1-5）。

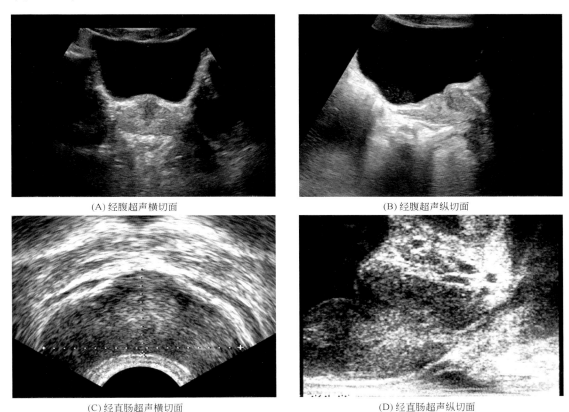

(A) 经腹超声横切面

(B) 经腹超声纵切面

(C) 经直肠超声横切面

(D) 经直肠超声纵切面

图 8-1-3 正常前列腺

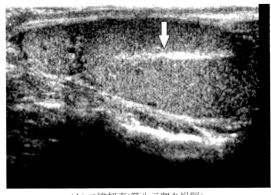

(A) 二维超声(箭头示睾丸纵隔)

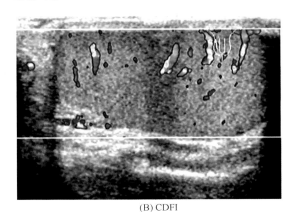

(B) CDFI

图 8-1-4 正常睾丸

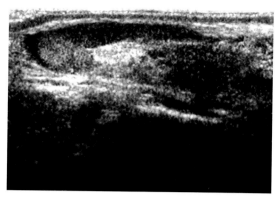

图 8-1-5 正常附睾

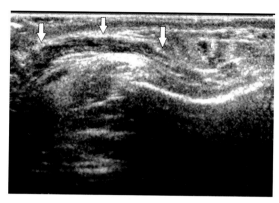

图 8-1-6 正常精索（⇨）

⑥ 精索结构移行于附睾尾，阴囊内显示长度约 4cm（图 8-1-6）。

【特别提示】

① 扫查肾脏时要从多个切面进行，以减少小病变的漏诊。

② 扫查膀胱时应适当憋尿，但不宜过多，否则会影响到双侧输尿管膀胱入口处及前列腺结构的显像。

③ 前列腺的正常大小报道不一，本章采用的是中国医科大学附属第一医院对沈阳市 957 例正常体检者进行经腹超声测量的结果，以 95％可信区间统计。

④ 扫查睾丸、附睾结构时要特别注意双侧对比。

⑤ 当患者自述有阴囊内包块时，一定要仔细扫查，尤其是白膜囊肿所致的睾丸表面小包块，在大范围扫查时很难被发现，只有当探头放在包块处仔细辨别时才能显示清楚。

第二节　肾脏疾病

一、肾囊肿

【超声诊断】

① 肾内无回声，形态多规则，边界清晰，透声性良好，后方回声增强 ［图 8-2-1 （A）］，有的囊肿内可见分隔 ［图 8-2-1 （B）］，有的边缘可见强回声钙化 ［图 8-2-1 （C）］。

② CDFI 示囊肿内无血流显示。

③ 超声造影始终无增强。

【特别提示】

① 肾囊肿多于体检时偶然发现，一般无临床症状。

② 在超声检查过程中要对肾脏进行全面扫查，有些小囊肿突出于肾表面（图 8-2-2），或在肾脏结构完全超出扫查范围后才能被发现。扫查过程中还要充分利用谐波功能，使囊肿显示更加清晰。

③ 当无回声出现分隔或厚壁结构时，对肾囊肿的诊断要慎重，有发生囊性肾癌或肾癌囊性变的可能，二者的鉴别诊断较为困难，建议报告中应用"肾脏囊性病变"的提法，而不

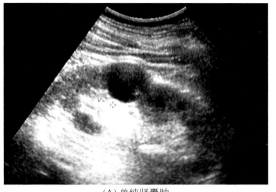

(A) 单纯肾囊肿   (B) 肾囊肿伴分隔

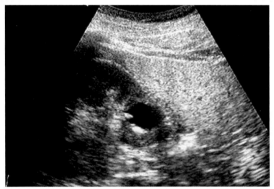

(C) 肾囊肿伴囊壁钙化

图 8-2-1 肾囊肿

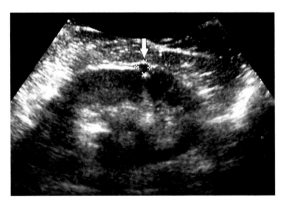

图 8-2-2 肾小囊肿（⇨）

要直接下"肾囊肿"的诊断。肾实质囊肿贴近肾窦，压迫并向肾窦扩展时，与肾盂旁囊肿难以鉴别［图 8-2-3（A）］。完全位于肾窦内的无回声［图 8-2-3（B）］，多为肾盂旁囊肿或肾盂源性囊肿。

二、多囊肾

【超声诊断】

双侧肾脏受累，增大，形态失常，结构紊乱，内充满多发大小不等无回声，互不相通［图 8-2-4（A）］，囊壁边缘可有强回声钙化［图 8-2-4（B）］。

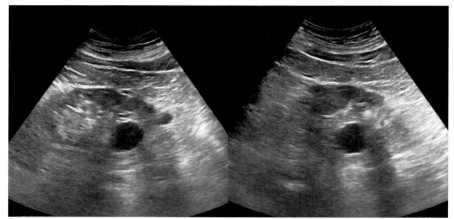

(A) 肾盂旁囊肿

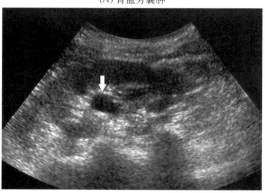

(B) 肾窦内无回声(⇨)

图 8-2-3   肾囊肿的鉴别

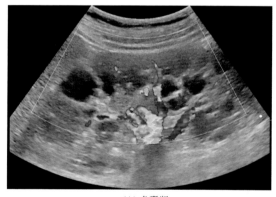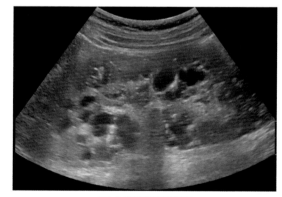

(A) 多囊肾   (B) 多囊肾伴囊壁钙化

图 8-2-4   多囊肾

【特别提示】

① 多囊肾是一种较为常见的常染色体显性遗传疾病，可伴有其他器官受累，如多囊肝、多囊胰、多囊脾、多囊肺、多囊卵巢、多囊睾丸、多囊附睾、多囊甲状腺、多囊精囊等。

② 多囊肾体积增大明显，超出探头扫查范围时，只能对肾脏大小进行粗略测量。若患

者因肾功能衰竭欲行肾移植，应标注肾下极位置，供临床医师参考，因为过大的多囊肾可能会压迫到即将安置于下腹部的移植肾。

③ 多囊肾内的钙化不要误诊为结石，结石的周围可见肾窦结构，应仔细分辨。当多房囊性改变仅限于一侧肾脏，尤其是周围存在正常肾组织时，要警惕囊性肾癌的可能。

三、肾结石

【超声诊断】

① 肾窦内点状〔图 8-2-5（A）〕、团状〔图 8-2-5（B）〕强回声，后方伴或不伴有声影，可引起局部积液〔图 8-2-5（B）〕。

② CDFI 示强回声后方可见快闪伪像〔图 8-2-5（C）〕。

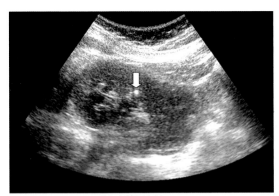
(A) 小结石(⇨)

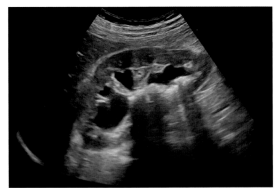
(B) 结石伴积液

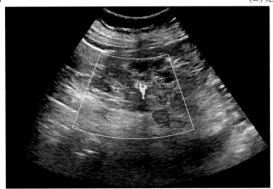
(C) 快闪伪像

图 8-2-5　肾结石

【特别提示】

① 肾结石可引起血尿，有时患者在排尿时可发现结石排出。

② 结石较小时不易检出，应多角度扫查，尤其是俯卧位从背部扫查时，常可发现侧卧位不能发现的结石。

③ 结石均位于肾窦回声内，实质内强回声多为钙化，不能诊断为结石。当集合系统内形成鹿角形结石时，在超声上表现为多发的强回声团，似相互独立聚集，实为单个结石（图 8-2-6）。

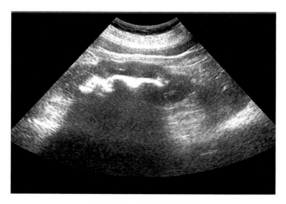

图 8-2-6　鹿角形结石

四、肾积水

【超声诊断】

肾窦内无回声区，形态依肾盂、肾盏走行（图 8-2-7）。

【特别提示】

① 任何引起尿路梗阻的疾病均可导致肾积水，如结石、狭窄、肿瘤、感染等。

② 肾积水多由输尿管结石引起，同时伴有同侧的输尿管扩张，在扫查过程中要沿输尿管向下追踪，这样的检查需要耐心，多数情况下能够找到梗阻的原因。

③ 某些生理条件下也可出现肾窦分离，如膀胱充盈过度、女性妊娠等，分离宽度多小于 1.5cm（图 8-2-8），但当梗阻不完全或梗阻部位较低时，肾窦分离可不明显，此时要注意双侧对比。当膀胱充盈时，可嘱患者排尿后复诊，生理性肾窦分离可减小或消失。

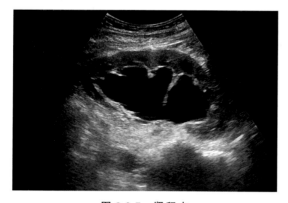

图 8-2-7　肾积水

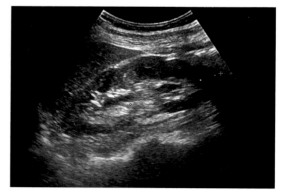

图 8-2-8　肾窦分离

五、肾肿瘤

1. 肾癌

【超声诊断】

① 肾实质内异常回声团块，圆形或类圆形，有膨胀感［图 8-2-9（A）］，内可因出血、坏死、囊性变或钙化而出现无回声或强回声［图 8-2-9（B）］。

② CDFI示肿瘤周围可见血流环绕，内部也可有彩色血流［图8-2-9（C）］。

③ 转移时可出现肾门部淋巴结肿大，肾静脉、下腔静脉内栓子［图8-2-9（D）］。

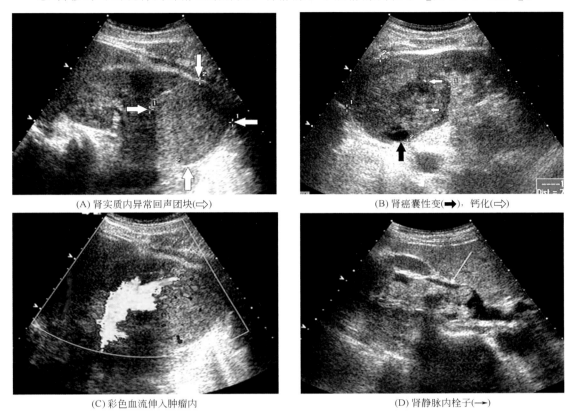

(A) 肾实质内异常回声团块(⟹)　　　　　　　　　(B) 肾癌囊性变(➡)，钙化(⟹)

(C) 彩色血流伸入肿瘤内　　　　　　　　　　　(D) 肾静脉内栓子(→)

图 8-2-9　肾癌

【特别提示】

① 肾癌（肾细胞癌）多为透明细胞癌。

② 小肾癌表现为等回声或稍低回声时，超声检查时存在一定的困难，当发现肾被膜局部向外突出时［图8-2-10（A）］，如局部肾实质存在血流绕行［图8-2-10（B）］，注意可能存在的小癌灶。

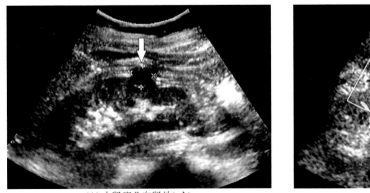
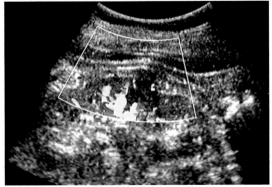

(A) 小肾癌凸向肾外(⟹)　　　　　　　　　(B) 小肾癌周边血流环绕

图 8-2-10　小肾癌

③ 囊性肾癌以无回声为主，要注意不要误诊为肾囊肿。

2. 肾错构瘤

【超声诊断】

肾错构瘤多呈高回声，圆形，单发或多发，边界清楚，大的错构瘤内可见高低回声交错分布的洋葱皮样改变（图 8-2-11）。

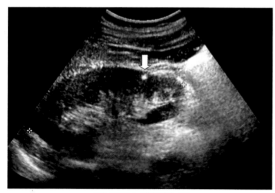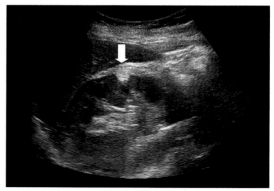

(A) 肾内小错构瘤(⇨)　　　　　　　　　(B) 肾错构瘤向肾外凸出(⇨)

图 8-2-11　肾错构瘤

【特别提示】

① 错构瘤是肾脏最常见的良性肿瘤，瘤体多由血管、平滑肌、脂肪混合组成，与肾组织有清晰的界限。

② 有些大的错构瘤向肾外生长，仅有一小部分位于实质内，要仔细辨别，减少漏诊。

③ 虽然肾错构瘤与肾癌有明显区别，但有些小肾癌也表现为高回声团块，二者难以鉴别，CT 对脂肪组织具有更高的分辨率，可作为有效的鉴别诊断手段。

六、肾结核

【超声诊断】

参考 1988 年张学文提出的肾结核的 5 种超声表现类型。

① 扩张回声型。肾被膜不规则，肾盂、肾盏内无回声区，病理为肾盂扩张型。

② 混合回声型。肾被膜不规则，肾内不均匀强回声与无回声区，伴有光点，病理为干酪空洞型。

③ 无回声型。被膜很不规则，肾内单发或多发无回声区，伴有光点，病理为结核脓疡区（图 8-2-12）。

④ 强回声型。肾形态失常，肾内不均匀强回声，病理为纤维硬化型。

⑤ 结石型。被膜不规则，肾内多发团状强回声，有声影，病理为钙化型。

【特别提示】

① 肾结核的病理具有坏死、空洞、纤维化、钙化的特点。

② 肾结核的病理改变复杂多样，超声表现也不尽相同，难以进行全面的概括。所以有学者戏称，当肾内病变"什么也不像"时，要考虑到结核的可能。尽管如此，当肾表面形成贝壳样钙化时，超声表现还是有一定特点的，表现为肾窝处正常肾脏结构消失，代之以弧形强回声，后方有声影（肾自截）（图 8-2-13）。

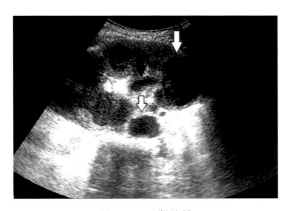

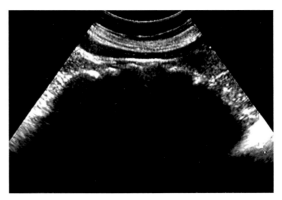

图 8-2-12　肾结核　　　　　　　　　　　　　　　图 8-2-13　肾自截

肾内多发无回声区（▷），伴肾盂扩张（➡）

七、肾衰竭

【超声诊断】

① 由慢性肾小球肾炎导致的慢性肾衰竭的典型表现为双肾体积正常或萎缩，表面不光滑，皮质回声增强，皮、髓质界限不清晰［图 8-2-14（A）］，肾内血流信号显示稀疏，甚至无显示［图 8-2-14（B）］。

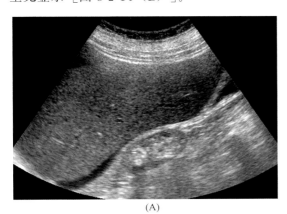

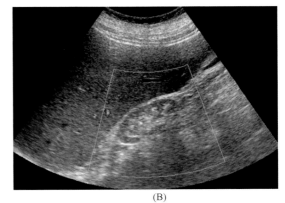

(A)　　　　　　　　　　　　　　　　　　　　　(B)

图 8-2-14　慢性肾衰竭

（A）示肾萎缩；（B）肾内血流信号未显示

② 肾性急性肾衰竭的典型表现为双肾肿大，皮质增厚、回声增强，皮、髓质界限清晰［图 8-2-15（A）］，肾内血流可稀疏、正常或异常丰富［图 8-2-15（B）］。

【特别提示】

① 肾衰竭按照病因可分为肾前性、肾性及肾后性。肾前性肾衰竭多由休克所致，肾性肾衰竭多由慢性肾小球肾炎引起，肾后性肾衰竭多由尿路梗阻引起，其中慢性肾小球肾炎是最常见的原因。各种原因引起肾小球滤过率急性下降，均可引起急性肾衰竭，肾前性肾衰竭一般声像图上无明显变化，肾性肾衰竭可有上述典型变化，肾后性肾衰竭表现为肾积水。

② 肾衰竭超声表现缺乏特异性。并不是所有的肾衰竭在超声上都有异常所见，在声像

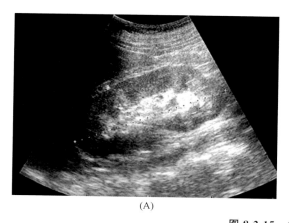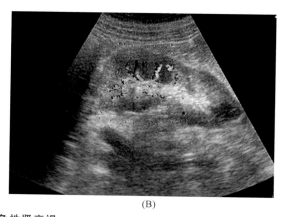

(A)   (B)

图 8-2-15   急性肾衰竭

（A）示肾肿大；（B）示肾内血流稀疏

图上有肾衰竭超声表现也不一定都存在肾衰竭，肾衰竭是根据内生肌酐清除率及血肌酐浓度来界定的，因而超声最好不要直接下肾衰竭的诊断。

第三节   输尿管疾病

一、输尿管结石

【超声诊断】

① 单侧或双侧（多为单侧）输尿管内强回声，多发生于输尿管三个生理性狭窄部位，后方伴或不伴有声影，上方输尿管扩张，肾积水［图 8-3-1（A）～（C）］。

② CDFI 示强回声后方快闪伪像［图 8-3-1（D）］。

【特别提示】

① 输尿管结石多由肾结石进入输尿管所引起，青壮年多发，临床会出现明显的肾绞痛，伴有肉眼血尿或镜下血尿。

② 肾盂输尿管交界处及输尿管上段的结石超声较容易发现，输尿管与髂血管交叉处及盆段输尿管的结石受肠管气体影响不易发现，接近膀胱入口处的结石较容易发现，但要注意扫查技巧，将远场增益降低，结石的显示会更加清晰。当发现结石下方的输尿管仍有扩张时要继续向下追踪，输尿管内还可能有其他结石。

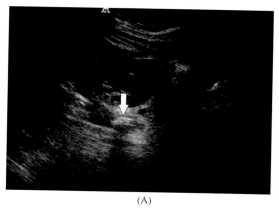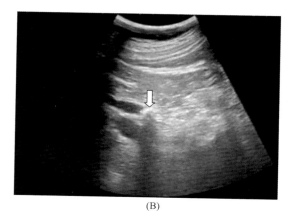

(A)   (B)

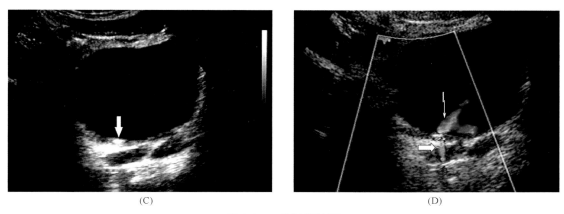

(C)　　　　　　　　　　　　　　　　(D)

图 8-3-1　输尿管结石

（A）示输尿管第一狭窄处结石（⇨）；（B）示输尿管第二狭窄处结石（⇨）；（C）示输尿管第三狭窄处结石（⇨）；（D）快闪伪像（⇨）及输尿管口喷尿（→）

二、 输尿管囊肿

【超声诊断】

① 输尿管膀胱入口处无回声，随喷尿无回声大小呈周期性变化［图 8-3-2（A）、（C）］。当合并结石或肿瘤时，其内可见相应的强回声或高回声改变。

② CDFI 可见开口处喷尿活动［图 8-3-2（B）］，同时无回声区变小［图 8-3-2（C）］。

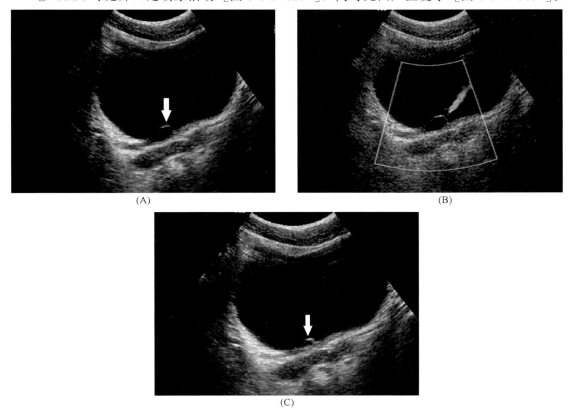

(A)　　　　　　　　　　　　　　　　(B)

(C)

图 8-3-2　输尿管囊肿

（A）右输尿管开口囊肿（⇨）；（B）CDFI 可见喷尿；（C）喷尿后囊肿变小（⇨）

【特别提示】

① 超声诊断为输尿管末端囊肿，严格来讲，并不是真正意义上的囊肿，其名称应为输尿管黏膜脱垂。此病同时可发生于异位开口的输尿管及重复肾畸形时异位开口的输尿管。

② 等待输尿管口喷尿可能需要一小段时间，扫查时要有足够的耐心。

■■■■ 第四节　膀胱疾病 ■■■

一、膀胱结石

【超声诊断】

膀胱内单发或多发强回声，后方有声影，体位改变时可见移动（图 8-4-1）。

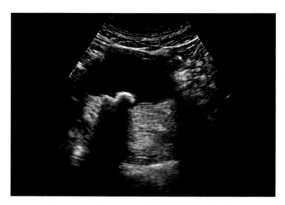

图 8-4-1　膀胱结石

【特别提示】

① 膀胱结石多由长期下尿路梗阻引起，如前列腺增生等。当肾内或输尿管内结石落入膀胱时，也可形成膀胱结石，多为一过性，结石通常很小，很难发现。

② 结石沉积于膀胱后壁，受尿液后方回声增强的影响，有时分辨不清，减小远场增益会显示得更加清晰。

二、膀胱憩室

【超声诊断】

① 膀胱壁外突无回声，开口处与膀胱腔相通（图 8-4-2）。

② CDFI 示挤压膀胱或憩室时连通处可见彩色信号。

【特别提示】

① 膀胱憩室多为后天性，由下尿路梗阻引起，同时可合并膀胱小房小梁样改变（图 8-4-3）。

② 当憩室内形成结石时，表现为憩室内强回声（图 8-4-4）。

三、膀胱肿瘤

【超声诊断】

① 膀胱内壁单发或多发等回声隆起［图 8-4-5（A）］，形态不一，体位改变时不移动或有轻微摆动，当肿物明显侵袭膀胱壁时，膀胱壁完整性破坏。

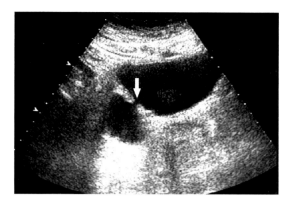

图 8-4-2　膀胱憩室

膀胱憩室与膀胱腔相通处（⇨）

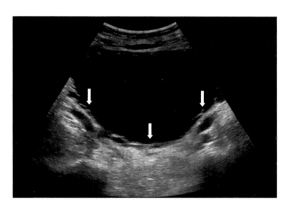

图 8-4-3　膀胱小房小梁样改变（⇨）

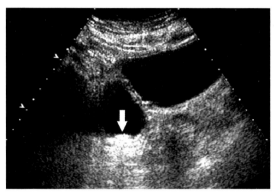

图 8-4-4　膀胱憩室合并憩室内结石（⇨）

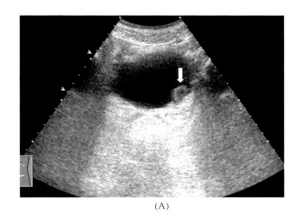

(A)

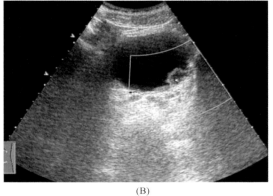

(B)

图 8-4-5　膀胱癌

（A）示膀胱内壁隆起（⇨）；（B）基底部见血流伸入瘤体内（CDFI）

② CDFI 示基底部和（或）肿物内部可见彩色血流［图 8-4-5（B）］。

【特别提示】

① 膀胱肿瘤多为膀胱癌，好发于膀胱三角区与侧壁，临床表现为无痛性肉眼血尿。

② 肿瘤太小，平铺生长的早期肿瘤经腹超声难以发现，膀胱前壁的肿瘤受混响伪像影响有时显示不清晰。

③ 膀胱肿瘤需与凝血块进行鉴别。肿瘤内可检测到血流信号，体位改变时不移动，凝血块内无血流，体位改变时会发生移动（图 8-4-6）。肿瘤表面有钙质沉着时，需要与结石鉴别，后者可移动。

④ 膀胱肿瘤与腺性膀胱炎较难鉴别，虽然典型的腺性膀胱炎会有蜂窝状或囊泡样回声显示，但对于不典型的腺性膀胱炎病变，二者不易分辨。

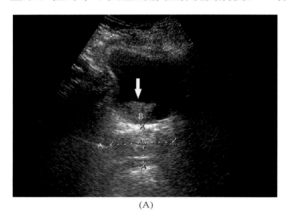
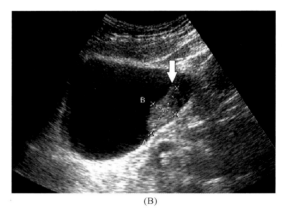

（A）　　　　　　　　　　　　　　　　（B）

图 8-4-6　凝血块

（A）平卧位扫查，膀胱内凝血块位于后壁（⇨）；（B）左侧卧位扫查，膀胱内凝血块可见移动（⇨）

■ ■ ■ ■ ■ 第五节　前列腺疾病 ■ ■ ■

一、前列腺增生症

【超声诊断】

① 前列腺增大，内腺增大明显［图 8-5-1（A）］，有的向膀胱内突出［图 8-5-1（B）］，前列腺内腺及内、外腺间可见强回声结石或钙化［图 8-5-1（A）、（C）］，内腺内可见无回声潴留囊肿［图 8-5-1（D）］，有的内腺内可见多发低回声、等回声或高回声增生结节［图 8-5-1（E）］。

② CDFI 示前列腺内可见规则走行的血流信号［图 8-5-1（F）］。

③ 病程长可引起膀胱内小房小梁样改变（图 8-4-3）、膀胱结石、膀胱憩室形成、尿潴留、双肾积液及输尿管扩张。

【特别提示】

① 前列腺增生症是老年男性的常见病，是前列腺组织增生引起的前列腺症状、膀胱出口梗阻症状等一系列症状的统称，但目前尚没有国际上统一的定义。前列腺增生症与前列腺增生的概念不同，前列腺增生为病理诊断，只要病理发现前列腺内增生结节，即可诊断前列腺增生，但前列腺增生不一定都引起临床症状，不能称之为前列腺增生症。

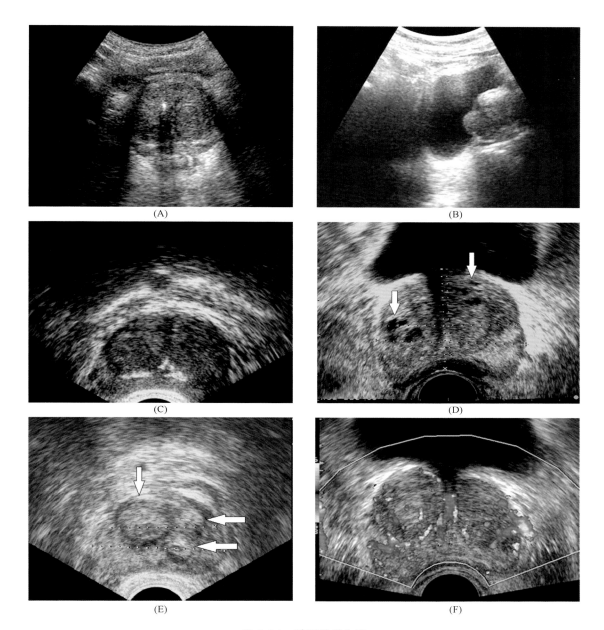

图 8-5-1　前列腺增生症

（A）经腹扫查，前列腺增大，内腺增大明显，内可见强回声；（B）经腹扫查，前列腺凸向膀胱；（C）经直肠扫查，前列腺内、外腺间结石；（D）经直肠扫查，前列腺内腺内潴留囊肿（⇨）；（E）经直肠扫查，前列腺内腺增生结节（⇨）；（F）经直肠扫查，前列腺内彩色血流丰富

　　② 当内腺向膀胱内突出时，即使前列腺的大小正常，也会引起明显的临床症状，超声要进行特别提示。

　　③ 前列腺增生症应与前列腺癌进行鉴别。

　　④ 经腹超声对前列腺癌的检出率仅在 30% 左右，经直肠超声的检出率在 80% 左右，均有一定的漏诊率，故在前列腺增大时超声不宜直接下前列腺增生症的诊断，可提示为前列腺增大，尤其是在经腹超声扫查时更应慎重。

二、前列腺癌

【超声诊断】

笔者等将前列腺癌的超声表现分为 4 种类型。

① 结节型。前列腺内低回声、等回声或高回声结节，以低回声多见，结节以外前列腺组织表现为正常或前列腺增生 ［图 8-5-2（A）］。

② 弥漫浸润型。前列腺内无结节，整体形态不规则，分叶状，内部回声极不均匀，内、外腺界限不清 ［图 8-5-2（B）］。

③ 弥漫浸润伴结节型。在弥漫浸润型前列腺癌的声像图基础上伴有结节 ［图 8-5-2（C）］。

④ 隐匿型。整个前列腺表面光滑，包膜完整，内、外腺界限清晰，内部回声均匀或稍欠均匀，类似于正常或前列腺增生表现 ［图 8-5-2（D）］。

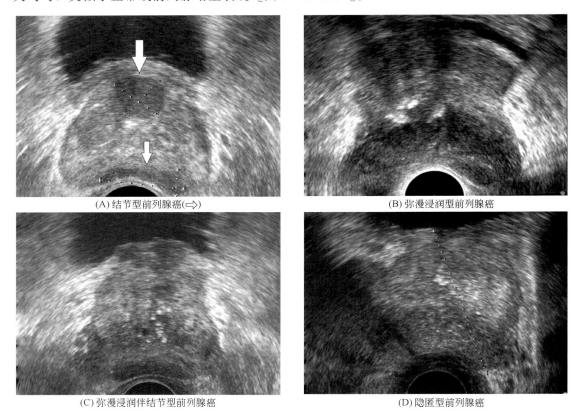

(A) 结节型前列腺癌(⇨)　　　　　　　　　　(B) 弥漫浸润型前列腺癌

(C) 弥漫浸润伴结节型前列腺癌　　　　　　　(D) 隐匿型前列腺癌

图 8-5-2　前列腺癌

【特别提示】

① 目前，直肠指诊、经直肠超声、血清前列腺特异抗原（PSA）测定、磁共振成像是诊断前列腺癌的主要手段，经腹超声对前列腺癌的诊断价值很低。隐匿型前列腺癌即使应用经直肠超声也难以发现，要结合多项检查确诊，最终的诊断主要依赖于超声引导下前列腺穿刺活检。

② 超声对前列腺癌的分型与病理浸润程度并不完全一致。结节型前列腺癌周围"正常"的前列腺组织也可能已经存在癌巢。

③ 95% 的前列腺癌病理类型为腺癌，此超声分型仅适用于腺癌，其他类型的前列腺癌

未列入其中。

④ 前列腺癌结节应与增生结节鉴别。癌结节多位于外腺，呈低回声，形态不规则；增生结节多位于内腺，呈等回声，形态规则。

⑤ 弥漫浸润型前列腺癌应与前列腺增生鉴别。前列腺癌形态多不规则，分叶状，内部回声极不均匀，内、外腺界限不清；前列腺增生形态规则，回声较均匀，内、外腺界限清晰。

第六节 阴囊疾病

一、睾丸炎

【超声诊断】

① 睾丸肿大，回声不均匀，内可见单发或多发片状回声减低区，形态多不规则［图 8-6-1（A）］，同侧阴囊内可见睾丸鞘膜积液和阴囊壁增厚［图 8-6-1（B）］。

② CDFI 示受累区可见丰富彩色血流［图 8-6-1（C）］。

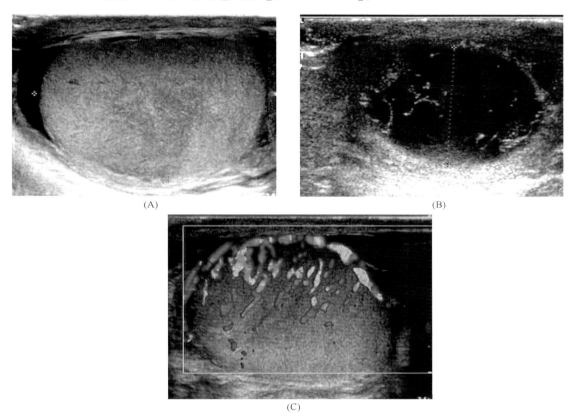

(A)

(B)

(C)

图 8-6-1　睾丸炎

（A）示睾丸肿大，内可见片状低回声；（B）示睾丸鞘膜积液，阴囊壁增厚；（C）CDFI 示睾丸内见丰富彩色血流

【特别提示】

① 睾丸炎常由流行性腮腺炎引起，临床表现为睾丸肿痛并向腹股沟部放射，多数同时合并附睾炎。

② CDFI 是诊断睾丸炎的重要依据，其改变常早于二维超声。

③ 应与睾丸扭转鉴别。通常情况下，睾丸炎表现为睾丸内丰富的彩色血流，而睾丸扭转表现为无血流或少血流，二者易于鉴别，但当睾丸炎引起睾丸梗死或附睾水肿压迫睾丸动脉时，睾丸内也可出现血流信号消失或减弱，要结合临床进行判断。

④ 应与睾丸肿瘤鉴别。局限性炎症与局灶型肿瘤、弥漫性炎症与弥漫浸润型肿瘤单纯从睾丸的声像图上难以鉴别，当出现睾丸疼痛、同侧睾丸鞘膜积液及阴囊壁增厚时多为炎症。

二、睾丸扭转

【超声诊断】

薛恩生等将睾丸扭转的声像图表现分为 4 种类型。

① 不完全扭转型。睾丸大小、回声正常，实质内有点状彩色血流，脉冲多普勒示睾丸内动脉频谱呈低速低阻型。

② 完全扭转型。睾丸肿大，回声不均匀，CDFI 示内部无彩色血流（图 8-6-2），有时睾丸周围可见彩色晕环。

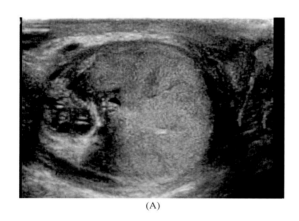 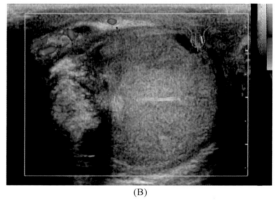

(A)　　　　　　　　　　　　(B)

图 8-6-2　睾丸扭转
（A）示睾丸肿大，回声减低；（B）CDFI 示睾丸内无彩色血流（CDFI）

③ 慢性扭转型。睾丸缩小，内部有不均的低回声，可伴钙化灶，CDFI 示内部无血流信号。

④ 扭转松解型。睾丸大小、回声无明显异常，CDFI 示精索及睾丸内血流信号明显增多。脉冲多普勒示睾丸内动脉频谱呈高速低阻型。

【特别提示】

① 睾丸扭转是较为常见的阴囊急症，临床表现为突发性一侧睾丸疼痛，向腹股沟放射。治疗一般需在 4h 内进行，24h 后治疗效果明显不佳，因而当患者可疑睾丸扭转时，应尽快安排检查，以免延误最佳治疗时间。

② 检查时要注意双侧对比，仪器调节要适当，尤其是 CDFI 的调节，以免造成漏诊或误诊。

③ 睾丸扭转要与睾丸炎进行鉴别。

三、睾丸肿瘤

【超声诊断】

① 睾丸肿大，肿瘤以低回声为主 ［图 8-6-3（A）］，当出现液化、坏死或钙化时，可出现相应无回声或强回声。

② CDFI 对于大多数睾丸肿瘤的诊断意义不大 ［图 8-6-3（B）］。

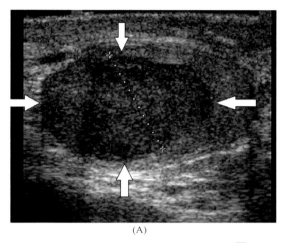
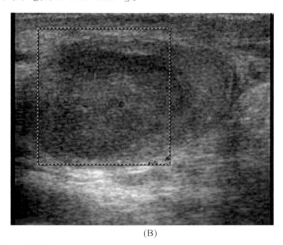

(A)　　　　　　　　　　　　　　　　　　(B)

图 8-6-3　睾丸肿瘤

（A）示睾丸内低回声肿瘤（⇨）；（B）肿瘤内可见稀疏彩色血流

【特别提示】

① 青年男性的睾丸肿瘤多为恶性，最常见的为精原细胞瘤，典型的临床表现是无痛性睾丸肿大。

② 睾丸肿瘤可发生腹后壁淋巴结及远处转移，可作为辅助诊断。

③ 应注意与睾丸炎鉴别。

四、附睾囊肿

【超声诊断】

① 附睾内无回声，多发生于附睾头，内可有分隔（图 8-6-4）。

② CDFI 示无回声内无彩色血流显示。

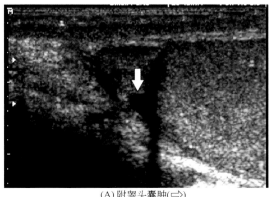
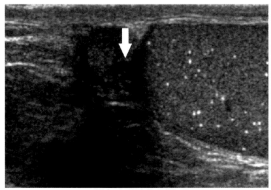

(A)附睾头囊肿(⇨)　　　　　　　　　　(B)附睾头囊肿伴分隔(⇨)

图 8-6-4　附睾囊肿

【特别提示】

① 附睾囊肿实际上可能为输精管阻塞所导致的精液积聚，而不是真正意义上的囊肿，部分患者会因触及附睾头区包块来诊，而大多数患者无明显临床症状，只是在超声检查时偶然发现。

② 当囊肿较大，占据整个附睾头时，应与精索鞘膜积液进行鉴别，仔细分辨可发现附睾头囊肿周围有少量残余的正常附睾组织（图 8-6-5）。

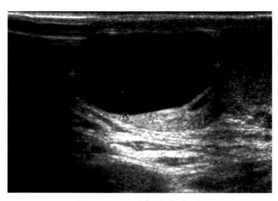

图 8-6-5　附睾头大囊肿

五、　附睾炎

【超声诊断】

① 附睾弥漫性或局限性肿大，局限性肿大多发生于附睾尾，回声减低、不均匀［图 8-6-6（A）、（C）］。形成脓肿时可见不规则无回声。同侧阴囊壁可增厚。

② CDFI 示丰富血流信号［图 8-6-6（B）、（D）］。

【特别提示】

① 附睾炎多为致病菌通过输精管逆行感染所致，故附睾尾常见。临床表现为附睾局限性疼痛，向腹股沟及腰部放射，附睾区可触及结节，触痛阳性。

② 有些附睾炎单纯表现为 CDFI 血流信号增加，二维超声可无异常表现，因而对于附睾区疼痛而二维超声没有发现异常时，要特别注意 CDFI 的表现。

③ 慢性附睾炎的结节与附睾结核或肿瘤较难鉴别。

六、　精索静脉曲张

【超声诊断】

① 精索走行区多发迂曲管状无回声，内径≥2mm［图 8-6-7（A）］。

② CDFI 示无回声内见彩色血流信号或做 Valsalva 动作时出现彩色血流信号［图 8-6-7（B）］。

【特别提示】

① 精索静脉曲张多发生于左侧，常可引起阴囊坠胀不适，是引起继发性不育的重要原因。

② 如在卧位扫查不明显而又怀疑有精索静脉曲张时，可改为立位检查。

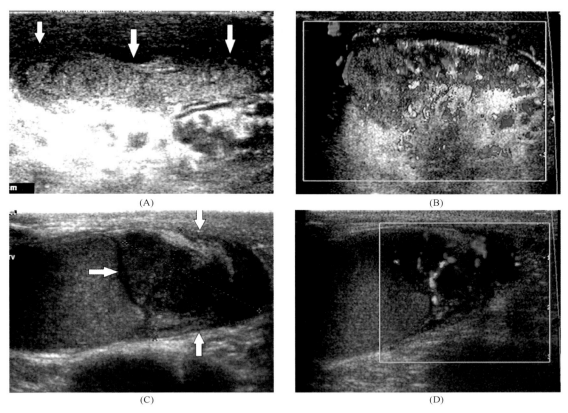

(A)　　　　　　　　　　　　(B)

(C)　　　　　　　　　　　　(D)

图 8-6-6　附睾炎

（A）附睾弥漫性肿大，回声减低、不均匀（▷），阴囊壁增厚；（B）肿大附睾内血流丰富；（C）附睾尾局限性肿大，
回声减低、不均匀（▷）；（D）局限性肿大的附睾内血流丰富

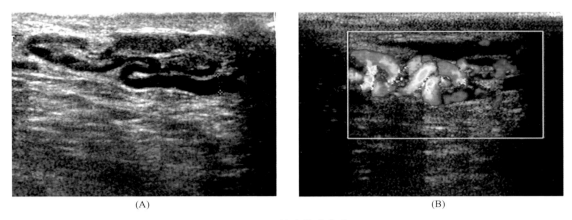

(A)　　　　　　　　　　　　(B)

图 8-6-7　精索静脉曲张

（A）示左精索静脉迂曲，内径 0.31cm；（B）做 Valsalva 动作时出现彩色血流信号

七、鞘膜积液

【超声诊断】

鞘膜积液表现为阴囊内或精索走行区的无回声，可分为 4 种类型。

① 睾丸鞘膜积液。最常见，表现为阴囊内睾丸旁无回声［图 8-6-8（A）］。

② 精索鞘膜积液。精索走行区无回声，与腹腔及睾丸鞘膜腔均无相通［图 8-6-8（B）］。

③ 睾丸精索鞘膜积液。睾丸鞘膜积液向精索走行区延伸，呈梨形，与腹腔无相通［图 8-6-8（C）］。

④ 交通性鞘膜积液。睾丸鞘膜积液向精索走行区延伸，与腹腔相通。腹腔内容物如网膜、肠管可由此进入阴囊。

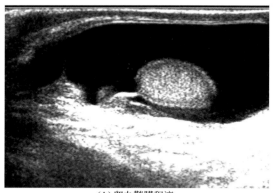
(A) 睾丸鞘膜积液

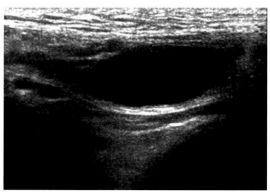
(B) 精索鞘膜积液

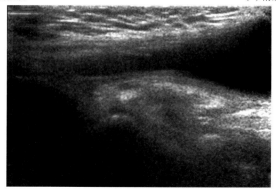
(C) 睾丸精索鞘膜积液

图 8-6-8　鞘膜积液

【特别提示】

① 鞘膜积液是引起阴囊肿大的常见原因，透光试验阳性。

② 在进行睾丸精索鞘膜积液和交通性鞘膜积液鉴别时要同时行卧位及立位扫查，交通性鞘膜积液立位后积液量可增多，腹腔内容物沿积液部位可进入阴囊，平卧位积液量减少，腹腔内容物可还纳至腹腔。

③ 发生于附睾头上方的精索鞘膜积液要与附睾头囊肿进行鉴别。

八、隐睾

【超声诊断】

单侧或双侧阴囊内无睾丸结构，于腹膜后、腹股沟区、阴囊上部或其他部位发现睾丸样结构，多较正常侧睾丸小，形态结构相似（图 8-6-9）。

【特别提示】

① 阴囊内空虚是隐睾的主要临床表现。

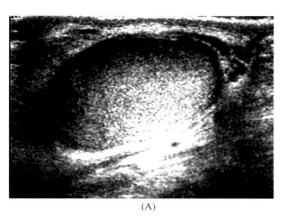
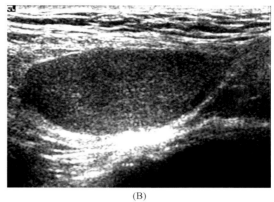

(A)   (B)

图 8-6-9　隐睾

（A）示右侧阴囊内正常睾丸；（B）示左侧阴囊内无睾丸，左侧腹股沟区睾丸样结构

　　② 腹股沟区是隐睾最常发生的部位，表浅而易被超声发现，当阴囊内未发现睾丸时首先要对同侧腹股沟区进行重点扫查，若未发现睾丸结构，则对腹后壁及膀胱旁结构进行扫查。受胃肠腔内气体影响，并不是所有的隐睾都能被超声发现，故即使未找到睾丸结构，也不要轻易下睾丸缺如的诊断。

（张云飞）

第九章

消 化 道

■■■■ 第一节　正常胃 ■■■■

【超声诊断】

① 正常胃壁声像图为三高二低五层结构回声，由内向外回声依次为高-低-高-低-高。第一层高回声和第二层低回声表示自黏膜表面界面至黏膜肌层和黏膜下界面的回声范围，第三层高回声表示黏膜下至浅肌层范围，第四层低回声代表大部分胃固有肌层，第五层高回声表示浆膜下、浆膜层与周围界面回声（图 9-1-1）。

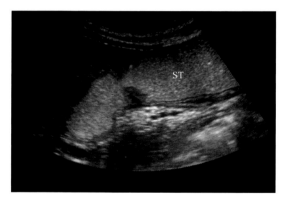

图 9-1-1　正常胃

服用有回声造影剂充盈后图像

ST—胃

② 贲门：沿左肋缘下扫查，在肝左外叶脏面下后方。角切迹（胃角）：上腹部横断扫查，可见左、右两个分离的圆形或椭圆形无（或中等）回声区，为胃体和胃窦部横断面，探头下移，两个液腔靠近，汇合处胃壁为胃角。幽门：剑突下偏右纵向扫查。胃大弯、胃小弯：沿胃长轴垂直扫查，图像左侧为胃小弯，右侧为胃大弯。

【特别提示】

① 检查前患者饮用温开水或无回声胃充盈剂 500～600ml，必要时 1000ml，最好充满胃腔，尽量排除胃内气体，形成透声窗；或者饮有回声胃充盈剂，清楚显示食管下段、贲门、胃底、胃体、胃窦，并清晰显示胃壁。

② 扫查时应注意观察胃腔整体和各断面形态、位置、胃壁厚度、蠕动方向和强度、胃内容物排空情况。

■■■ 第二节　胃 疾 病 ■■■

一、胃穿孔

【超声诊断】

① 胃穿孔处胃壁黏膜局部不光滑，连续性中断，胃壁正常结构消失，高回声穿过浆膜向外突出 [图 9-2-1 (A)、(B)]，呼吸时与胃同步运动。

② 胃周间隙可见积液，呈无回声 [图 9-2-1 (C)]。部分患者盆腔可见无回声。

③ 胃蠕动增强，肝前间隙、肝上间隙及脾前间隙可见气体强回声。

④ 超声造影可见造影剂由穿孔处溢出。

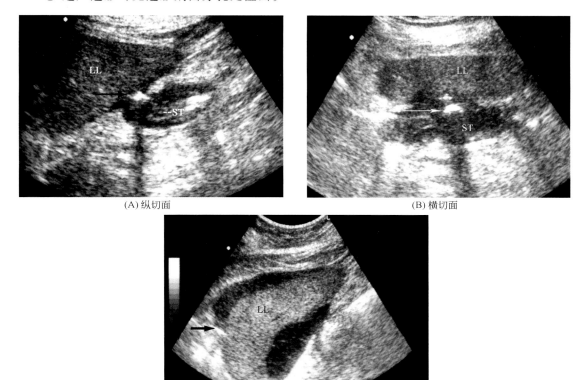

(A) 纵切面　　　　　　　　　　　　(B) 横切面

(C)

图 9-2-1　胃穿孔

女，66 岁，上腹痛 28h 持续性加重来诊。(A) 纵切面相当于胃小弯处与肝脏面之间可见 0.99cm 强回声，局部胃壁全层回声中断，长约 0.83cm；(B) 横切面细箭头（——→）所示为穿孔处；(C) 示肝左叶周围伴积液，膈下游离气体（➡）；胃镜证实为胃溃疡，CT 显示膈下游离气体，临床诊断胃穿孔

LL—肝左叶；ST—胃

【特别提示】

① 临床特点。患者表现突发剧烈上腹疼痛，呈持续性。腹腔穿刺检查抽出液体多数呈脓性。

② 穿孔好发于胃小弯近幽门侧，多数有胃溃疡病史或长期服药病史。

③ 穿孔直接征象少见，主要以间接征象为主。

④ 穿孔时气体较多，容易干扰图像显示，需要患者改变体位。

二、胃溃疡

【超声诊断】

① 胃溃疡周边部位局限性增厚，一般小于1.5cm，中心部位黏膜面出现凹陷区（图9-2-2）。

② 增厚胃壁呈低回声，胃壁增厚最大范围一般小于5.0cm。

③ 溃疡凹陷部位形态尚规整，边缘对称，不随蠕动变化而消失，底部平坦，凹陷部位胃壁层次模糊。

④ 多发性溃疡者可显示互不相连的多处胃壁增厚伴凹陷。

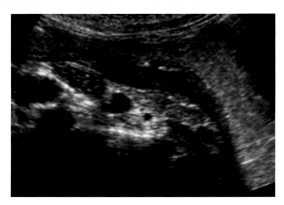

图 9-2-2　胃溃疡
男，48岁，上腹部疼痛半个月来诊，超声示胃壁凹陷

【特别提示】

① 典型临床症状为进食后疼痛，呈长期性、周期性、节律性。

② 胃溃疡穿孔好发于胃小弯近幽门侧。

③ 未饮水时超声检查胃溃疡一般较难发现。

④ 对于溃疡凹陷较大、形态不规则、变形僵硬、周缘隆起高低不对称者，应考虑溃疡恶变。

三、胃癌

【超声诊断】

① 早期胃癌。胃壁局限性隆起或增厚，呈低回声，形态不一，边界不清，一般始于黏膜层。病变也可呈小火山口样征象。依据早期胃癌病理分型，超声可分为隆起型、表浅型和凹陷型。

② 进展期胃癌。胃壁异常增厚隆起，形态不规则，内部回声较低，不均质，胃壁层次破坏，结构紊乱、中断，黏膜面不整，浆膜回声线不完整（图9-2-3、图9-2-4）。通常胃壁隆起最大范围大于5.0cm，厚度大于1.5cm。

③ 胃腔狭窄、变形，胃壁僵硬，蠕动减弱或消失。

④ 超声图像一般分为肿块型、溃疡型和浸润型。一般未饮水时检查胃壁增厚，呈靶心征或假肾征。

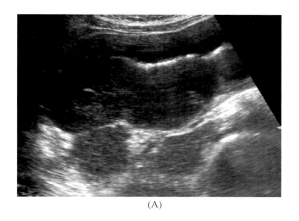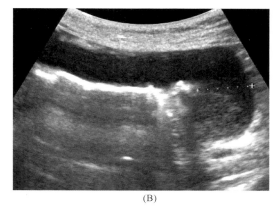

(A)　　　　　　　　　　　　　　(B)

图 9-2-3　胃癌（一）

女，75 岁，上腹疼痛 2 个月来诊。超声示胃壁增厚，手术病理证实为黏液腺癌

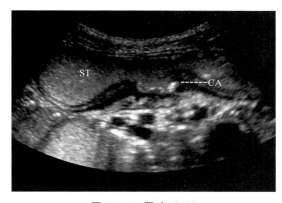

图 9-2-4　胃癌（二）

女，49 岁，上腹部隐痛 3 年，加重 2 个月来诊。图示胃壁增厚，层次不清，中心部凹陷呈火山口样，病理证实为腺癌

ST—胃；CA—肿瘤

　⑤ CDFI 示增厚的胃壁内细条状彩色血流。

　⑥ 病灶转移到肝表现为肝内单一或多个带有声晕的结节；如淋巴道转移，可见胃周围及腹后壁大血管旁肿大淋巴结。

　【特别提示】

　① 早期胃癌诊断较困难，穿孔好发于胃窦部。

　② 进展期胃癌，需注意周围淋巴结情况及肝内有无转移。

　③ 种植性转移需观察双侧卵巢、腹膜结节及腹水情况。

　④ 早期胃癌胃壁不均匀增厚，需与胃炎症性病变和活动性胃溃疡引起的胃壁增厚相鉴别。

四、胃淋巴瘤

　【超声诊断】

　① 胃壁弥漫性不均匀增厚，厚度一般大于 1cm。

　② 胃壁失去正常分层结构，呈均匀低回声 ［图 9-2-5（A）］。

　③ 肿物质地较软，尽管胃壁明显增厚，但导致胃腔狭窄的程度不严重。

　④ 多数彩色血流丰富，呈条状彩色血流 ［图 9-2-5（B）］。

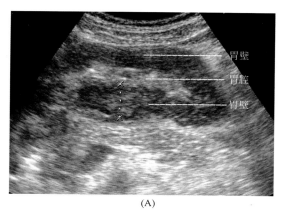
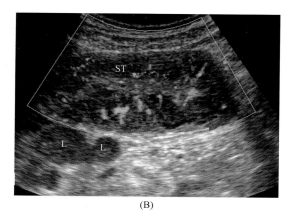

(A)   (B)

图 9-2-5   胃淋巴瘤

男，45 岁。（A）示胃壁弥漫性增厚，回声减低（+），胃腔呈高回声；（B）CDFI 示胃壁可见丰富血流信号

ST—胃；L—淋巴结

【特别提示】

① 淋巴瘤好发于胃黏膜下层，需与黏膜下肿瘤相鉴别。前者多形态不规则，后者多表现为局限性肿块、形态规则、境界清晰。

② 一般无特殊临床症状。

第三节　急性阑尾炎

【超声诊断】

① 右下腹可见管状低回声，内径一般为 0.5～1.5cm，长度 3～10cm，由盲肠末端发出，无蠕动（图 9-3-1）。

② 盲肠肠管一般显示，内径大于 1.5cm，肠蠕动略活跃。

③ 肠间有或无积液。

④ 部分患者可见网膜聚集。

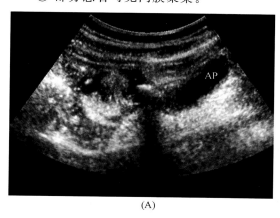
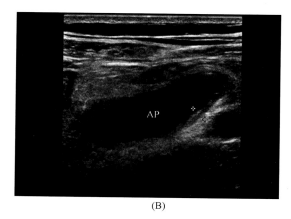

(A)   (B)

图 9-3-1   急性阑尾炎伴粪石

男，28 岁，右下腹疼痛 2 天，超声示右下腹管状低回声，开口部可见强回声，后方有声影；

高频超声显示阑尾增粗，壁增厚；术后病理证实为急性化脓性阑尾炎伴粪石嵌顿

AP—阑尾

【特别提示】

① 患者转移性右下腹疼痛，可伴有恶心、呕吐、右下腹压痛，临床上白细胞＞10×10⁹/L。

② 注意盆位和盲肠后位阑尾炎的诊断：盆位阑尾炎位置偏内下、近附件区，需与妇科疾病鉴别；盲肠后位阑尾炎需向外侧扫查。

■■■ 第四节　肠 梗 阻 ■■■

【超声诊断】

① 腹部扫查可见肠管扩张，内径＞3.0cm，呈琴键征［图9-4-1（A）］。

② 肠内容物为液体［图9-4-1（A）］、气体或固体。

③ 肠管蠕动增强或减弱，肠管内容物可呈往返运动（有逆蠕动）或旋涡运动［图9-4-1（B）］。

④ 肠间有或无积液。

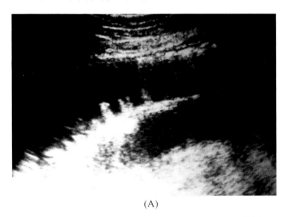 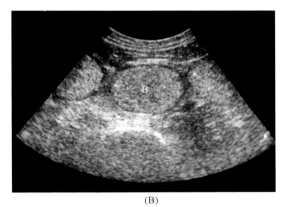

(A)　　　　　　　　　　　　　(B)

图 9-4-1　肠梗阻

（A）示琴键征；（B）示肠管扩张

【特别提示】

① 好发于既往有腹部手术史患者或老年患者，老年患者应注意大肠肿瘤。

② 临床表现主要为腹胀、腹痛、呕吐和不排气。

③ 超声检查可实时显示肠管扩张，观察有无逆蠕动、肠间积液，初步确定有无梗阻存在，进一步检查可发现梗阻原因，如肠道肿瘤。

■■■ 第五节　肠 套 叠 ■■■

【超声诊断】

① 套叠多见于右下腹部，超声扫查触及包块处可见包块样回声，纵切面呈套袖征［图9-5-1（A）］，横切面呈同心圆征［图9-5-1（B）］。

② 近端肠管扩张，内容物增多。

③ 近端肠管蠕动增强。

④ 肠间可见积液或无积液。

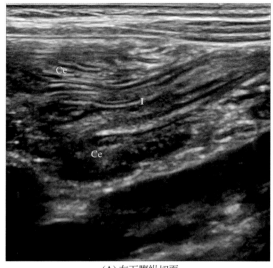 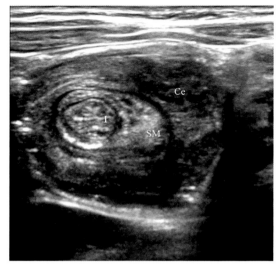

（A）右下腹纵切面　　　　　　　　　　　　　（B）右下腹横切面

图 9-5-1   肠套叠

男，1 岁，右下腹痛 6h。（A）示套袖征；（B）示同心圆征，肠壁增厚，回声减低

I—套入的回肠；Ce—盲肠；SM—肠系膜

【特别提示】

① 主要见于 2 岁以下的幼儿，为原发性，成人少见，主要由肿瘤或手术引起。

② 好发于回盲部，动态观察时包块变化较少。

③ 临床主要表现为阵发性腹痛、呕吐、果酱样便和腹部包块。

④ 水压灌肠复位超声表现。横断面上套叠鞘部与套入部之间无回声区逐渐增大，套入部肿块影由大变小，套叠的肿块呈半岛征。

■ ■ ■ ■ 第六节   大 肠 癌 ■ ■ ■

【超声诊断】

① 肿块主要呈低回声，也可呈中等回声，横切面呈靶环征，纵切面呈假肾征（图 9-6-1）。

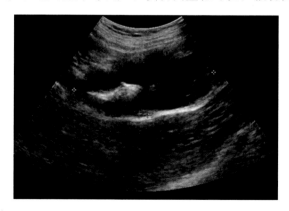

图 9-6-1   大肠癌

男，49 岁，以大便性状改变 5 个月入院。超声示右侧腹部包块样回声，呈假肾征（＋＋）

② 肠壁呈环形不规则增厚、僵直，失去正常结构。

③ 一部分患者肿瘤向肠腔突出，呈结节状、息肉状。

【特别提示】

① 好发于中老年人。

② 临床表现为腹部包块、腹痛、腹泻、便血或肠梗阻。

③ 好发部位依次为乙状结肠、盲肠、升结肠、降结肠。扫查时应注意这种特点，全面扫查。

④ 超声检查一般用于了解腹部有无肿块及肝脏、腹腔淋巴结有无转移。

⑤ 应与炎性肠壁增厚性疾病如肠结核、溃疡性结肠炎、克罗恩病进行鉴别，肠镜病理检查可确诊。

■ ■ 第七节　　肠系膜上静脉血栓形成 ■ ■

【超声诊断】

① 肠系膜上静脉内可见血栓样回声，多为低回声，有时为高回声（图 9-7-1）。

② CDFI 示血管内未见明确血流显示。

③ 门静脉或脾静脉内也可见血栓回声。

④ 肠管蠕动增强或减弱。

⑤ 肠间可见积液或无积液。

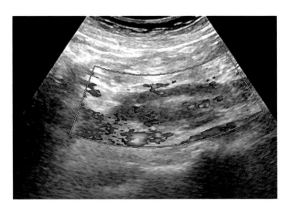

图 9-7-1　肠系膜上静脉血栓形成

女，45 岁，便血 1 天来诊。超声示肠系膜上静脉内充填低回声

【特别提示】

① 好发于有腹部手术史患者。

② 临床表现为腹痛，可伴有便血。

■ ■ 第八节　　肠系膜上动脉栓塞 ■ ■

【超声诊断】

① 肠系膜上动脉近端局部无回声不清晰，可见血栓呈低回声，也可延伸到远端（图 9-8-1）。

② CDFI 显示血管内彩色血流局部充盈缺损或未见明确彩色血流显示。

③ 不完全栓塞时狭窄处可见血流速度加快。

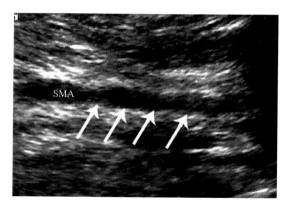

图 9-8-1　肠系膜上动脉栓塞

女，75 岁，急性腹痛 6h 入院。超声示肠系膜上动脉内低回声（——），未见彩色血流显示

SMA—肠系膜上动脉

【特别提示】

① 好发于心房颤动患者。

② 临床上患者有剧烈腹部绞痛或伴血便。

（黄　岜　陶春梅）

■■■■第九节　直肠病变■■■

一、经直肠超声定义

　　经直肠超声（transrectal ultrasonography，TRUS）是腔内超声检查的一种诊断方法，主要应用于男性生殖系统疾病（如前列腺、精囊腺病变）、女性生殖系统疾病（如阴道、子宫病变）及下消化道疾病（如肛管、直肠病变及其周围病变，包括弥漫性及结节性病变）。本节主要介绍经直肠超声在直肠常见病变中的应用。

二、探头种类

　　目前经直肠超声诊断中使用的探头包括三种：普通腔内探头（端扫式腔内探头）、360°环阵探头及双平面探头。临床应用中主要使用 360°环阵探头及双平面探头进行疾病的诊断。

三、检查方法

　　经直肠超声检查方法有以下四种。

① 直接法：探头套以乳胶套直接置入直肠腔内。

② 注水法：肠腔内或乳胶套内注水 60～150ml。

③ 耦合剂充盈法：肠腔内或乳胶套内注入耦合剂 60～150ml。

④ 胃肠助显剂充盈法：肠腔内或乳胶套内注入助显剂 60～100ml。

四、检查前准备

　　检查前大多数患者无需特殊准备，检查前空腹 6～8h 即可；少数明显便秘梗阻、排便不畅患者，检查前口服泻药或清洁灌肠。

五、正常直肠

【超声诊断】

① 正常直肠肠壁声像图为三高两低（三明两暗）的五层结构，由内向外依次为：高回声—低回声—高回声—低回声—高回声。第一层高回声为黏膜浅层，由上皮及固有层组成，声像图显示为黏膜浅层与探头或肠腔内容物的界面高回声；第二层为黏膜肌层，是黏膜的深层，声像图显示为相对较薄的低回声；第三层为黏膜下层，声像图显示为相对较厚的高回声；第四层为固有肌层，声像图显示为相对较厚的低回声；第五层为浆膜层（或外膜），声像图显示为浆膜或浆膜层与周围组织的界面高回声［图 9-9-1（A）、（B）］。

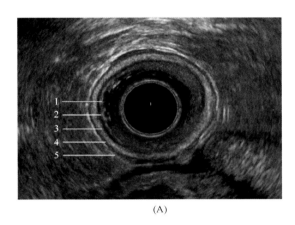
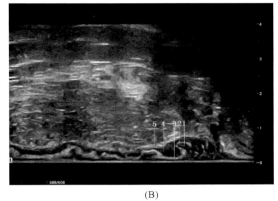

(A)　　　　　　　　　　　　　　　　(B)

图 9-9-1　正常直肠

（A）、（B）直肠腔内助显剂充盈法 360°环阵及直接法双平面线阵显示正常直肠肠壁五层结构（1～5 分别代表由内向外的肠壁层次）

② 直肠肠壁方向的辨别：360°环阵探头通过周围的盆腔脏器来判断肠壁的方向，如邻近前列腺及精囊腺侧为直肠前壁，对侧为后壁；双平面探头通过探头的正向标志即可判断肠壁的方向。

【特别提示】

① 检查前患者需空腹或清洁肠道。

② 检查时嘱患者左侧卧位，屈髋屈膝，深呼吸使肛门括约肌松弛。

③ 检查时检查者轻柔操作，试探性插入探头，并沿直肠生理弯曲缓慢进入。

④ 检查者对直肠进行全面扫查，仔细观察，对于清肠后肠腔内容物仍较多的患者，应适当加压探头或嘱患者再次清洁肠道。

⑤ 对老年人等肛门括约肌松弛的患者进行检查时，注意提前做好卫生及医疗防护。

六、直肠炎及直肠周围炎

【超声诊断】

① 直肠黏膜及黏膜下炎症往往会引起直肠浆膜及周围邻近软组织的炎症反应，而直肠周围软组织的感染同样可以引起直肠肠壁的炎症，炎症可局限、节段或弥漫发生。

② 二维声像图多表现为肠壁均匀性、环周增厚；炎症早期肠壁多表现为高回声，以黏

膜及黏膜下层为主，相对比较均匀，肠壁层次可辨认［图 9-9-2（A）、（B）］；炎症迁延不愈，肠壁多表现为低回声，回声不均，肠壁层次不清，累及肠壁全层，浆膜及邻近软组织回声减低，浆膜显示不清晰，并伴有脓肿液化形成［图 9-9-3（A）、（B）］。

　　③ 彩色多普勒声像图显示病变边缘及实质部分较丰富血流，液化区无明显血流显示［图 9-9-3（C）］，动态声像图见［图 9-9-3（D）］。

　　④ 弥漫性炎症常常可探及病变肠管周围的淋巴结。

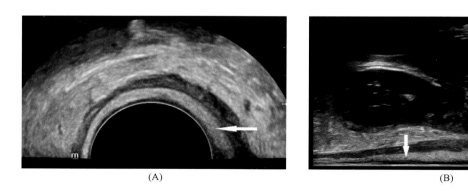

(A)　　　　　　　　　　　　　　　　　　(B)

图 9-9-2　直肠炎

（A）、（B）双平面凸阵及线阵（箭头）显示直肠肠壁环周增厚，高回声为主，肠壁层次可辨认

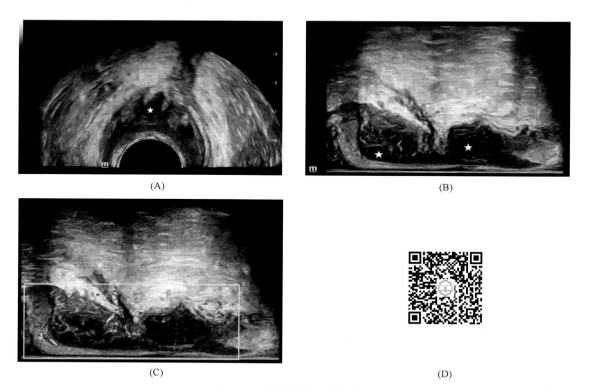

(A)　　　　　　　　　　　　　　　　　　(B)

(C)　　　　　　　　　　　　　　　　　　(D)

图 9-9-3　直肠炎及直肠周围炎

（A）、（B）双平面凸阵及线阵显示直肠肠壁增厚，呈低回声伴脓肿液化（☆），浆膜显示不清；（C）CDFI 于边缘及实质部分探及较丰富血流；（D）动态声像图

【特别提示】

① 临床上直肠炎及直肠周围炎常表现为肛周及腹部疼痛，坐立不安，排便异常（可出现血便或黏液便）。

② 此类患者对疼痛耐受性差，检查时应轻柔操作，并时刻舒缓患者的紧张情绪。

③ 仔细探查是否存在瘘道或肠瘘的可能。

④ 注意与肛瘘及肛周脓肿进行鉴别或是否同时存在。

七、直肠黏膜脱垂

【超声诊断】

① 直肠黏膜脱垂初期常表现为黏膜松弛，随病变发展可脱出肛外。常常由内痔、外痔、直肠息肉及肛乳头肥大等疾病引起。可分为三度：Ⅰ度—黏膜脱垂型，为不完全脱垂，成年人常伴有内痔或外痔；Ⅱ度—完全性直肠脱垂，不合并肛管脱垂；Ⅲ度—在Ⅱ度基础上合并肛管或乙状结肠脱出。

② 二维声像图多表现为黏膜及黏膜下层增厚，回声减低不均，肠壁层次较清晰；嘱患者增加腹压后，可见直肠黏膜向肛门方向移动，聚集成团［图 9-9-4（A）］。

③ 彩色多普勒声像图显示黏膜及黏膜下层血流略丰富［图 9-9-4（B）］。

④ 周围盆腔软组织内多无淋巴结显示。

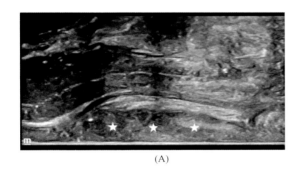 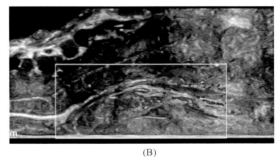

(A)　　　　　　　　　　　　　　　　　　　　(B)

图 9-9-4　直肠黏膜脱垂

（A）双平面线阵（☆）显示直肠黏膜及黏膜下层增厚，聚集成团；（B）双平面线阵显示直肠黏膜及黏膜下层血流信号

【特别提示】

① 临床上超声诊断中常见的为Ⅰ度脱垂，严重者直肠黏膜脱垂，临床医生通过体征及体格检查即可确诊。

② 直肠黏膜脱垂往往合并内痔或外痔，很少单独发生。

③ 经直肠超声诊断该疾病以动态观察为主，并通过询问病史进行明确诊断。

八、直肠阴道瘘

【超声诊断】

① 直肠阴道瘘是妇产科临床上最常见的瘘道（粪瘘）。根据瘘口位置的高低分为：低位瘘、中位瘘及高位瘘。根据瘘口的大小分为：小型瘘（瘘口直径＜0.5cm）、中间型瘘（瘘口直径 0.5～2.0cm）及大型瘘（瘘口直径＞2.0cm）。

② 二维声像图多表现为阴道与直肠之间潜在的窦道样低回声，直肠侧瘘口显示比较清晰，

瘘口处及窦道内可伴有气体样强回声或粪便样强回声，探头加压后可见流动［图 9-9-5（A）］。

③ 窦道周围软组织或阴道壁可出现炎症水肿，外阴可出现急性或慢性炎症。

④ 彩色多普勒声像图探及窦道周围血流增多，急性炎症期血流较丰富［图 9-9-5（B）］。

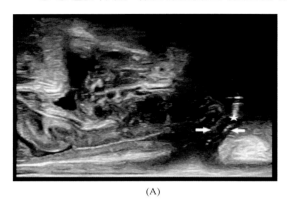
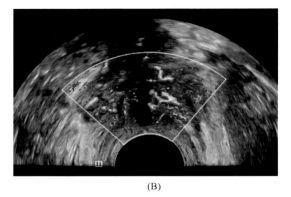

(A)　　　　　　　　　　　　　　　　　　(B)

图 9-9-5　低位直肠阴道瘘

（A）双平面线阵（箭头）显示直肠与阴道之间低回声窦道，内伴气体样强回声（☆）；（B）双平面凸阵显示瘘道周围较丰富血流信号

【特别提示】

① 临床诊断中，低位直肠阴道瘘最为多见。

② 直肠阴道瘘常见病因有先天性畸形、分娩伤、妇科手术损伤及炎症性肠病等。

③ 部分病例在超声下无法探及明确的窦道或瘘口，应结合患者病史及主诉，综合分析诊断。

九、直肠子宫内膜异位症

【超声诊断】

① 直肠子宫内膜异位症是子宫内膜离开子宫，侵犯直肠所致；经腹超声检查难以显示病变，需通过经直肠超声进行诊断。

② 二维声像图多表现为直肠固有肌层及浆膜处结节样低回声，不规则生长，边界比较清晰，可致肠壁内压或外凸［图 9-9-6（A）］。

③ 彩色多普勒声像图探及不同丰富程度的血流信号［图 9-9-6（B）］。

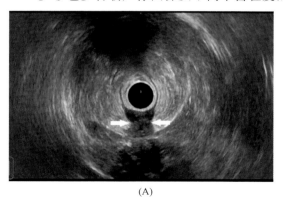
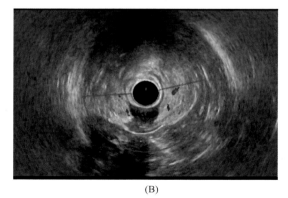

(A)　　　　　　　　　　　　　　　　　　(B)

图 9-9-6　直肠子宫内膜异位症

（A）360°环阵（箭头）显示直肠固有肌层及浆膜处结节样低回声；（B）360°环阵显示病变周围少许血流信号

④ 对于部分附件区同时出现子宫内膜异位症的病例，直肠病变可能与附件区病变相连；少数病例或受检者处于不同的月经期会出现一定程度的液化等情况。

【特别提示】

① 对于直肠子宫内膜异位症的诊断，经直肠超声可以作为首选的影像学检查方法。

② 诊断过程中检查者应多了解受检者的临床症状及病史（如手术史、分娩史等）。

③ 直肠子宫内膜异位症应与直肠间质瘤及纤维瘤进行鉴别，部分病例鉴别困难，需要穿刺活检确诊。

④ 直肠子宫内膜异位症患者常伴有月经异常（痛经、经量过多、月经不规则等）及肠道症状（腹部不适、排便性状异常等）。

十、直肠腺瘤性息肉

【超声诊断】

① 经直肠超声是直肠腺瘤性息肉诊断的常用超声诊断方法，也是其恶变的首选影像学检查方法。

② 二维声像图多表现为体积较小的黏膜层低回声隆起，回声多不均匀，形态规则或不规则，病变局限于黏膜浅层，黏膜肌层显示清晰［图 9-9-7（A）］。

③ 彩色多普勒声像图探及不同丰富程度的血流信号，多表现为点条状、规则树枝状血流［图 9-9-7（B）］。

④ 当病变处黏膜肌层或黏膜下层连续性中断或变薄时，注意存在恶变可能。

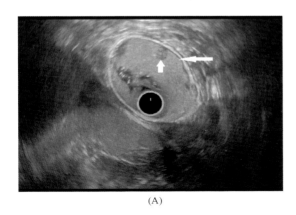 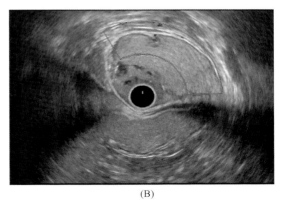

(A)　　　　　　　　　　　　　　　　(B)

图 9-9-7　直肠腺瘤性息肉（胃肠助显剂充盈法）

（A）360°环阵（短箭头）显示直肠黏膜层低回声隆起，黏膜肌层显示清晰（长箭头）；（B）360°环阵显示病变基底部少许点条状血流信号

【特别提示】

① 直肠腺瘤性息肉为直肠良性肿瘤性病变，其中直肠腺瘤（分为管状腺瘤、绒毛状腺瘤、管状绒毛状腺瘤）最常见。

② 直肠腺瘤性息肉病变较小，大部分病变通过直接法经直肠超声常常难以显示，多数需要通过胃肠助显剂充盈法进行诊断。

③ 在临床超声诊断工作中，直肠腺瘤性息肉病例较少，大部分病例在肠镜检查时已经进行了钳除或行肠镜下黏膜剥离术（ESD）切除。

④ 经直肠超声对于直肠腺瘤性息肉是否具有深层次的浸润具有较好的诊断价值。

⑤ 对于直肠腺瘤性息肉患者，常常没有明显不适的临床症状及阳性体征。

十一、直肠间质瘤

【超声诊断】

① 直肠间质瘤是消化道间叶源性肿瘤的一种，区别于直肠平滑肌瘤和直肠神经源性肿瘤；目前临床超声诊断中，直肠间质瘤最为常见。

② 二维声像图多表现为固有肌层来源的低回声结节或团块，形态多较规则，边界清晰，向肠腔内压迫或向浆膜外凸出，浆膜显示较清晰光滑［图 9-9-8（A）］。

③ 彩色多普勒声像图探及不同丰富程度的血流信号［图 9-9-8（B）］。

④ 部分病例可出现坏死或囊性变。

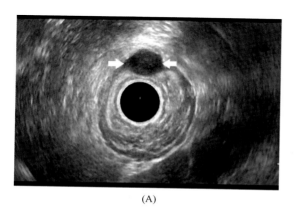
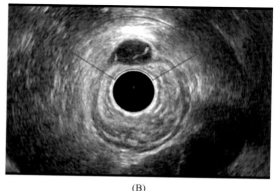

(A)　　　　　　　　　　　　　　　　(B)

图 9-9-8　直肠间质瘤

（A）360°环阵显示直肠固有肌层来源的低回声（箭头），浆膜较光滑；（B）360°环阵显示病变边缘及内部少许血流信号

【特别提示】

① 直肠间质瘤具有潜在恶性倾向，对于保守治疗的患者，应定期随诊观察。

② 对于体积较大的直肠间质瘤，应联合普通腔内探头或腹部凸阵探头进行全面扫查。

③ 部分边界不清或浸润生长的病变，注意与直肠子宫内膜异位症相鉴别。

十二、直肠神经内分泌肿瘤

【超声诊断】

① 直肠神经内分泌肿瘤是类癌的一种类型；临床上直肠神经内分泌肿瘤，也常称为直肠类癌；起源于直肠黏膜上皮内嗜银细胞。

② 二维声像图多表现为黏膜及黏膜下层稍低回声或等回声结节，边界可清晰或欠清晰，形态多欠规则，内部回声不均，肌层及浆膜常显示清晰［图 9-9-9（A）］。

③ 彩色多普勒声像图多探及稍丰富的血流信号［图 9-9-9（B）］。

④ 直肠神经内分泌肿瘤的病变体积常常比较小，少有囊性变。

【特别提示】

① 直肠神经内分泌肿瘤是一种低度恶性肿瘤，临床预后较好。

② 直肠神经内分泌肿瘤常发生于中青年，男性多见，多无明显临床症状。

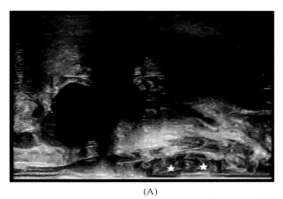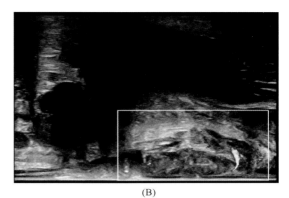

(A)　　　　　　　　　　　　　　　　　(B)

图 9-9-9　直肠神经内分泌肿瘤

（A）双平面线阵显示直肠黏膜及黏膜下层稍低回声（☆），肌层清晰；（B）双平面线阵显示病变边缘及内部少许血流信号

③ 由于病变体积常常较小，需要与直肠炎性病变相鉴别，有时诊断困难。

④ 部分病例需要通过充盈肠腔进行诊断或鉴别诊断。

十三、直肠腺癌

【超声诊断】

① 经直肠超声是直肠腺癌 T 分期诊断的首选影像学检查方法，在一定程度上优于 MRI 对 T 分期的诊断。

② 经直肠超声诊断直肠腺癌 T 分期的标准：Tis（原位癌）—肿瘤局限于上皮内或侵犯黏膜固有层 [图 9-9-10（A）、（B）]；T1 期—肿瘤位于黏膜层或黏膜下层，局限于黏膜下层 [图 9-9-11（A）、（B）]；T2 期—肿瘤侵及固有肌层，局限于肠壁内未达浆膜 [图 9-9-12（A）、（B）]；T3 期—肿瘤侵及肠壁全层，达浆膜或无腹膜覆盖的直肠旁脂肪组织 [图 9-9-13（A）、（B）]；T4 期—肿瘤突破肠壁 [图 9-9-14（A）、（B）]，侵及邻近组织或脏器 [图 9-9-15（A）、（B）]。

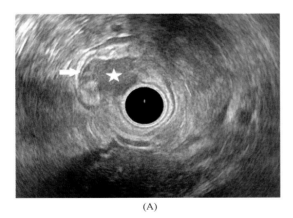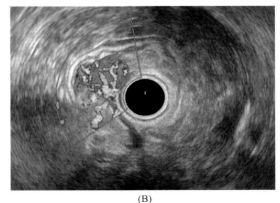

(A)　　　　　　　　　　　　　　　　　(B)

图 9-9-10　直肠腺癌（Tis 期）

（A）360°环阵显示直肠黏膜表层低回声（☆），结节样，黏膜肌层（箭头）较连续清晰；（B）360°环阵显示病变边缘及内部分支状血流信号

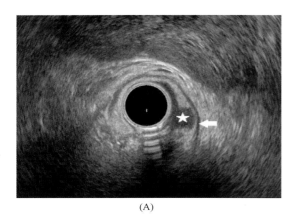
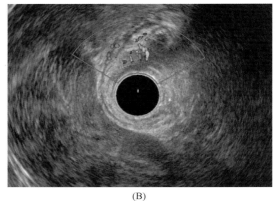

(A)　　　　　　　　　　　　　　　　　(B)

图 9-9-11　直肠腺癌（T1 期）

（A）360°环阵显示直肠黏膜及黏膜下层低回声（☆），结节样，固有肌层（箭头）较连续清晰；（B）360°环阵显示病变边缘及内部分支状血流信号

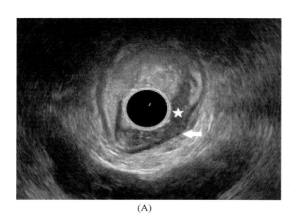
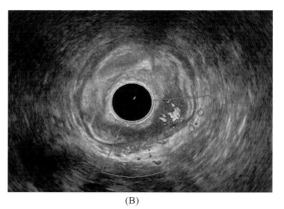

(A)　　　　　　　　　　　　　　　　　(B)

图 9-9-12　直肠腺癌（T2 期）

（A）360°环阵显示直肠黏膜及黏膜下层低回声（☆），弥漫生长，固有肌层显示不清，浆膜（箭头）连续清晰；（B）360°环阵显示病变略丰富血流信号

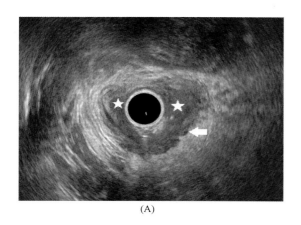
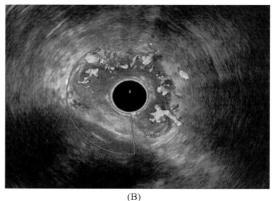

(A)　　　　　　　　　　　　　　　　　(B)

图 9-9-13　直肠腺癌（T3 期）

（A）360°环阵显示肠壁全层低回声增厚（☆），弥漫生长，病变达浆膜，浆膜不光滑（箭头；未突破浆膜）；（B）360°环阵显示病变边缘及内部杂乱丰富血流信号

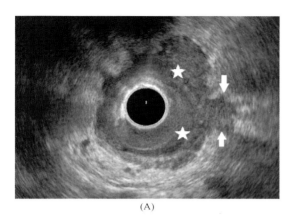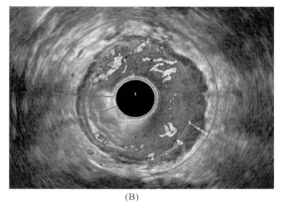

(A)　　　　　　　　　　　　　　　　　(B)

图 9-9-14　直肠腺癌（T4a 期）

（A）360°环阵显示肠壁全层低回声增厚（☆），弥漫生长，病变突破浆膜，呈低回声外凸（箭头）；（B）360°环阵显示病变边缘及内部杂乱丰富血流信号

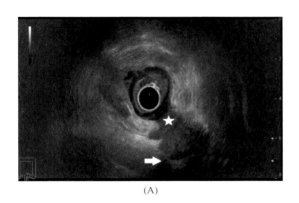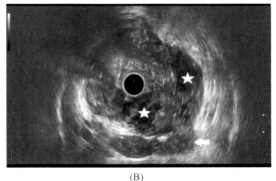

(A)　　　　　　　　　　　　　　　　　(B)

图 9-9-15　直肠腺癌（T4b 期）

（A）360°环阵显示肠壁全层低回声增厚（☆），病变突破浆膜，侵及子宫（箭头）；（B）360°环阵显示肠壁全层低回声增厚（☆），病变突破浆膜，侵及精囊腺（箭头）

③ 不同 T 分期直肠腺癌超声表现比较一致，不同病例之间略有差异；经直肠超声诊断中主要针对肿瘤的浸润深度进行鉴别，进而完成 T 分期诊断。

④ 不同 T 分期直肠腺癌二维声像图多表现为肠壁不规则增厚，呈低回声，结节样或弥漫生长，根据浸润深度的不断增加，可探及黏膜下层、肌层及浆膜连续性中断，突破浆膜者可侵及邻近软组织及邻近脏器（如阴道、子宫、膀胱、前列腺、精囊腺等）。

⑤ 彩色多普勒声像图探及不同丰富程度的血流信号，早期直肠腺癌多表现为规则树枝状血流信号，中晚期直肠腺癌多表现为杂乱丰富的血流信号。

⑥ 体积较大的直肠腺癌内部可出现明显的坏死液化，部分病变可出现溃疡。

⑦ 中晚期直肠腺癌常常伴有周围盆腔淋巴结显示或肿大［图 9-9-16（A）、（B）］。

⑧ 当直肠腺癌病变紧邻周围脏器（子宫、前列腺等）时，应适度加压探头，进一步显示二者的相对运动情况。

【特别提示】

① 临床上经直肠超声在诊断直肠腺癌中的应用最为广泛。

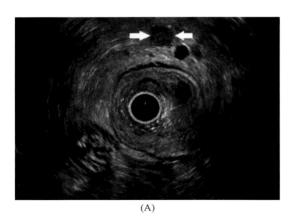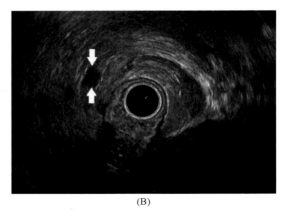

|(A)|(B)|

图 9-9-16　直肠腺癌周围淋巴结显示

（A）、（B）360°环阵显示肠壁周围盆腔内淋巴结回声（箭头），边界清晰，类圆形

② 大多数直肠腺癌患者在就诊时已经出现比较明显的便血或排便异常等情况。

③ 对于部分肠腔狭窄的患者，检查时需要特别注意，避免暴力或强行操作引起的肠瘘等情况。

④ 对于病变的扫查一定要全面，找到最大浸润深度区域进行 T 分期诊断。

⑤ 诊断过程中注意与直肠邻近脏器病变引起的直肠受侵进行鉴别（如前列腺癌或妇科肿瘤侵及直肠）。

（卞东林）

第十章

肾上腺

■ ■ ■ 第一节　正常肾上腺 ■ ■ ■

【超声诊断】

① 位置。肾上腺左右各一，位于肾上极的内前上方（图 10-1-1）。

② 大小。正常肾上腺长 4～6cm，宽 2～3cm，厚仅 0.2～0.8cm，超声显示的大小常在 3cm 左右。

③ 形态。右侧呈三角形，左侧呈半月形。

④ 回声。呈中等高回声，略高于肾皮质，边界清楚。

⑤ 有时不易显示。

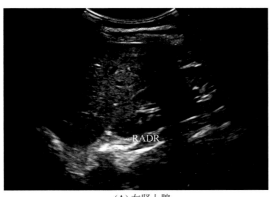
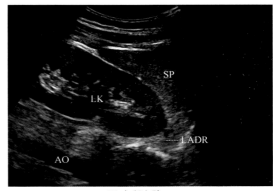

(A) 右肾上腺　　　　　　　　　　　　　(B) 左肾上腺

图 10-1-1　正常肾上腺

RADR—右肾上腺；LADR—左肾上腺；LK—左肾；SP—脾；AO—主动脉

【特别提示】

① 肾上腺超声检查受患者肠管胀气、肥胖等因素影响，常不易显示。

② 肾上腺的检查体位常用的有仰卧位、侧卧位和俯卧位。

③ 定位肾上腺的方法。右侧肾上腺位于右肾上极、下腔静脉或脊柱与肝夹角内；左侧肾上腺位于左肾上极、脾和腹主动脉夹角内。

④ 新生儿肾上腺较成人大，容易显示。

■ ■ ■ 第二节　肾上腺疾病 ■ ■ ■

一、肾上腺囊肿

【超声诊断】

① 肾上腺囊肿少见。

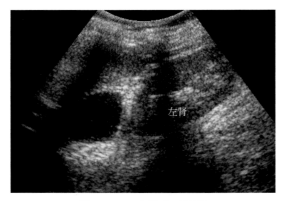

图 10-2-1　左肾上腺囊肿

左肾上腺无回声，注意与肾皮质之间有脂肪囊高回声，囊肿不与左肾皮质相连

② 显示为肾上腺区的无回声，有明亮包膜，内清晰（图 10-2-1）。

③ 囊肿后壁回声增强。

【特别提示】

① 典型肾上腺囊肿容易显示和判断。注意与肾上极、肝右叶及胰尾或脾的囊肿鉴别。

② 小的肾上腺囊肿由于其特定位置易鉴别。大的肾上腺囊肿不易鉴别。与肝、脾的囊肿鉴别，注意深呼吸时观察囊肿与肝、脾不同步活动；与肾上极囊肿鉴别时注意肾上极囊肿肾皮质回声可呈受压改变（图 10-2-2）。

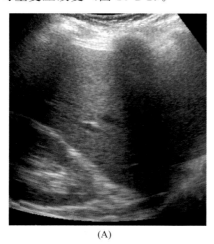
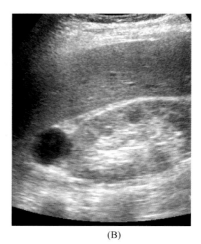

(A)　　　　　　　　　　　　　　　　　(B)

图 10-2-2　右肾上极囊肿

（A）右肾上腺正常，呈三角形高回声；（B）右肾上极囊肿外突，与肾皮质相连，肾上腺回声正常

③ 注意脾静脉的显示，胰尾囊肿常位于脾静脉前方，肾上腺囊肿多位于脾静脉后方。

④ 检查时注意调节二维图像的增益，有时肾上腺囊肿由于位置较深，易显示为低回声病变，此时不要误诊为实性肿瘤。

二、肾上腺皮质腺瘤

【超声诊断】

① 切面显示体积较小，肾上腺区呈圆形或椭圆形低回声，轮廓清晰，边缘规则，有明亮的包膜（图 10-2-3）。

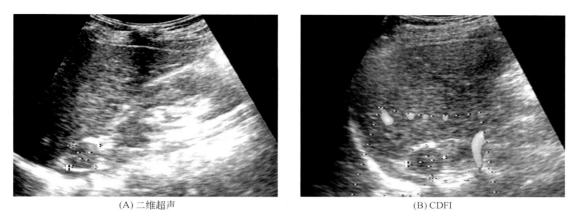

(A) 二维超声　　　　　　　　　　　　　　(B) CDFI

图 10-2-3　肾上腺皮质腺瘤

右肾上腺轮廓清晰的低回声，包膜完整，回声均匀，内部未见血流信号

② 内部回声一般为均匀低回声。

③ 深呼吸时与肾同步活动。

④ CDFI 不易显示肿瘤内的彩色血流。

⑤ 恶变则体积较大，界限较清晰，分叶状，内部回声中等，常不均匀（图 10-2-4）。

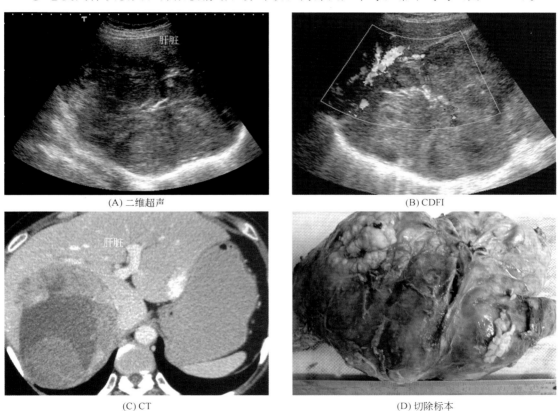

(A) 二维超声　　　　　　　　　　　　　　(B) CDFI

(C) CT　　　　　　　　　　　　　　　　(D) 切除标本

图 10-2-4　巨大右肾上腺皮质腺瘤恶变

女，50 岁，右侧腰痛 1 个月。（A）二维超声见右肾上腺分叶状肿物，内部伴不清晰无回声，上缘与肝脏分界不清；（B）CDFI 示边缘血流丰富；（C）CT 示肿瘤内部密度不均；（D）手术见肿瘤与肝脏有粘连，切除标本呈分叶状，表面血管怒张，病理证实为肾上腺皮质腺瘤恶变

【特别提示】

① 肾上腺为内分泌腺体之一，肾上腺皮质腺瘤可有不同分泌功能，引起皮质醇增多症、原发性醛固酮增多症等。

② 有功能的肾上腺皮质腺瘤多较小即就诊，如原发性醛固酮增多症者，典型临床表现为高血压和低血钾。肿瘤小者直径不足 1cm。无功能的肿瘤体检或较大时可以发现。

③ 良性肾上腺肿瘤的特点是周边有明亮的包膜回声，此为鉴别肾上腺肿瘤的要点。恶性肿瘤包膜不完整，可侵犯肝、肾出现转移表现。

④ CT 不受肠气和患者体型的影响，对肾上腺肿瘤的诊断准确率优于超声。超声检查如患者平卧或侧卧显示不佳，可采用俯卧位从背侧扫查，有时也可清晰显示肾上腺的肿瘤（图 10-2-5）。

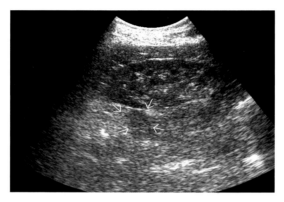

图 10-2-5　左肾上腺皮质腺瘤
背侧扫查显示左肾上腺低回声（——）

三、肾上腺嗜铬细胞瘤

【超声诊断】

① 一般较肾上腺皮质腺瘤大，通常 4～5cm，圆形或椭圆形。

② 周边有明亮的高回声带，内为均匀中等回声，可见无回声区（图 10-2-6）。

③ CDFI 示瘤内可见少量血流信号。

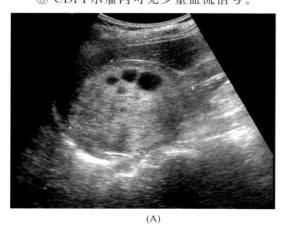

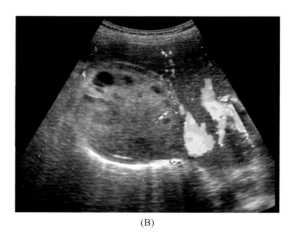

(A)   (B)

图 10-2-6　右肾上腺嗜铬细胞瘤
（A）示右肾上腺区肿瘤（＋＋），轮廓清晰，有包膜，内部见无回声；（B）示肿瘤边缘点条样彩色血流信号

④ 肾上腺外的嗜铬细胞瘤最常见于肾门附近，也可见于腹主动脉旁、髂血管旁、膀胱等处。

⑤ 肿瘤周边明亮的包膜回声中断或转移征象出现提示恶性嗜铬细胞瘤。

【特别提示】

① 嗜铬细胞瘤起源于交感神经，产生和分泌儿茶酚胺；亦称 10% 肿瘤，即 10% 位于肾上腺外、10% 为双侧多发、10% 为恶性、10% 为家族性发生。

② 典型临床表现。突发心悸、气短、头痛、多汗、面色苍白、阵发性高血压或持续性高血压阵发性加剧。

③ 嗜铬细胞瘤与肝肿瘤鉴别。主要注意有无明亮包膜（图 10-2-7），肾上腺肿瘤周边有明亮的包膜回声，还可嘱患者深呼吸，观察肿瘤与肝脏轻微不同步活动。

④ 左侧肾上腺肿瘤需与胰尾病变鉴别。左上腹横切面追踪显示脾静脉，在脾静脉前方的为胰尾部病变，在脾静脉后部的为肾上腺病变。

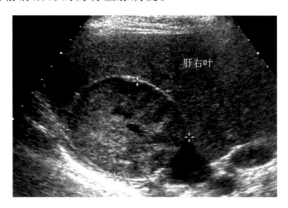

图 10-2-7　肾上腺嗜铬细胞瘤
肿瘤周边明亮的包膜（＋＋）

四、肾上腺髓样脂肪瘤

【超声诊断】

① 肾上腺区可见高回声团，类圆形或三角形，边界清晰，内部网状结构（图 10-2-8）。

② 呼吸或挤压时形态有变化。

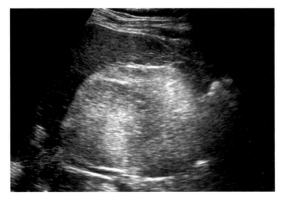

图 10-2-8　右肾上腺髓样脂肪瘤
二维超声显示肿物呈类圆形高回声，轮廓清晰

【特别提示】

① 肾上腺髓样脂肪瘤很少见，无临床症状，常体检时发现。

② 肾周脂肪在扫查切面偏后时也可显示为三角形高回声，鉴别点为脂肪囊左右对称；髓样脂肪瘤不对称，患侧增大。

③ 应注意与肾上极血管平滑肌脂肪瘤鉴别，可通过观察呼吸动度或挤压变形与否进行鉴别。

五、肾上腺转移瘤

【超声诊断】

① 肾上腺转移瘤可单侧或双侧发病。

② 二维超声肾上腺转移瘤表现为类圆形或分叶形，大小不一，多为低回声，边界清晰，可见高回声包膜（图 10-2-9）。

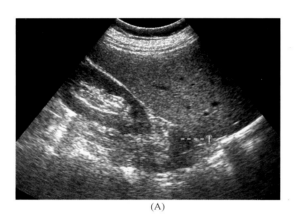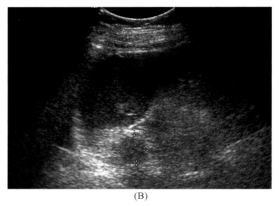

(A)　　　　　　　　　　　　　　(B)

图 10-2-9　肾上腺转移瘤

女，61 岁，右肺癌，双侧肾上腺转移。（A）示右侧肾上腺肿瘤（T），呈低回声；（B）示左侧肾上腺肿瘤（＋＋），呈低回声

③ 较大肿瘤回声可不均匀，中央可见出血、坏死的无回声区，钙化少见。

④ CDFI 示肿块边缘及内部不易显示彩色血流信号。

【特别提示】

① 肾上腺是仅次于肺、肝、骨的第四位转移易发部位。常见的肾上腺转移原发灶为肺癌、乳腺癌、黑色素瘤、肾癌、甲状腺癌和结肠癌。

② 肾上腺转移瘤多数无临床症状。在已知原发癌存在的患者发现肾上腺肿瘤，腺瘤和转移瘤的概率几乎一样。超声引导下穿刺活检病理学检查有助于诊断。

③ 肾上腺位于肾上极的内前上方，左肾上腺位于左肾上极、脾和腹主动脉夹角内，右肾上腺位于右肾上极、下腔静脉或脊柱与肝夹角内，超声扫查时在上述切面仔细检查，可提高肾上腺肿瘤的检出率。

（刘艳君）

第十一章

妇　科

■■■ 第一节　正常子宫与卵巢 ■■■

【超声诊断】

① 子宫分宫体和宫颈。宫体与宫颈之比婴幼儿期为 1∶2；青春期为 1∶1；生育期为 2∶1；绝经后为 1∶1。

② 正常宫体为均匀低回声，浆膜光滑清晰，宫腔呈线状高回声，其周围有内膜围绕，随月经周期，宫腔内膜回声有变化 [图 11-1-1（A）]。宫颈回声稍高于宫体；横切面宫体呈椭圆形 [图 11-1-1（B）]，宫颈呈圆形。

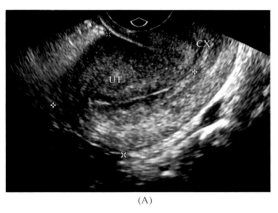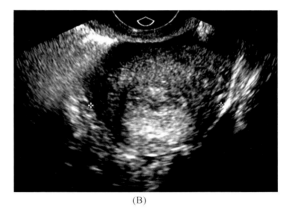

（A）　　　　　　　　　　　　　　　（B）

图 11-1-1　正常子宫

（A）经阴道超声检查，子宫矢状切面，显示宫体（UT）与宫颈（CX），宫腔呈线状强回声；（B）经阴道超声检查，子宫横切面，显示宫体呈椭圆形

③ 矢状切面子宫呈倒置梨形，长 7～8cm，宽 4～5cm，厚 2～3cm。

④ 卵巢左右各一，呈扁椭圆形，位于输卵管的后下方、子宫两侧的后上方。成年女性的卵巢大小约 4cm×3cm×1cm（图 11-1-2），绝经后萎缩变小。

⑤ 输卵管内径小于 5mm，二维超声一般不易显示。

【特别提示】

① 女性内生殖器位于真骨盆内，前方有膀胱、尿道，后方为直肠，骨盆内由腹膜反折在膀胱、子宫、直肠间形成两个潜在间隙或陷凹，其中直肠子宫陷凹为腹膜最低部位。

② 经腹超声检查。适度充盈膀胱，以能显示子宫底为宜。患者平卧位，在下腹部作纵、横、斜多切面扫查。

③ 经阴道检查。无性生活女性及阴道狭窄者不能经阴道超声检查。检查前排空膀胱，清晰显示子宫内膜、双侧卵巢，但较大的盆腔肿块应补充经腹扫查。

④ 经直肠检查。无性生活女性及阴道狭窄者不能经阴道超声检查，可经直肠检查。

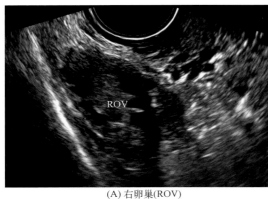

(A) 右卵巢(ROV)　　　　　　　(B) 左卵巢(LOV)

图 11-1-2　正常卵巢

第二节　子宫疾病

一、子宫畸形

1. 先天性无子宫

【超声诊断】

① 膀胱、直肠间无子宫回声，可见骶骨前方一薄层软组织回声（图 11-2-1）。

② 膀胱后方多无阴道气体线。

③ 在盆腔两侧有时能看到卵巢组织回声。

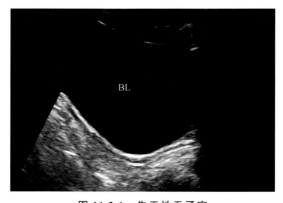

图 11-2-1　先天性无子宫

女，23 岁，膀胱后方未显示子宫回声

BL—膀胱

【特别提示】

① 先天性无子宫无阴道，目前称为 MRKH 综合征（Mayer Rokitansky Küster Hauser syndrome），是双侧副中肾管未发育或其尾端发育停滞而未向下延伸所致的无阴道表现。MRKH 综合征主要分为两型。Ⅰ型：单纯型——单纯子宫、阴道发育异常，而泌尿系统、骨骼系统发育正常。此型常见。Ⅱ型：复杂型——除子宫、阴道发育异常外，伴有泌尿系统、骨骼系统、心血管、听觉或视觉系统发育畸形，以泌尿系统及骨骼系统发育异常多见。

② 临床表现为原发性闭经，第二性征有时可以正常。肛诊无子宫。

③ 超声检查时应适度充盈膀胱，过度充盈时子宫受压变扁，注意不要误诊为无子宫。还要注意区分膀胱后方的薄层软组织是否为直肠前的腹膜。

2. 始基子宫

【超声诊断】

① 膀胱、直肠间仅见一小的似子宫低回声，其内不显示气体线回声。

② 无宫颈或宫颈闭锁。

【特别提示】

① 病因为胚胎时期双侧副中肾管刚汇合就停止发育，常合并无阴道。

② 临床表现为原发性闭经。

3. 幼稚子宫

【超声诊断】

① 表现为子宫小，宫体与宫颈之比为 1：1。

② 宫体与宫颈关系常表现为极度的前倾和后屈（图 11-2-2）。

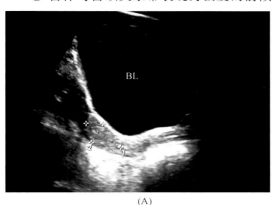 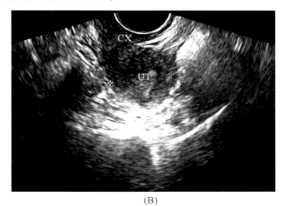

(A)　　　　　　　　　　　　　　　　　(B)

图 11-2-2　幼稚子宫

（A）经腹部扫查，膀胱充盈，显示幼稚子宫的宫体、宫颈分界欠清；（B）经直肠扫查，宫体、宫颈可以区分

UT—宫体；CX—宫颈；BL—膀胱

【特别提示】

① 正常婴幼儿期宫体与宫颈之比为 1：2，青春期为 1：1。青春期后宫颈与宫体比例同婴幼儿时期者为幼儿型幼稚子宫，为 1：1 则为青春期幼稚子宫。

② 临床表现为痛经、月经过少、闭经或不孕。

③ 幼稚子宫治疗后，可增大，伴有月经来潮。

4. 双子宫

【超声诊断】

① 横切面可见两个椭圆形宫体（图 11-2-3），纵切面上可见两个倒置梨形子宫。

② 双子宫具有两个宫腔及内膜回声。

③ 两宫体之间可见肠管回声。

④ 双宫颈超声可显示，双阴道常不显示。

【特别提示】

① 胚胎时期米勒管发育后融合完全失败，各发育成一套，双宫颈、双宫体，附有各自的输卵管、卵巢，常合并阴道纵隔。

② 临床表现无症状或有月经过多、痛经、盆腔痛等。

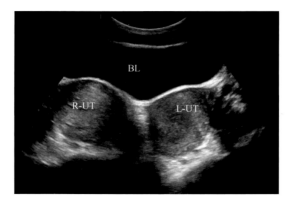

图 11-2-3　双子宫

横切面显示膀胱后方两个宫体，宫体之间可见肠管强回声

R-UT—右侧子宫；L-UT—左侧子宫；BL—膀胱

③ 双子宫可伴有泌尿系发育异常，超声检查发现双子宫、阴道囊性包块时，应仔细检查双侧肾脏，如合并肾脏缺如，应注意阴道斜隔综合征。

④ 应与双角子宫鉴别，注意双子宫两个宫体间不相连，有分界，其间可见肠管回声。

5. 双角子宫

【超声诊断】

① 超声表现为宫底部凹陷，切迹明显（图 11-2-4）。

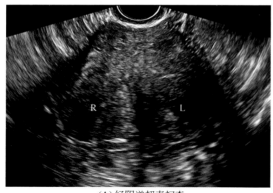
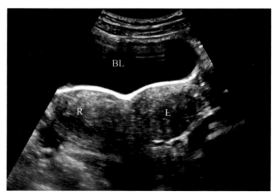

(A) 经阴道超声扫查　　　　　　　　　　　(B) 经腹部超声扫查

图 11-2-4　双角子宫

横切面显示宫底部浆膜层可见凹陷切迹，两侧宫角分开

R—右侧子宫；L—左侧子宫；BL—膀胱

② 宫角分开呈蝶翼状，裂隙深度不小于 1cm。

③ 横切面宫腔上部分离，呈倒八字形，下部正常。

④ 纵切面子宫形态正常。

【特别提示】

① 胚胎时期双侧副中肾管部分融合（尾部大部分汇合，宫底汇合不全），形成双角子宫。

② 应与双子宫鉴别，双角子宫常为单宫颈，宫体不能完全分开，其间无肠管回声分隔。

③ 应与纵隔子宫鉴别，纵隔子宫宫底部轮廓平坦或略有凹陷，纵隔向宫腔内延伸。应用三维超声显示得更直观。

④ 经腹观察双角子宫应适度充盈膀胱，过度充盈时宫底切迹不易显示。

6.纵隔子宫

【超声诊断】

① 子宫外形正常，横径增宽。宫底部轮廓平或有切迹，深度小于 1cm。

② 横切面宫体内中央低回声纵隔，轮廓尚清，三维冠状切面可见到两个宫腔（图 11-2-5）。

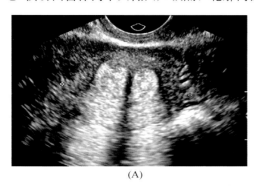
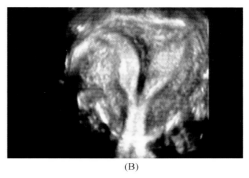

(A)　　　　　　　　　　　　　　　　　　　(B)

图 11-2-5　纵隔子宫

（A）横切面显示子宫腔内条状低回声，将内膜分为左右两部分；（B）三维超声冠状面成像显示宫腔内纵隔延续到宫颈内口

③ 三维超声可较好地显示宫腔和宫底的形态，并可测量纵隔的长度和宽度。

【特别提示】

① 胚胎时期米勒管融合后，中隔吸收失败或部分吸收，形成宫腔纵隔。临床上根据纵隔是否完全，将纵隔子宫分为两种，即完全纵隔和不完全纵隔，前者纵隔从宫底至宫颈内口，完全分隔宫腔；后者纵隔未达宫颈内口，仅部分分隔宫腔。

② 阴道超声检查有助于诊断。

③ 纵隔子宫怀孕后易发生流产，正确诊断有助于治疗。

二、子宫肌瘤

【超声诊断】

① 肌瘤较小时，子宫大小、形态可正常。肌瘤多发或较大时，子宫失去常态 ［图 11-2-6（A）］。

② 肌瘤常为低回声（与周围肌层相比），不均匀，由于假包膜形成，边界清晰。肌壁间肌瘤位于肌层 ［图 11-2-6（B）］；浆膜下肌瘤与宫壁相连，外突 ［图 11-2-6（C）、（D）］；黏膜下肌瘤可见内膜分离，杯口样改变 ［图 11-2-6（E）、（F）］。

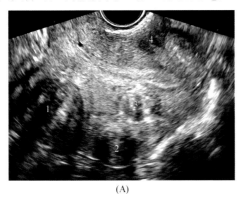
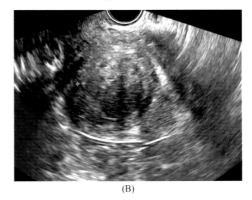

(A)　　　　　　　　　　　　　　　　　　　(B)

图 11-2-6

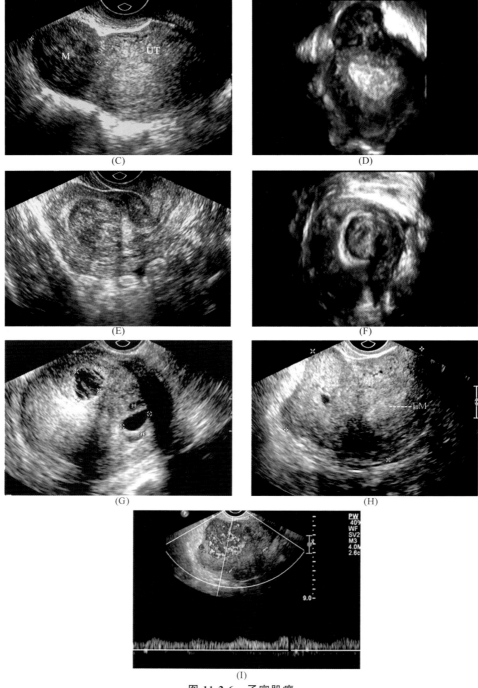

图 11-2-6 子宫肌瘤

（A）子宫形态失常，一个切面可见多发肌瘤，1、2 为浆膜下，3、4 为肌壁间；（B）肌壁间肌瘤，宫体肌层低回声（＋＋）；（C）浆膜下肌瘤，二维超声显示宫底部外突低回声，UT—子宫，M—肌瘤；（D）浆膜下肌瘤，三维超声显示肌瘤的空间位置；（E）黏膜下肌瘤，二维超声显示宫腔内中等回声，内膜分离，杯口样；（F）黏膜下肌瘤，三维超声显示肌瘤与宫腔的关系；（G）肌瘤伴液性变，表现为无回声区（病理为上皮样平滑肌瘤）；（H）子宫底部肌瘤恶变，二维超声显示为轮廓不规则低回声，内伴无回声，EM—内膜；（I）与（H）同一患者，CDFI 显示恶变肌瘤血流信号丰富杂乱，频谱多普勒显示为低阻力型频谱曲线

③ CDFI示肌瘤边缘血流环绕，分布规则。浆膜下肌瘤血流与肌层血流相连。

④ 肌瘤可发生变性，包括透明变性、囊变［图11-2-6（G）］、钙化、出血及脂肪变性。

⑤ 肉瘤样变为恶变，显示肌瘤形态不规则，彩色多普勒显示病灶内丰富杂乱的彩色血流信号，频谱多普勒显示为低阻频谱［图11-2-6（H）、（I）］。

【特别提示】

① 子宫肌瘤为常见的子宫良性病变，多发生于育龄妇女，常为多发。

② 病理分为肌壁间肌瘤、黏膜下肌瘤和浆膜下肌瘤，偶有阔韧带肌瘤，表现类似卵巢肿瘤。寄生性子宫肌瘤，瘤体血管可附着于大网膜；更为罕见者，子宫肌瘤偶有合并脉管内平滑肌瘤，可沿下腔静脉上至心脏，形成心脏平滑肌瘤。

③ 临床表现。较小肌瘤可无症状。较大时，可触及盆腔包块，排尿不畅或尿频，也可出现阴道流血。黏膜下肌瘤可伴月经量增多，严重者可出现贫血。

④ 黏膜下肌瘤三维超声可判断肌瘤突向宫腔的程度，有助于宫腔镜手术的术前评估。

⑤ 较大子宫肌瘤经阴道检查显示不全时应补充经腹扫查，以免漏诊。

⑥ 绝经前后肌瘤增长迅速伴阴道流血，超声检查肌瘤出现囊变，应注意肉瘤样变的可能。

⑦ 应与宫角妊娠鉴别，宫角妊娠无假包膜回声，内部回声杂乱不均，血清绒毛膜促性腺激素（HCG）增高。

三、子宫腺肌病

【超声诊断】

① 子宫增大，病变处肌层增厚，回声不均，粗糙，可见高回声或低回声，伴有栅栏状声影［图11-2-7（A）］。

② 肌层可见小囊样无回声，部分伴点状高回声［图11-2-7（B）］。

③ 腺肌病局限者边界不清，需与肌瘤鉴别。

④ CDFI示彩色血流分布杂乱，无血流环绕分布。

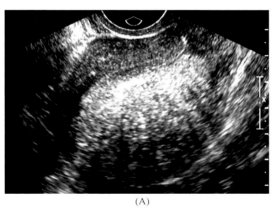 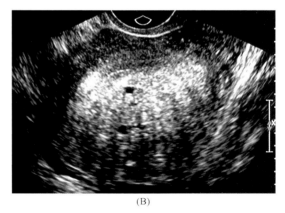

（A）　　　　　　　　　　　　　　　　（B）

图 11-2-7　子宫腺肌病

（A）子宫增大，后壁肌层增厚，回声不均，粗糙，伴放射状声影；（B）子宫后壁肌层增厚，伴小囊样无回声

【特别提示】

① 子宫腺肌病是常见的子宫良性病变，多发于育龄妇女，绝经后少见。临床典型表现为进行性加重的痛经、月经紊乱等，月经过多更为常见。

② 子宫腺肌病与子宫肌瘤的鉴别要点。子宫肌瘤边界清晰，边缘血流环绕；子宫腺肌病无清晰的边界和肿块感，血流杂乱分布，无血流环绕分布。

③ 子宫腺肌病子宫常均匀增大，而子宫肌瘤致子宫增大常因多发而形态失常。

④ 子宫腺肌病妇科检查有时可触及小的痛性结节，超声检查注意在压痛点处仔细扫查。

四、子宫内膜息肉

【超声诊断】

① 子宫内膜息肉可单发或多发。

② 息肉位于子宫腔内，回声为中等或稍高回声，可呈水滴状、梭形或椭圆形，病灶部位宫腔线变形但内膜基底线正常［图 11-2-8（A）］。

③ 息肉发生囊性变时其内可见细小无回声区。

④ CDFI 可显示条状彩色血流信号自息肉蒂部至息肉内［图 11-2-8（B）］。

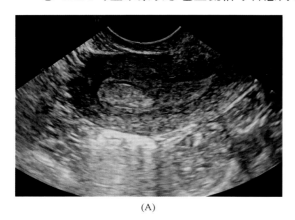 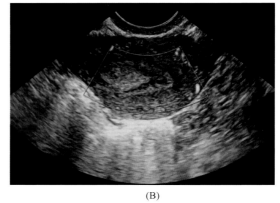

(A)　　　　　　　　　　　　　　　(B)

图 11-2-8　子宫内膜息肉
（A）二维超声显示内膜息肉水滴状高回声；（B）CDFI 内见条形血流

【特别提示】

① 子宫内膜息肉的最佳超声检查时间应在月经周期第 10 天以内，可降低假阴性及假阳性率。

② 有时子宫内膜息肉与子宫内膜息肉样增生无法鉴别，可在月经刚结束时复查，最终尚需诊断性刮宫或宫腔镜检查明确诊断。

③ 子宫内膜息肉与黏膜下肌瘤的鉴别要点。黏膜下肌瘤回声可有衰减，内膜基底层变形或中断；内膜息肉回声无衰减，内膜基底层完整无变形。

④ 子宫内膜息肉较小或检查时间不合适时，超声检查难以识别。

五、子宫内膜癌

【超声诊断】

① Ⅰ期子宫内膜癌声像图上可无明显改变，或仅见内膜增厚。

② Ⅰa 期以上的子宫内膜癌内膜不规则或局限型增厚，宫腔内可见不均匀回声（图 11-2-9、图 11-2-10），浸润肌层时显示内膜与肌层间低回声晕中断。经腹扫查常只显示子宫区回声不均匀，后方回声衰减。癌组织堵塞宫颈管时，宫腔内可见积液，呈不规则无回声区。

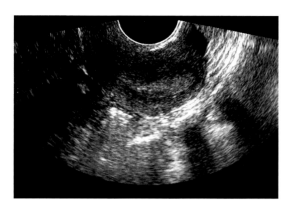

图 11-2-9　子宫内膜癌（一）
二维超声显示子宫内膜增厚、
不均匀，病理为子宫内膜样腺癌

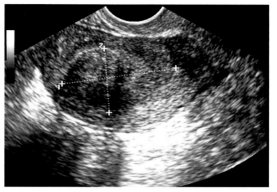

图 11-2-10　子宫内膜癌（二）
二维超声显示子宫内膜增厚，
局部回声减低，病理为子宫内膜癌

③ 癌肿周围侵犯可于子宫旁显示异常回声区。

④ CDFI 示增厚的子宫内膜或周边及内部丰富杂乱的彩色血流信号。

【特别提示】

① 子宫内膜癌是来源于子宫内膜的恶性肿瘤。大体病理分弥漫型与局限型。弥漫型：癌组织累及大部分子宫内膜，呈不规则菜花状充满整个宫腔。局限型：常发生于子宫底部的内膜，癌灶局限于宫腔的一小部分，呈息肉状或小菜花状，易侵犯肌层。

② 子宫内膜癌早期不易诊断，发现时常有肌层浸润。

③ 当内膜回声显示不清晰时，生理盐水宫腔造影可以帮助区分内膜情况。有研究表明，绝经后妇女阴道流血，如内膜厚度不超过 0.5cm，菲薄，回声清晰，子宫内膜癌阴性预测值 99%。

④ 从子宫内膜厚度来看，正常内膜、内膜增生及内膜癌有较大交叉，不能简单以内膜厚度来判断内膜病变的有无及区别良恶性。子宫内膜厚度在正常范围时，也有内膜癌的可能。

六、宫颈癌

【超声诊断】

① 宫颈形态。早期无明显变化，进展期宫颈增大，严重者宫体小、宫颈大，二者比例倒置。

② 宫颈回声。经腹扫查，宫颈癌不易发现。经阴道扫查，Ⅰb 期以上可显示。宫颈低回声，呈菜花型、浸润型或结节型，分布不均，边界不规则，界限尚清晰 [图 11-2-11（A）、图 11-2-12（A）]；阻塞宫颈内口时，宫腔内见积液，呈无回声。

③ 周围受侵。Ⅱ期以上的宫颈癌，其周围器官可发生浸润，呈不规则低回声团，边界常不清晰。输尿管受累时可见受累输尿管上段积水扩张 [图 11-2-11（B）]。

④ CDFI 示病灶内及周边见丰富的血流信号，走行不规则 [图 11-2-12（B）]，频谱呈高速低阻型。

⑤ 可合并髂血管周围及盆腔淋巴结转移。

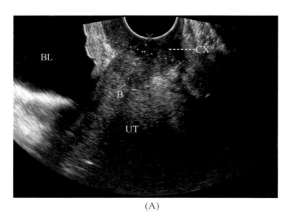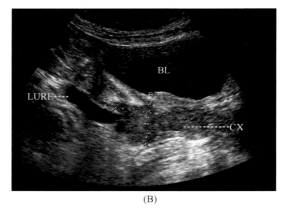

(A)　　　　　　　　　　　　　　　　(B)

图 11-2-11　宫颈癌（一）

（A）经阴道超声，宫颈见不规则低回声；（B）经腹超声，显示累及左输尿管，左输尿管扩张

CX—宫颈；UT—宫体；BL—膀胱；LURE—左输尿管；A、B—测量标识

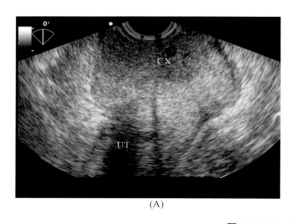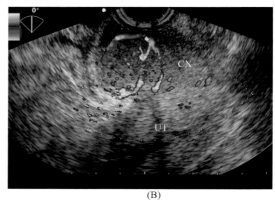

(A)　　　　　　　　　　　　　　　　(B)

图 11-2-12　宫颈癌（二）

（A）二维超声，宫颈见不规则低回声；（B）CDFI 示病灶内走行不规则血流信号

CX—宫颈；UT—子宫

【特别提示】

① 病理。以鳞癌为主，占 90%～95%，腺癌占 5%～10%。大体分为外生型、内生型（浸润型）、糜烂型（溃疡型）和宫颈管型（常见于宫颈腺癌）。

② 临床表现。阴道出血，接触性出血，阴道排液、腹痛。

③ 妇科检查。宫颈增大、变粗、糜烂、接触易出血，溃疡形成，息肉状突起，菜花样结构。

④ 宫颈癌诊断依靠病理诊断，仔细的超声检查可以提示诊断。阴道不规则流血伴宫腔积液时，注意观察宫颈回声，显示宫颈异常低回声时，注意应用 CDFI 观察彩色血流信号，血流异常丰富者有助于诊断。

⑤ 内生型宫颈癌在妇科检查阴性时，超声引导下穿刺活检可作出诊断。

⑥ 妊娠期或产后也有宫颈癌发生，应引起注意。

■ ■ ■ 第三节 卵巢疾病 ■ ■ ■

一、卵巢非赘生性囊肿

卵巢非赘生性囊肿包括滤泡囊肿、黄体囊肿、多囊卵巢及黄素囊肿等。

【超声诊断】

① 囊肿一般直径<3cm，很少超过5cm。

② 囊内呈无回声，囊壁薄，光滑，后方回声增强〔图11-3-1（A）〕。

③ 出血时囊内含点状或蛛网样条状回声〔图11-3-1（B）〕。

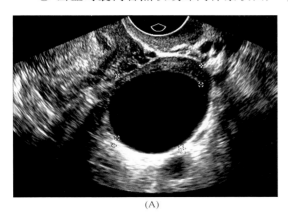 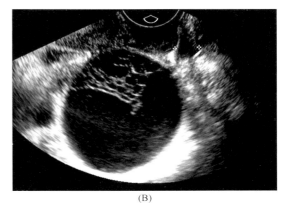

（A） （B）

图 11-3-1 卵巢非赘生性囊肿

（A）示单纯囊肿；（B）示囊肿合并出血，内见蛛网样条状回声

【特别提示】

① 非赘生性囊肿并非真正的卵巢肿瘤，多能自行消失。其内不含实性成分或乳头状突起。

② 成熟卵泡直径1.7～2.5cm，位于卵巢边缘，单发，可自行吸收。成熟卵泡不破裂或闭锁，持续增大可形成滤泡囊肿。

③ 黄体囊肿见于月经周期或妊娠早期。黄体囊肿出血时，内回声多样，CDFI特点为周边显示环绕型血流信号。

④ 多囊卵巢可见双侧卵巢均匀增大，一个切面无回声区在10个以上，大小接近，直径常<1.0cm。多囊卵巢综合征伴有月经紊乱、不孕、多毛、肥胖等症状，性激素测定时睾酮水平增高。

⑤ 黄素囊肿见于滋养细胞疾病，常为双侧、多房，伴有纤细分隔（图11-3-2）。

二、卵巢子宫内膜样囊肿（卵巢巧克力囊肿）

【超声诊断】

① 囊肿位于一侧或双侧卵巢。

② 囊壁光滑，囊内回声不清晰或充满点状低回声，呈磨玻璃样（图11-3-3）。

③ 囊肿时间较长时，壁可增厚，伴附壁结节或斑块样高回声（可能为血凝块）或囊内较粗条带回声。

④ 囊肿后方回声增强。

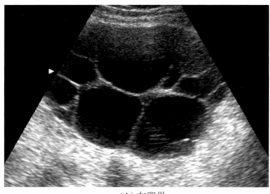

(A) 右卵巢

(B) 左卵巢

图 11-3-2 黄素囊肿

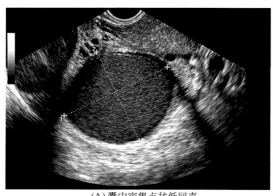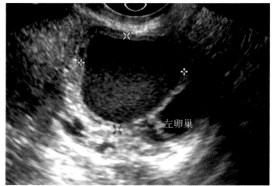

(A) 囊内密集点状低回声

(B) 卵巢囊肿内稀疏点状低回声

图 11-3-3 卵巢子宫内膜样囊肿

【特别提示】

① 病因。由子宫内膜异位至卵巢引起。卵巢子宫内膜样囊肿主要病理变化为异位内膜随卵巢的功能变化而出现周期性出血及周围组织纤维化而逐渐形成囊肿。

② 囊肿内回声随月经周期有变化，新鲜出血常为大小均匀低回声点。长时间存在的卵巢子宫内膜样囊肿，有的可见囊肿内液平面，壁厚，常与子宫粘连。

③ 临床常触及附件区痛性结节，与周围组织粘连固定。

④ 卵巢子宫内膜样囊肿有恶变可能，治疗后容易复发。

三、卵巢冠囊肿

【超声诊断】

① 卵巢冠囊肿多呈圆形，单房，薄壁，内为清晰无回声。

② 卵巢回声正常，与囊肿分离（图 11-3-4）或相连。

【特别提示】

① 卵巢冠囊肿来自胚胎残留组织，通常位于卵巢和输卵管之间，可能发展成恶性。

② 卵巢冠囊肿与卵巢无分离时鉴别困难。

③ 应与输卵管积水鉴别，输卵管积水常为迂曲走行的无回声区，内见间断分隔。

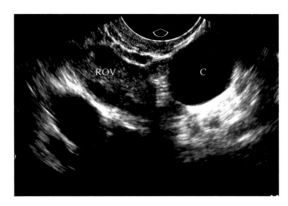

图 11-3-4 卵巢冠囊肿

ROV—右卵巢；C—囊肿；两者之间有分界

四、卵巢畸胎瘤

【超声诊断】

① 囊肿型。囊壁较厚，单房，内呈无回声，间杂稀疏或密集点条状高回声［图 11-3-5（A）、（B）］。

② 强回声型。囊内为毛发团时，表现为强回声或高回声，后方衰减，可伴声影，与肠管易混淆［图 11-3-5（C）、（D）］。

③ 面团征。囊内以无回声区为主，可见高回声团，类圆形或不规则［图 11-3-5（E）、（F）］。

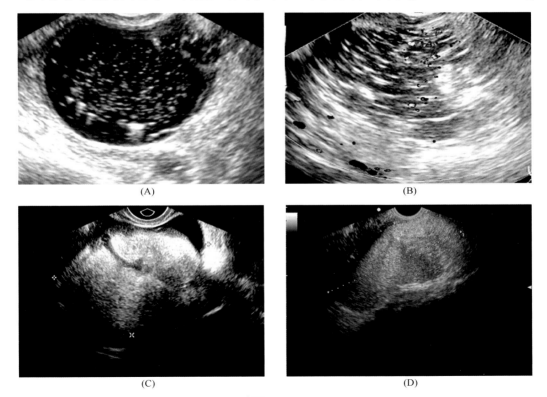

(A)　　　(B)

(C)　　　(D)

图 11-3-5

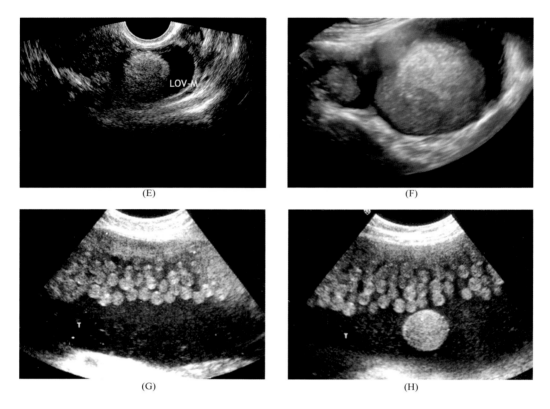

图 11-3-5　卵巢畸胎瘤

（A）囊肿型，内呈点状高回声；（B）囊肿型，内呈条状高回声；（C）强回声型，与肠管类似，后方衰减，边缘见无回声；（D）高回声型，易与肠管混淆；（E）二维超声，左卵巢畸胎瘤，面团征；（F）三维超声，面团征；（G）脂液分层征，脂质位于前方，油球状，液体位于后方；（H）同（G）患者，油球大小不一

④ 脂液分层征。上层密集的脂质呈点状、团状高回声，下层为无回声，两层之间为脂液分层界面。有的油脂聚集呈油球样，表现为无回声区伴漂浮高回声团，改变体位可见移动 ［图 11-3-5（G）、（H）］。

【特别提示】

① 畸胎瘤发生于生殖细胞，好发于生育年龄的妇女。其内容物由皮脂、毛发、牙齿、骨骼、神经等组成，故声像图复杂多变。良性囊性畸胎瘤常见，常为单侧，内以皮脂或毛发为主。

② 畸胎瘤较小时，常可见卵巢内一高回声团，边缘可伴有少量无回声，易漏诊。

③ 表现为肠管样强回声的畸胎瘤也易漏诊，需仔细分辨和鉴别，其内无肠管蠕动，缓泻后复查无改变。

④ 发现一侧卵巢畸胎瘤时，要注意仔细检查和描述对侧卵巢，以免双侧畸胎瘤漏诊。

五、卵巢浆液性囊腺瘤和囊腺癌

【超声诊断】

① 常为单侧，单纯性浆液性囊腺瘤直径 5～10cm，内壁光滑，内为清晰无回声区。

② 浆液性乳头状囊腺瘤（图 11-3-6）。单房多见，可见少量分隔或附壁乳头状突起。

③ 浆液性乳头状囊腺癌。囊实性、厚壁，内回声多样复杂，有厚壁分隔或较大实性成分。

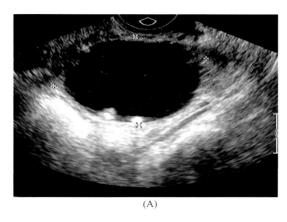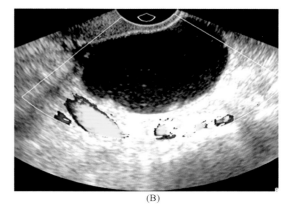

(A) (B)

图 11-3-6 交界性浆液性乳头状囊腺瘤

（A）二维超声显示左卵巢囊性回声，轮廓清楚，内壁欠光滑，见多个高回声附壁；（B）彩色能量图显示高回声的囊壁上未见血流信号

④ 盆腔转移时盆底腹膜可见增厚及结节，合并腹水。

【特别提示】

① 浆液性囊腺瘤常见，大部分为良性，但有较高恶变倾向。

② 良性者声像图囊肿型多见，少数有分隔或乳头状突起；恶性者声像图复杂，注意观察囊内分隔是否明显增厚或伴有衬里样改变、实性成分增加。

③ 外生乳头易伴腹水。

④ 浆液性囊腺癌常出现腹膜、膀胱或结肠表面转移，可形成子宫周围的囊实性或实性肿瘤。预后不佳。

六、卵巢黏液性囊腺瘤和囊腺癌

【超声诊断】

① 单纯性黏液性囊腺瘤。内壁光滑、较厚，内为无回声，伴点状低回声，单房或少量分隔。

② 多房性黏液性囊腺瘤。内见多个分隔，分房，隔壁光滑，薄而均匀，囊内为清晰无回声或伴胶冻样点状回声。

③ 黏液性囊腺癌。囊壁或分隔实性结节，囊壁增厚不规则，囊内复杂回声。多合并腹水，可转移至子宫周围、大网膜、肠管（图 11-3-7）。

【特别提示】

① 黏液性囊腺瘤较常见，生长缓慢，破裂后可形成腹腔黏液瘤病，类似恶性肿瘤行为。

② 黏液性囊腺瘤声像图囊内以分隔和胶冻样液多见，良性者囊内成分简单；恶性者声像图复杂，分隔增厚，实性成分增加。

③ 有时黏液性囊腺瘤与卵巢子宫内膜样囊肿不易鉴别，注意结合临床症状和血清肿瘤标记物检测。

④ 妊娠后如原有单纯囊肿内部出现复杂成分或伴乳头状改变，注意恶变可能。

七、卵巢实性肿瘤

【超声诊断】

① 卵巢实性瘤表现为卵巢或附件区实性、圆形或类圆形肿瘤，边界清晰。

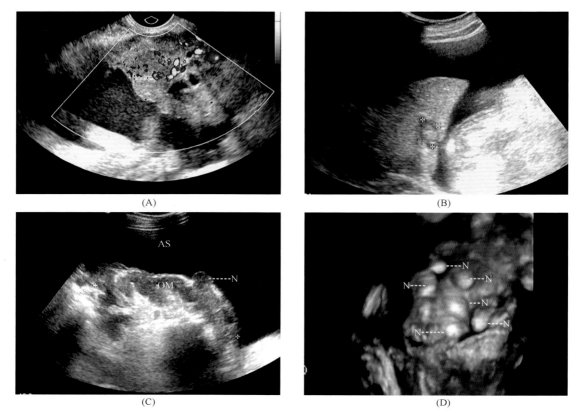

(A)   (B)

(C)   (D)

图 11-3-7　卵巢黏液性囊腺癌

（A）右卵巢囊实性混合回声，形态不规则，以实性为主；（B）肝脏转移，呈低回声结节，周边伴低回声晕；（C）腹水，大网膜增厚，回声不匀伴转移性结节；（D）三维超声显示大网膜表面多发转移结节

N—结节；OM—大网膜；AS—腹水

② 卵巢纤维上皮瘤（Brenner 瘤）后方常有衰减声影，可伴有钙化。

③ 卵泡膜细胞瘤二维图像以实性为主（图 11-3-8、图 11-3-9），也可出现囊实性和囊性表现。

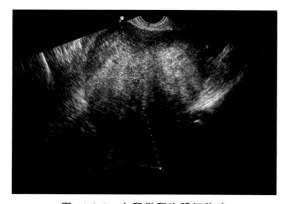

图 11-3-8　左卵巢卵泡膜细胞瘤

左卵巢实性中等回声，轮廓清楚，回声不均匀，
手术病理为卵泡膜细胞瘤伴变性及出血坏死

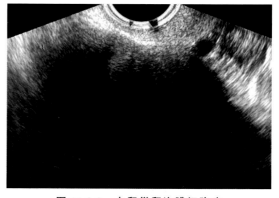

图 11-3-9　右卵巢卵泡膜细胞瘤

右卵巢实性低回声，后方衰减

④ 纤维瘤回声类似子宫肌瘤［图 11-3-10］，与阔韧带或有蒂子宫肌瘤不易鉴别，检查时可加压探头，推动肿物，观察其与子宫和卵巢的关系。

⑤ 转移瘤可双侧卵巢发生，实性低回声内可见小无回声区［图 11-3-11、图 11-3-12］。

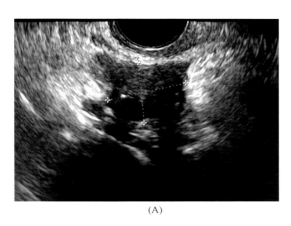
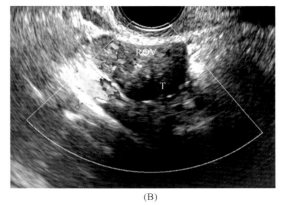

(A)　　　　　　　　　　　　　　　　　　　　(B)

图 11-3-10　右卵巢纤维瘤

（A）二维超声示右卵巢实质性低回声（＋＋），轮廓较清晰，后方衰减；（B）CDFI 示肿瘤边缘部点状彩色血流信号

ROV—右卵巢；T—肿瘤

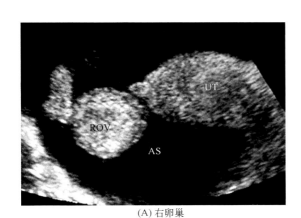
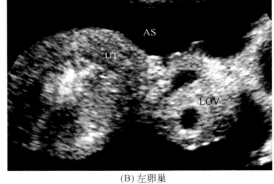

(A) 右卵巢　　　　　　　　　　　　　　　(B) 左卵巢

图 11-3-11　双卵巢 Krukenberg 瘤

30 岁，腹胀，消瘦，胃癌（印戒细胞癌）双侧卵巢转移，腹水

UT—子宫；ROV—右卵巢；LOV—左卵巢；AS—腹水

【特别提示】

① 卵巢实性肿瘤种类多，声像图有时类似，很难鉴别。

② 纤维瘤为良性，合并胸腔积液、腹水时称麦格综合征（Meigs syndrome）。

③ 卵泡膜细胞瘤多发生于绝经后妇女，由于肿瘤可分泌雌激素，从而导致子宫内膜增生、内膜增生过长，甚至发生子宫内膜癌，因此，发现实体瘤伴有阴道流血的绝经后患者应警惕本病。

④ 胃、结肠、乳腺等的原发癌转移到卵巢，称为 Krukenberg 瘤。胃癌多为印戒细胞癌转移。

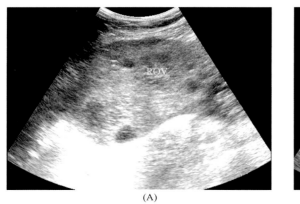
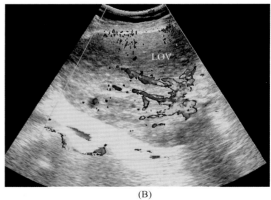

图 11-3-12　双卵巢转移癌

49 岁，胃小弯侧溃疡型胃癌。（A）二维超声示右卵巢囊实混合性回声，以实性为主；（B）CDFI 示左卵巢内点条状彩色血流信号

ROV—右卵巢；LOV—左卵巢

（刘艳君　张雨芹）

第四节　输卵管疾病

一、输卵管炎

【超声诊断】

① 输卵管积水。输卵管增粗肿大，管壁薄、光滑，内透声好，可见不完整分隔 ［图 11-4-1 （A）、（B）］。

② 输卵管卵巢脓肿。输卵管增粗，管壁增厚，输卵管内积液形成不均匀云雾状低回声，呈弯曲管道状相连 ［图 11-4-2 （A）、（B）］。

③ 输卵管卵巢囊肿。输卵管卵巢脓肿吸收后可形成输卵管卵巢囊肿，可为多房性不规则囊性团块，可见分隔。

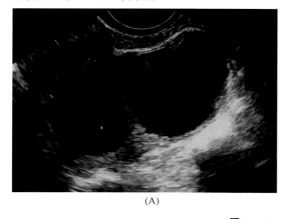
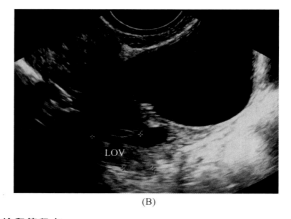

图 11-4-1　输卵管积水

（A）左附件区囊性回声，内清晰，壁欠光滑，有不完整分隔；（B）囊性回声其旁相连可见左卵巢回声

LOV—左卵巢

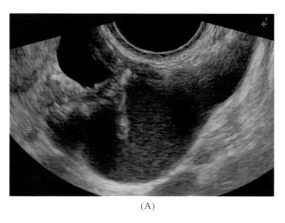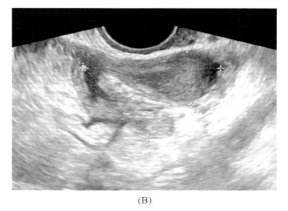

(A) (B)

图 11-4-2　输卵管脓肿

　　(A) 左卵巢外侧长条形非均质无回声，可见不完全分隔；(B) 左附件区管状无回声，走行迂曲，管壁增厚，内见密集点状低回声

【特别提示】

　　① 当附件肿块无法显示输卵管特征性管道状态结构时，主要的鉴别要点为病史和双合诊检查，注意有无炎症存在，必要时在短期抗感染治疗后复查再下诊断。

　　② 折叠的输卵管积水与复杂附件囊性肿块的鉴别。前者的不完整分隔不会从一个壁延伸到另一个壁，管腔会在游离缘周围保持开放。

　　③ 单纯性输卵管炎脓肿未形成时，仅表现为输卵管增粗，即卵巢旁不规则肠管状低回声区。

二、原发性输卵管癌

【超声诊断】

　　① 子宫旁不规则形、腊肠状、梨状或管状肿块，紧贴宫颈后方或子宫两侧。

　　② 呈囊性、混合性或偏实性回声，囊性包块内有时可见乳头，无明显包膜结构 [图 11-4-3 (A)]。

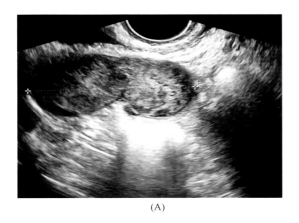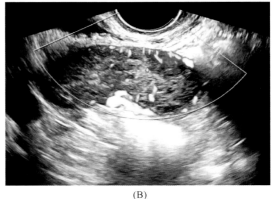

(A) (B)

图 11-4-3　原发性输卵管癌

　　(A) 二维超声示子宫右前方条形低回声；(B) CDFI 示低回声内点条状彩色血流信号

③ 子宫大小正常，子宫内常有宫腔线分离、宫腔积液征象，内膜无明显增厚。

④ CDFI 显示肿块囊壁或实性区内可见散在血流信号，频谱多普勒可记录到低阻力动脉血流频谱，RI 值小于 0.4 ［图 11-4-3（B）］。

【特别提示】

① 本病多发于绝经后妇女，病因可能与慢性输卵管炎症有关。

② 单侧多发，癌肿好发于壶腹部。

③ 临床表现为输卵管癌"三联症"，即阴道排液、腹痛、盆腔肿块。

④ 与卵巢输卵管脓肿鉴别。单纯图像难以鉴别，病史有时不典型，需结合妇科双合诊，若附件区有压痛可帮助诊断。

（李杏哲）

第十二章

产 科

■■ 第一节　正常妊娠 ■■

一、早期妊娠

1. 子宫与妊娠囊

【超声诊断】

① 子宫体积增大，形态饱满，子宫内膜增厚，腺体肥大，呈蜕膜反应。

② 子宫腔中上部见椭圆形的妊娠囊回声，形态规整，妊娠囊内可见卵黄囊及胚胎影像（图 12-1-1）。

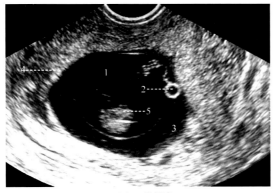
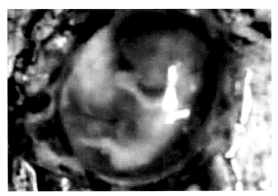

(A) 二维超声

(B) 孕74天宫腔内羊膜囊及其内胎儿
（因子宫腺肌病行子宫切除标本）

图 12-1-1　早期妊娠

1—羊膜囊；2—卵黄囊；3—胚外体腔；4—妊娠囊；5—胚胎

③ 卵黄囊呈圆形无回声，形态规整，游离于胚外体腔内。

④ 羊膜围绕胚胎，呈圆形薄膜回声，其内为羊膜腔，其外与绒毛膜之间为胚外体腔。

⑤ 实时超声显像可显示胚胎的原始心管搏动及血流信号（图 12-1-2）。

【特别提示】

① 妊娠囊。妊娠 4.5～5 周，超声可发现极早期的妊娠囊，表现为位于宫腔一侧的极小的圆形无回声区，周边为一完整的、厚度均匀的高回声壁，随着妊娠囊的增大，变为椭圆形。

② 卵黄囊。是早孕期确定宫内妊娠的第一个解剖标志，一般经腹超声 5～6 周时可出现，10 周后逐渐萎缩，卵黄囊形态异常尤其是卵黄囊过大（>10mm），常常提示妊娠失败。

③ 羊膜囊。羊膜菲薄，大多数情况下，只有与超声声束垂直的部分羊膜才能显示。随着孕周增大，羊膜腔逐渐增大，一般至 14 周羊膜与绒毛膜融合，胚外体腔消失。如超声显

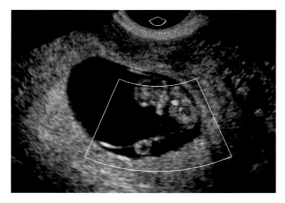

图 12-1-2 早期妊娠

彩色能量图显示胚胎原始心管的血流信号

示羊膜囊回声而未显示胚胎，常常提示妊娠失败。

④ 早孕期除重点检查子宫腔内的妊娠囊外，还要注意对子宫肌层、子宫颈及双侧附件区进行扫查。

2. 多胎妊娠

【超声诊断】

① 多胎妊娠以双胎为例，根据绒毛膜囊和羊膜囊数目不同可分为三种类型，即双绒毛膜囊双羊膜囊双胎妊娠、单绒毛膜囊双羊膜囊双胎妊娠和单绒毛膜囊单羊膜囊双胎妊娠。

② 双绒毛膜囊双羊膜囊双胎妊娠，于宫腔内可见两个妊娠囊回声，每个妊娠囊内均有一个卵黄囊和一个胚胎影像（图 12-1-3）。

③ 单绒毛膜囊双羊膜囊双胎妊娠，于宫腔内可见一个妊娠囊和两个羊膜囊回声，每个羊膜囊内各有一个胚胎影像，两胚胎间有薄的分隔膜。

④ 单绒毛膜囊单羊膜囊双胎妊娠，于宫腔内可见一个妊娠囊和一个羊膜囊回声，羊膜囊内有两个胚胎影像，两胚胎间无隔膜（图 12-1-4）。

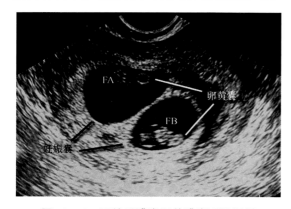

图 12-1-3 双绒毛膜囊双羊膜囊双胎妊娠

FA—胚胎 A；FB—胚胎 B

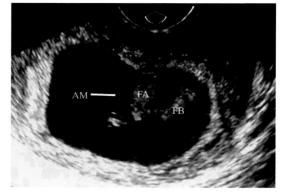

图 12-1-4 单绒毛膜囊单羊膜囊双胎妊娠

AM—羊膜

【特别提示】

① 多胎妊娠以双胎为例，可分为单卵双胎和双卵双胎，人工授精多为双卵双胎。其中双卵双胎均为双绒毛膜囊双羊膜囊双胎妊娠，单卵双胎三种类型均有可能。

② 单绒毛膜囊双胎妊娠尤其是单绒毛膜囊单羊膜囊双胎妊娠比双绒毛膜囊双胎妊娠具有更高的妊娠和生育风险。

③ 随着孕周增大，当羊膜与绒毛膜融合，胚外体腔消失的时候，区分双胎的绒毛膜囊和羊膜囊数目更为困难，因此早孕期间应尽可能明确双胎类型。

④ 早孕期简单区分绒毛膜囊和羊膜囊数目的方法。绒毛膜囊数＝妊娠囊数；羊膜囊数＝卵黄囊数或直接计数羊膜囊的个数。

3. 孕龄的推算

① 除人工授精外，临床中孕龄多数是按末次月经进行推算的，但孕妇往往并不能准确记住末次月经的日期，并且孕妇的月经周期具有较大的个体差异，常常导致推算不确切，早孕期胚胎发育相对稳定、变异小，因而应在此期推算孕龄。

② 孕 7 周之前常用妊娠囊法。孕龄（天）≈妊娠囊平均内径（mm）＋30，妊娠囊平均内径＝（横径＋上下径＋前后径)/3；孕周（周）≈妊娠囊最大径（cm）＋3。

③ 孕 7～12 周常用头臀长法。孕龄（天）≈头臀长（mm）＋42；孕周（周）≈头臀长（cm）＋6.5。头臀长（CRL）为胎儿颅顶部至臀部的最长直线距离，常在胎儿正中矢状面测量。

4. 颈项透明层的测量

【超声诊断】

① 孕 12 周胎儿，显示胎儿颈项透明层（nuchal translucency，NT），为胎儿颈后积聚的液体，超声表现为胎儿颈后部皮肤与深部软组织之间的无回声带（图 12-1-5）。

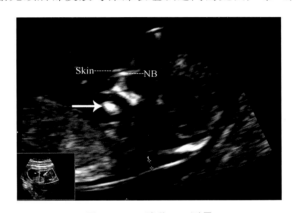

图 12-1-5　胎儿 NT 测量

＋＋—NT 测量；Skin—皮肤；NB—鼻骨；箭头（→）所示为下颌骨

② 胎儿 NT 测量方法。孕 11 周 0 天至孕 13 周 6 天头臀长 45～84mm，显示胎儿正中矢状切面，放大图像，仅显示胎儿头部和上胸部，胎儿脊柱位于图像下方，颈部处于自然仰伸状态，游标置于颈后两强回声线的内缘，测量颈后部无回声区的最大值（要测量 3 次，取最大值）。

【特别提示】

① NT 测量有严格的时间和体位限制，测量时要注意标准化操作，否则会出现测量的个体差异，同时应尽可能放大图像，以减少测量误差。

② 测量时注意区分胎儿背部的皮肤和羊水内的羊膜回声，胎儿活动后有助于识别。

③ NT 正常值＜3mm，NT≥3mm 为 NT 增厚，是目前早孕期提示胎儿染色体异常风险，尤其是唐氏综合征最敏感和最特异的超声指标。

④ 测量 NT 的胎儿正中矢状面上可显示胎儿鼻骨强回声，如鼻骨缺失或短小提示染色体

异常风险。早孕期联合血清学及超声对胎儿 NT 和鼻骨检查，有助于提高染色体异常检出率。

二、中晚期妊娠

（一）胎儿头部

1. 胎儿颅脑丘脑水平横切面

【超声诊断】

胎儿颅脑丘脑水平横切面（图 12-1-6）重要的解剖结构包括以下几点。

① 颅骨强回声环存在、完整、椭圆形、左右对称。

② 脑中线居中、不连贯；其前 1/3 处可见长方形无回声区，为透明隔腔（CSP），正常密度不超过 10mm。

③ 两侧丘脑可见，呈卵圆形低回声；两侧丘脑间的缝隙为第三脑室，正常不超过 2mm。

【特别提示】

① 此切面是测量双顶径和头围的标准切面，要求清晰显示上述解剖结构。

② 双顶径（BPD）。即近侧颅骨外缘至远侧颅骨内缘的距离。

③ 头围（HC）。即胎儿颅骨外缘周长，不包括头皮等软组织，孕晚期测量值较双顶径更接近孕周。

④ 在产前筛查中，胎儿颅脑切面以颅脑的横切面最为重要，有助于对中线部位异常做出诊断。

2. 胎儿颅脑侧脑室水平横切面

【超声诊断】

胎儿颅脑侧脑室水平横切面（图 12-1-7）重要的解剖结构包括以下几点。

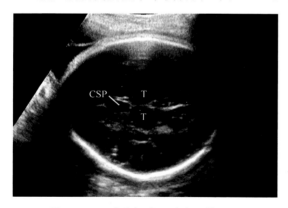

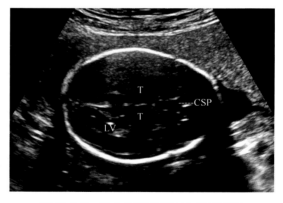

图 12-1-6　胎儿颅脑丘脑水平横切面
CSP—透明隔腔；T—丘脑

图 12-1-7　胎儿颅脑侧脑室水平横切面
LV—侧脑室；T—丘脑；CSP—透明隔腔

① 颅骨强回声环存在，椭圆形，较丘脑平面略小。

② 脑中线居中，透明隔腔及两侧丘脑对称可见。

③ 侧脑室后角清晰显示，内呈无回声，其内脉络丛呈强回声。

【特别提示】

① 此切面是测量侧脑室宽度的标准切面，要求清晰显示上述解剖结构。

② 测量方法。测量侧脑室后角的宽度，游标垂直于脑室壁，注意区分脉络丛远侧极低

回声的大脑皮质。

③ 正常侧脑室宽度不超过 10mm，＞10mm 为脑室增宽。

3. 胎儿颅脑小脑水平横切面

【超声诊断】

胎儿颅脑小脑水平横切面（图 12-1-8）重要的解剖结构包括以下几点。

① 小脑半球呈低回声球形结构，左右对称，孕晚期可出现一条条排列整齐的强回声线，为小脑裂。

② 小脑蚓部呈强回声，连接于两侧小脑半球间，其前方为第四脑室，后方为颅后窝池。

③ 有时可见到小脑半球后蛛网膜下腔的桥样分隔（通常 1～4 个）。

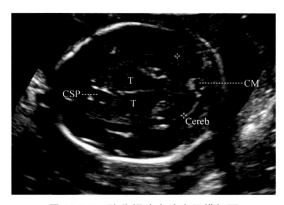

图 12-1-8　胎儿颅脑小脑水平横切面
Cereb—小脑；T—丘脑；CSP—透明隔腔；CM—颅后窝池

【特别提示】

① 此切面可测量小脑横径、颅后窝池和颈后皮肤皱褶，要求清晰显示颅骨强回声环、脑中线、透明隔腔、丘脑和小脑。

② 小脑横径（CER）为两侧小脑半球的最大径线，孕 24 周前其测值（mm）约等于孕周。

③ 颅后窝池（CM）为小脑蚓部后缘至枕骨内侧缘的距离，正常值 2～10mm。如颅后窝池深度＞10mm 为颅后窝池增大；如颅后窝池液体消失，要注意有无开放性脊柱裂。

④ 颈后皮肤皱褶（NF）为枕骨外缘至胎头皮肤外缘之间的距离，孕 15～20 周＜6mm，与 NT 的意义相似，是孕中期评估胎儿染色体异常风险的指标之一。

（二）胎儿面部

1. 胎儿面部双眼球横切面

【超声诊断】

胎儿面部双眼球横切面（图 12-1-9）重要的解剖结构包括以下几点。

① 双侧眼球呈无回声，左右对称，大小基本相等，可显示其内晶状体回声。

② 鼻根部骨性强回声可显示。

【特别提示】

① 显示两眼眶最大横切面可测量眼距。

② 眼距为眼眶的外缘到内缘间距；眼内距为两眼眶内缘间距；眼外距为两眼眶外缘间距。孕 20 周前，眼距＝眼内距＝1/3 眼外距；孕 20 周后眼内距略大。

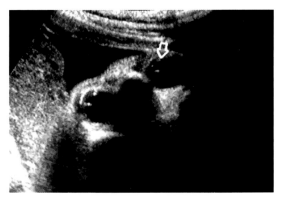

图 12-1-9　胎儿面部双眼球横切面
箭头（⇨）所示为晶状体

③ 超声扫查要注意双眼球的大小、数目、眼距、对称性、眼内回声以及眼周有无异常回声等。

④ 为尽可能全面地对胎儿面部进行产前检查，要进行横切面、冠状切面和矢状切面相结合的扫查，通常由横切面开始，尤其是以双眼球横切面开始进行一系列的连续断面扫查。

2. 胎儿面部鼻唇冠状切面

【超声诊断】

胎儿面部鼻唇冠状切面（图 12-1-10）的重要解剖结构包括双侧鼻孔、鼻翼、上唇、下唇及人中。

【特别提示】

此切面由于可以完整显示口唇，因而对检测上唇有无唇裂具有重要意义，尤其是当胎儿张口时，显示更为清晰。

3. 胎儿面部正中矢状切面

【超声诊断】

胎儿面部正中矢状切面（图 12-1-11）重要的解剖结构包括以下几点。

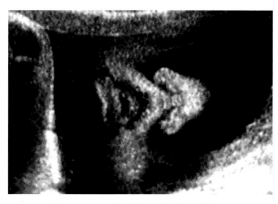 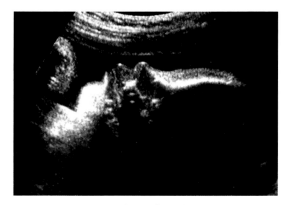

图 12-1-10　胎儿面部鼻唇冠状切面　　**图 12-1-11　胎儿面部正中矢状切面**

① 此切面从上至下可依次显示前额、鼻、上唇、下唇、下颌。
② 胎儿张口时可显示舌。
③ 正中矢状面不显示眼球回声。

【特别提示】

① 此切面显示胎儿面部正中轮廓线，为有一定曲度的 S 形平滑曲线，在矢状切面上尤其可以清晰显示前额、鼻和下颌部位的形态。

② 如曲线出现任何异常，如不平滑或中断，提示胎儿面部异常，如小下颌等。

（三）胎儿脊柱

【超声诊断】

① 胎儿脊柱矢状切面（图 12-1-12）显示脊柱全长及覆盖其表面的皮肤。

② 脊柱呈两行平行排列的串珠样强回声带，第一颈椎与枕骨相连接，骶尾部融合略向后翘，腰段略膨大，颈、胸、腰、骶各段连续性完整，生理弯曲自然。

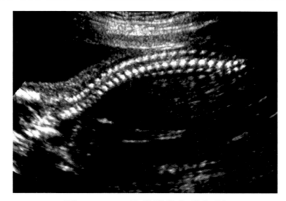

图 12-1-12　胎儿脊柱矢状切面

【特别提示】

① 矢状切面可观察到脊柱表面的皮肤及皮下软组织的连续性。当胎儿呈俯卧位姿势，脊柱位于图像上方，特别是其前方有羊水覆盖时，图像显示尤为清晰。

② 要结合脊柱的横切面扫查，以显示每节脊椎的解剖结构。

③ 某些时候，如胎儿孕周较大或臀位胎儿时，往往不能清晰地显示出脊柱骶尾部，这时要注意观察小脑形态和颅后窝池的液体，以提高对开放性脊柱裂的诊断。

（四）胎儿胸部

【超声诊断】

胎儿胸部心脏四腔心水平横切面（图 12-1-13）重要的解剖结构包括以下几点。

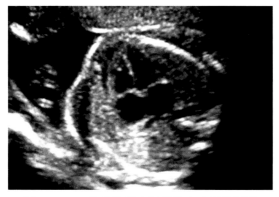

图 12-1-13　胎儿胸部心脏四腔心水平横切面

① 正常心脏约占胸腔体积的 1/3；心脏大部分位于胸腔的左侧，右心室最靠前，位于胸骨的后方，左心房最靠后；心轴（室间隔与胸廓正中线夹角）约呈 45°，心尖指向左前胸壁。

② 心脏四腔心切面显示两个近似等大的心房、心室；两个同样开放的房室瓣：左侧的二尖瓣和右侧的三尖瓣，三尖瓣附着的位置更靠近心尖。

③ 心脏的十字交叉由房间隔、室间隔及二尖瓣、三尖瓣组成，瓣膜关闭时十字更清晰。

④ 室间隔从右室尖到十字交叉是完整的；房间隔的中 1/3 处缺失，即卵圆孔，可见卵圆瓣在左房漂浮。

⑤ 胎肺位于心脏两侧，右肺略大于左肺，呈中等回声的实性结构，回声均匀。

【特别提示】

① 胎儿胸部心脏四腔心水平横切面对诊断胎儿胸部疾病非常重要。因为心脏位置、大小的异常是发现和诊断胸部病变的一个重要线索。

② 四腔心切面是最重要的心脏切面，对正确评估心脏非常关键，标准四腔心切面能排除超过 60％ 的主要先天性心脏畸形。

（五）胎儿腹部

1. 胎儿上腹部横切面

【超声诊断】

胎儿上腹部横切面（图 12-1-14）重要的解剖结构包括以下几点。

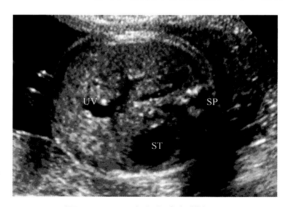

图 12-1-14　胎儿上腹部横切面
UV—肝内脐静脉；ST—胃泡；SP—脊柱

① 胎儿肝脏位于上腹部偏右侧，回声均匀，并可见肝内门静脉分支。

② 胎儿胃泡位于上腹部左侧，呈无回声区，其大小和形态取决于所吞咽的羊水的量和胃的蠕动状态，孕 12 周开始，多数孕妇可显示胎儿胃泡。

③ 脐静脉位于腹部中线处，正对胎儿脊柱。

【特别提示】

① 此切面可测量胎儿腹围，选取腹部最大横切面，通常以脐静脉与左门静脉夹角水平作为测量腹围的水平面，测量皮肤外缘的周长。

② 此切面上通常可以观察到胎儿的胃和脊柱，但无肾脏显示。

③ 图像应尽可能呈圆形，如为腹部的斜切面会使图像呈椭圆形并高估腹围。

④ 腹围是估测胎儿体重并评价胎儿生长发育状态的重要指标，尤其是在孕晚期。孕 35 周左右，腹围与头围基本相等，孕 35 周后，腹围大于头围。

2.胎儿肾脏矢状切面及水平横切面

【超声诊断】

① 胎儿肾脏矢状切面［图 12-1-15（A）］显示肾脏长轴，一般孕 14～15 周超声开始可以显示肾脏，但在孕 18 周以后才显示皮髓质分界。

② 胎儿肾脏水平横切面［图 12-1-15（B）］显示胎儿两侧肾脏位于脊柱两侧，呈圆形低回声，右侧稍低于左侧。

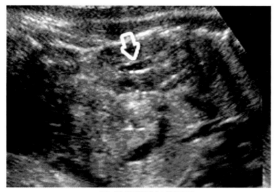 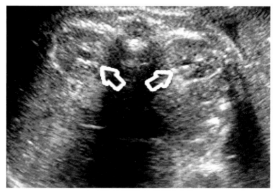

(A)胎儿肾脏矢状切面　　　　　　　　　　　　　　(B)胎儿肾脏水平横切面

图 12-1-15　胎儿肾脏矢状切面及水平横切面

箭头（⇨）所示为肾盂

【特别提示】

① 胎儿肾脏水平横切面为测量肾盂的标准切面，测量肾盂的前后径。

② 通常，肾盂前后径的上限孕中期为 4mm，孕晚期为 7mm。

3.胎儿膀胱水平横切面

【超声诊断】

① 胎儿膀胱水平横切面（图 12-1-16）显示胎儿膀胱呈圆形或椭圆形无回声，一般孕 14～15 周时即可以清晰显示。

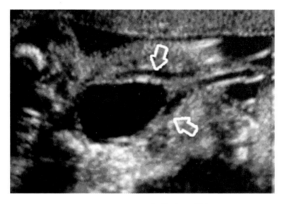

图 12-1-16　胎儿膀胱水平横切面

箭头（⇨）所示为脐动脉

②膀胱的容量不定，可随充盈和排空发生变化。

③膀胱两侧可见两条脐动脉，汇合至腹壁，并与脐静脉共同走行于脐带中。

【特别提示】

此切面是判断脐动脉数目的重要切面，如膀胱两侧仅有一条脐动脉，则可提示单脐动脉。

（六）胎儿四肢

【超声诊断】

胎儿股骨长轴切面（图12-1-17）、胎儿胫腓骨长轴切面（图12-1-18）、胎儿肱骨长轴切面及胎儿尺桡骨长轴切面显示长骨骨干强回声。中孕早期可以显示胎儿手张开的图像（图12-1-19）。

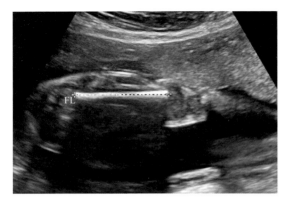

图 12-1-17   胎儿股骨长轴切面

FL—股骨

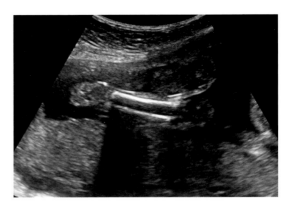

图 12-1-18   胎儿胫腓骨长轴切面

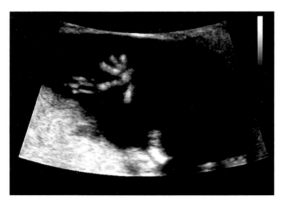

图 12-1-19   胎儿手

【特别提示】

①胎儿四肢骨骼扫查时，如果孕周允许应尽量找全四肢，横切面与纵切面结合，确定长骨数目，在寻找四肢长骨的同时还要注意寻找肢端（手和足）。

②胎儿股骨长度是评价胎儿生长发育的重要指标之一，其测量方法为：声束从股骨外侧射入，垂直于股骨的长轴；测量股骨的骨化部分即强回声部分，不包括末梢的骨骺低回声。正常股骨长与双顶径差2～3cm。

（七）胎儿附属物

1. 胎盘

【超声诊断】

目前常用胎盘的分级来评价胎盘的成熟度，进而评估胎盘功能，超声共分 4 级。较简单的区分方法是根据胎盘钙化的情况：0 级胎盘实质回声均匀；Ⅰ级胎盘实质可见散在的点状强回声；Ⅱ级胎盘基底膜可见线状排列的点状强回声（图 12-1-20）；Ⅲ级胎盘广泛钙化，实质内点状强回声可呈环形排列。

【特别提示】

① 超声于孕 8 周开始可以分辨胎盘，孕 10～12 周后显示清晰，呈均质回声，正常厚度为 2～4cm，一般不超过 5cm。

② 超声对胎盘扫查最初的功能为定位，由于胎盘可位于子宫内的任何位置，所以要注意多切面扫查，尤其要明确胎盘下缘与宫颈内口的关系，注意前置胎盘。

2. 羊水及脐带

【超声诊断】

胎儿脐带由一条脐静脉和两条脐动脉组成，呈螺旋状排列，横切面呈"品"字形，CD-FI 显示脐带长轴呈蓝、红、红或红、蓝、蓝螺旋排列（图 12-1-21）。

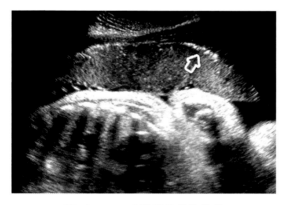
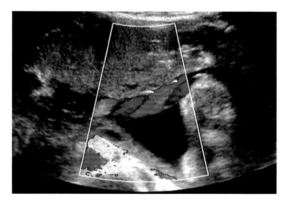

图 12-1-20　成熟度Ⅱ级的胎盘　　　　　图 12-1-21　羊水及其内的脐带
箭头（⇨）所示为钙化

【特别提示】

① 超声对羊水量的测量以羊水深度作为指标，测量时选择宫腔内最大羊水无回声区，探头应垂直水平面，而不是垂直孕妇的腹壁。测量时不包括肢体或脐带，必要时可应用 CD-FI 区分脐带和羊水无回声区。

② 妊娠晚期或可疑羊水过多或过少时，要应用羊水指数（AFI）进行估计，其测量方法为以母体脐部为中心，计算左上、左下、右上、右下四个象限内羊水最大深度之和。

③ 目前诊断羊水过多的一般标准为羊水深度≥8cm、羊水指数≥25cm，此时尤其要注意胎儿中枢神经系统和消化系统畸形的检查。诊断羊水过少的一般标准为羊水深度≤2cm、羊水指数≤8cm（37 周后为≤5cm），此时尤其要注意胎儿泌尿系统畸形的检查。

（赵文静　刘艳君）

第二节 异常妊娠

一、流产

【超声诊断】

① 子宫各径线均小于孕周。

② 妊娠囊内无胚胎和胎心、胎动征象，有时可见少量的不规则低回声区，无具体的组织结构。

③ 空胎囊。宫腔内妊娠囊圆而饱满，超过 8 周内无胎芽或仅见一小胎块，5~7 天后复查时，妊娠囊无增长趋势，又称枯萎孕卵（常为稽留流产）。

④ 妊娠囊下移。流产开始，子宫收缩，妊娠囊下移至子宫下段，常呈水滴状伴宫腔积液（图 12-2-1）。

⑤ 不全流产。宫腔内杂乱不均高回声 [图 12-2-2（A）]，内见杂乱血流信号 [图 12-2-2（B）]，宫内结构紊乱，模糊不清，或宫腔内伴囊样改变 [图 12-2-2（C）、（D）]。有时见绒毛水肿增厚，呈蜂窝状。

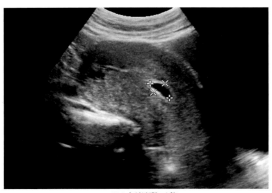
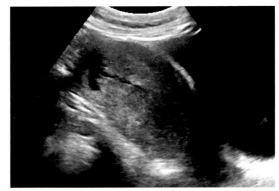

(A) 妊娠囊下移   (B) 宫腔积液

图 12-2-1　流产

【特别提示】

① 稽留流产亦称过期流产，为胚胎死亡 2 个月以上未自然排出。

② 患者妊娠反应逐渐消失，阴道可反复性出血，量时多时少。

③ 胚胎死亡之后形成一血肿性胎块，胎盘机化与宫壁粘连，易引起并发症，如宫腔感染或引起母体的凝血功能障碍，故应及时诊断，及时处理。

二、胚胎停止发育

【超声诊断】

根据美国超声影像学家协会（SRU）会议意见，当超声检查满足以下任何一个标准，则诊断胚胎停止发育。

① 头臂长≥7mm，无胎心搏动（图 12-2-3）。

② 平均孕囊直径≥25mm，无胚胎。

③ 超声检查孕囊，内无卵黄囊，2 周后仍无有心脏搏动的胚胎。

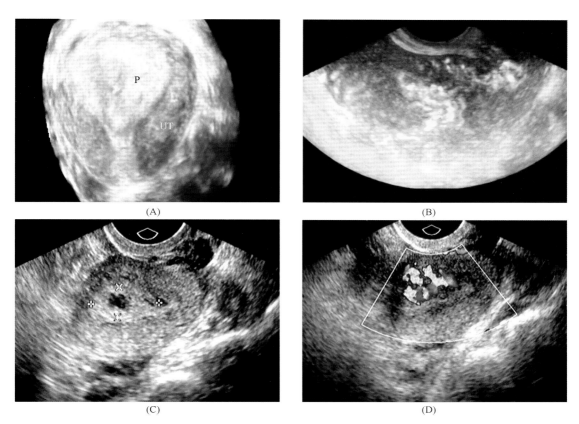

图 12-2-2 不全流产

（A）三维超声示宫腔内残留（P）呈不均质高回声；（B）CDE 示残留组织内见丰富的血流信号；（C）宫腔内残留混合回声；（D）CDFI 示内见丰富血流信号

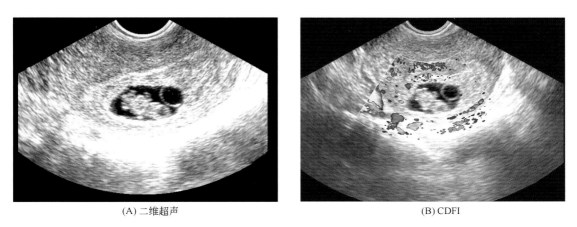

图 12-2-3 胚胎停止发育

（A）示早孕，妊娠囊内胚胎未见胎心搏动，卵黄囊增大；（B）示胚胎内未见彩色血流信号

④ 超声检查有卵黄囊的孕囊，11 天后仍无有心脏搏动的胚胎。

【特别提示】

① 胚胎停止发育是妊娠早期胚胎死亡的表现，临床往往很难做出快速而准确的判断。

② 超声检查胚胎未见胎心搏动为直接诊断依据。不满足上述诊断标准则为疑似诊断。

三、异位妊娠

1. 输卵管妊娠

【超声诊断】

① 子宫增大，宫腔内无妊娠囊显示。有时显示宫腔积液呈不规则无回声（图 12-2-4）。

② 妊娠囊型。一侧附件区显示妊娠囊回声（图 12-2-5），活胎可显示胚胎和原始心搏。

③ 破裂型。位于子宫旁一侧附件区混合性包块［图 12-2-6（A）］，呈低回声、高回声或伴不规则无回声。能显示正常卵巢回声。

④ 有时可显示典型"输卵管环"（图 12-2-7）。黄体囊肿和输卵管环的区别：黄体囊肿壁回声低于子宫内膜，输卵管环回声高于子宫内膜。

⑤ 盆腔积液，量少时显示为子宫直肠窝无回声，可伴有点状、絮状回声。积液量多时可达髂窝、肝肾间隙［图 12-2-6（B）］。

【特别提示】

① 异位妊娠是指受精卵种植在子宫体腔以外部位的妊娠，又称宫外孕。发生部位有输卵管、卵巢、腹腔、阔韧带、子宫颈、子宫瘢痕以及残角子宫等，最常见于输卵管，占 90％以上。

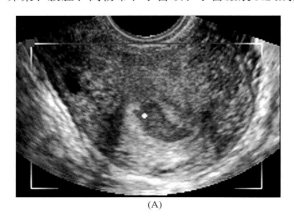
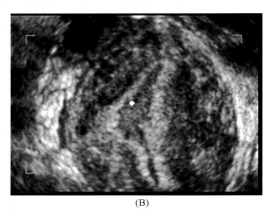

(A)　　　　　　　　　　　　　　　(B)

图 12-2-4　宫腔积液

宫腔内未见妊娠囊，可见不规则无回声（＋）

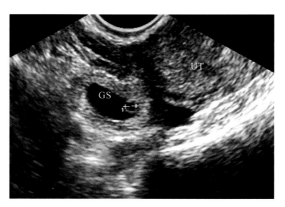

图 12-2-5　妊娠囊型输卵管妊娠

右附件区可见妊娠囊和卵黄囊（＋）

UT—子宫；GS—妊娠囊

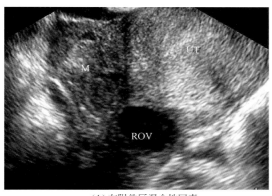
(A) 右附件区混合性回声

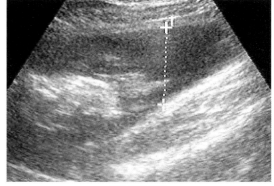
(B) 盆腔积液

图 12-2-6 破裂型输卵管妊娠

M—附件区包块；UT—子宫；ROV—右卵巢

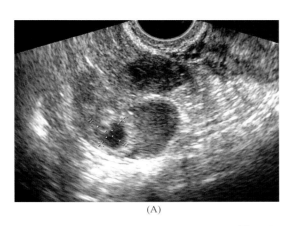
(A)

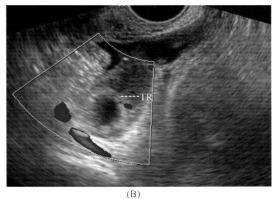
(B)

图 12-2-7 输卵管环

（A）显示圆形无回声，周边为高回声（＋＋）；（B）输卵管环（TR），周围无回声为积血

② 典型临床表现为停经，腹痛，阴道流血。实验室检查尿 HCG 多阳性，血 β-HCG 升高。

③ 如血 β-HCG＞1000 IU/L 而宫腔内未见妊娠囊，应怀疑异位妊娠。

④ 宫腔内假妊娠囊无双环征，应注意鉴别。

⑤ 虽然本病发生率低，但宫内宫外同时妊娠也是可能的。所以超声扫查应仔细，必要时 2～3 天复查，宫内妊娠的妊娠囊应增大，异位妊娠的包块或症状也会逐渐明显。

2. 输卵管间质部妊娠

【超声诊断】

① 妊娠囊型。一侧宫底部突出妊娠囊回声，与宫腔不相通，但可见内膜向间质部的延续。妊娠囊周围的肌层薄或不完全。有时活胎可显示胚胎和原始心搏。CDFI 示妊娠囊周围有彩色血流环绕（图 12-2-8）。早期的输卵管间质部妊娠均表现为此型。

② 不典型妊娠囊型。一侧宫底部突出混合性包块，可见不规则无回声区及不均质团块回声，无心管搏动，包块界限尚清，其外周围绕较薄肌层（文献报道厚度＜0.5cm），部分外侧缘子宫肌层消失，仅有极薄的组织，内侧缘与子宫内膜不相连，CDFI 示包块血流丰富。

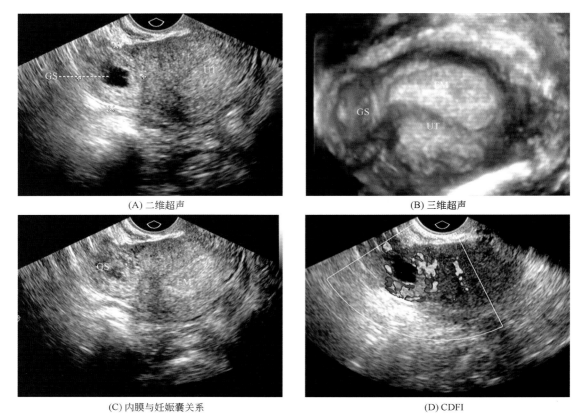

(A) 二维超声　　　　　　　　　　　　　　　(B) 三维超声

(C) 内膜与妊娠囊关系　　　　　　　　　　　　(D) CDFI

图 12-2-8　右侧输卵管间质部妊娠

GS—妊娠囊；EM—内膜；UT—子宫

③ 破裂型。子宫不对称增大，一侧宫底旁可见不均质包块，大小不一，境界不清，CDFI 可见彩色血流信号，盆腔积液。

【特别提示】

① 输卵管间质部妊娠是输卵管妊娠的一种，较少见，占所有输卵管妊娠的 8%～9%，是指受精卵种植在输卵管间质部并在此生长发育。由于绒毛对局部肌层及血管的侵蚀，常引起大出血，其病死率高于其他部位异位妊娠。

② 破裂型诊断困难，由于妊娠囊破裂，胚胎死亡，常有出血，形成凝血块，影响对妊娠包块大小和位置的判断。

③ 异位妊娠时，子宫内膜呈蜕膜改变，有时单环的假妊娠囊回声易误诊为宫内妊娠，但其轮廓模糊，无双环征，应注意鉴别。

3. 宫角妊娠

【超声诊断】

① 妊娠囊型。横切面子宫两侧宫角不对称，一侧宫角膨大、突出；宫腔回声的边缘出现妊娠囊，可探及胚胎及原始心管搏动，妊娠囊周围有完整的肌层包绕。内膜回声距宫角部包块较近（图 12-2-9）。宫角妊娠特点为扫查子宫矢状切面显示完整子宫内膜时，孕囊不显示；孕囊清楚显示时，子宫内膜显示模糊。

② 宫角妊娠破裂、流产型。子宫增大，一侧宫角处可见包块回声，内膜增厚，回声增

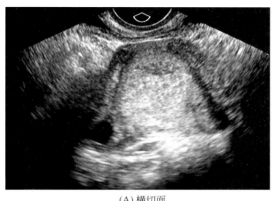 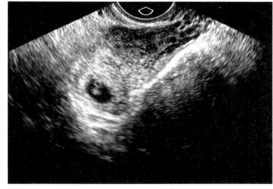

(A) 横切面　　　　　　　　　　　　　　　　　(B) 矢状切面

图 12-2-9　右侧宫角妊娠

（A）显示右侧宫角处宫腔回声的边缘可见妊娠囊，周围可见肌层；（B）显示孕囊，内膜显示不清

强，盆腔积液。CDFI 示包块周边有较丰富的血流信号环绕。

③ 双侧卵巢显示清晰。

【特别提示】

① 宫角妊娠是指受精卵种植在近子宫与输卵管口交界处的子宫角部的宫腔内，不属于异位妊娠。结果有两种：一种可发展为宫内妊娠；一种表现与间质部妊娠相似，一旦破裂，可能危及患者生命。

② 宫角妊娠 6~8 周内多无症状，临床上难以早期诊断。胚胎着床部位与输卵管间质部妊娠位置接近，妊娠均可维持 3~5 个月才发生破裂。

③ 多数患者因停经、阴道流血、下腹痛等症状就诊，易误诊为宫内妊娠先兆流产、输卵管妊娠。

④ 对早期出现先兆流产症状而终止妊娠者，均需常规做超声检查，确定妊娠囊位置。

⑤ 宫角妊娠与输卵管间质部妊娠鉴别困难。输卵管间质部妊娠则妊娠囊靠近宫底部浆膜层，周围肌层不完全或消失，下部与宫腔不相通，宫腔回声与妊娠囊结构间约有 1cm 的距离，即间质线；宫角妊娠在宫腔回声即将消失的同时出现妊娠囊结构，与宫腔相通，有完整的肌层包绕。

■■■ 第三节　妊娠滋养细胞疾病 ■■■

一、葡萄胎

【超声诊断】

① 完全性葡萄胎。子宫大于相应孕周，未见胎儿。宫腔内充满大小不等的无回声区，蜂窝状（图 12-3-1）。可见双侧卵巢黄素囊肿，呈多房状，间隔纤细，囊腔内清晰（图 12-3-2）。

② 部分性葡萄胎。子宫大于停经月份，宫腔内可见正常或异常胎儿，并可见一部分正常胎盘及羊水，另一部分胎盘呈上述完全性葡萄胎改变。

③ CDFI 于蜂窝状回声间可显示稀疏的星状、点状红蓝血流信号。

④ 频谱。与正常子宫动脉阻力指数（RI）相似，RI 为 0.78 ± 0.07，搏动指数（PI）>1。

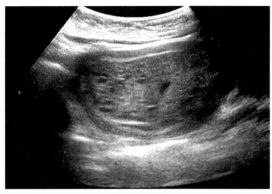

(A) 经腹扫查　　　　　　　　　　　　(B) 经阴道扫查

图 12-3-1　葡萄胎

子宫增大，宫腔内充满蜂窝状大小不等的无回声区

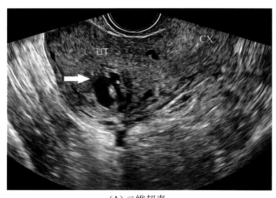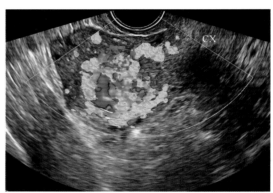

(A) 二维超声　　　　　　　　　　　　(B) CDFI

图 12-3-2　侵蚀性葡萄胎

女，35 岁，葡萄胎清宫后 3 个月，子宫后壁可见不规则无回声区；其内显示红蓝相间彩色血流

UT—宫体；CX—宫颈；箭头示侵犯肌层的扩张血管

【特别提示】

① 完全性葡萄胎是最常见的妊娠滋养细胞肿瘤，病理特点为滋养细胞异常高度增生。部分性葡萄胎病理特点为有部分正常胎盘或正常绒毛。

② 主要表现为闭经，阴道流血，子宫异常增大。

③ 应与不全流产鉴别，不全流产子宫略大，但常小于孕周，可见宫腔积液征象，并混有不规则的团状强回声，无胎儿结构（常为滞留的蜕膜、胎盘组织）。CDFI 在绒毛组织残留部位可探及五彩花色血流，频谱多普勒显示混杂的涡流频谱及低阻滋养血流。

④ 二维超声诊断葡萄胎准确性可达 95%～100%。

⑤ 葡萄胎清宫后应至少随访至血 HCG 正常后 6 个月。

二、侵袭性葡萄胎及绒毛膜癌

【超声诊断】

① 子宫大于正常，外形可不规则。

② 子宫形态失常，肌层回声不均匀，侵蚀性葡萄胎呈不均匀蜂窝样或海绵样改变（图

12-3-2），而绒毛膜癌为极度不均改变，可见不规则回声增强、减弱或无回声区，可达浆膜层（图 12-3-3）。

③ 子宫内膜可中断，一侧或两侧附件区可见黄素囊肿回声。

④ 滋养细胞侵入周围器官（如阴道、膀胱、盆腔等）将引起相应的声像图改变。

⑤ 阴道超声探查弥漫性和局限性病灶均较敏感，CDFI 表现为子宫肌层大小不等无回声区内五彩血流信号，频谱为低阻血流，RI＜0.40，比妇产科其他恶性肿瘤更多出现动静脉瘘。

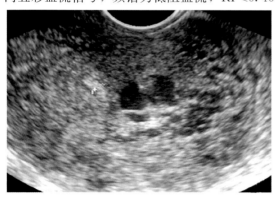 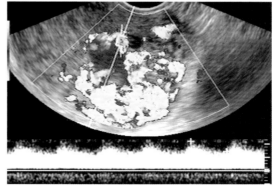

(A) 二维超声　　　　　　　　　　　　　　(B) CDFI

图 12-3-3　绒毛膜癌

女，37 岁，正常妊娠 40 天流产，未清宫；子宫底部可见混合性回声，达浆膜下，其内血流丰富，红蓝相间，可测及动静脉瘘频谱，RI＝0.35

【特别提示】

① 侵袭性葡萄胎及绒毛膜癌属恶性滋养细胞肿瘤。基本特征是滋养细胞侵蚀子宫肌壁，破坏血管，形成病灶周围局灶性多血管区及较大血窦，出现动静脉瘘。

② 侵蚀性葡萄胎表现为葡萄胎清宫后出现不规则阴道流血，多数在葡萄胎清宫后 6 个月内发生。绒毛膜癌的症状与侵蚀性葡萄胎相似，不仅可发生于葡萄胎清宫后，也可发生在正常产后、流产后，其病程发展较侵蚀性葡萄胎迅速、凶猛。

③ 由于侵蚀性葡萄胎及绒毛膜癌的血流阻力参数相似，两者区别需结合临床。

④ CDFI 可用于恶性滋养细胞肿瘤化疗的疗效观察。根据子宫肌壁病灶内无回声区的大小及血流的变化，判定病情严重程度。随着化疗进展，病灶大小及异常血流范围的减少与血 HCG 的下降及临床症状的改善呈平行关系。血 HCG 恢复正常的时间早于 CDFI 的改变。

（刘艳君）

第四节　胎儿畸形

一、无脑儿

【超声诊断】

① 胎儿缺少圆形的颅骨强回声环，纵切面胎儿面部以上无脑颅骨结构，仅可见胎儿面颅骨与颅底骨呈一瘤结状回声，多无脑组织回声，胎儿眼球突出似蛙眼状（图 12-4-1）。

② 无脑儿合并脊柱裂，沿胎儿脊柱纵切面扫查时，两条强回声带间距变宽，排列不规则，脊柱不连续，或形成角度，骨质增厚，局部皮肤有断裂。

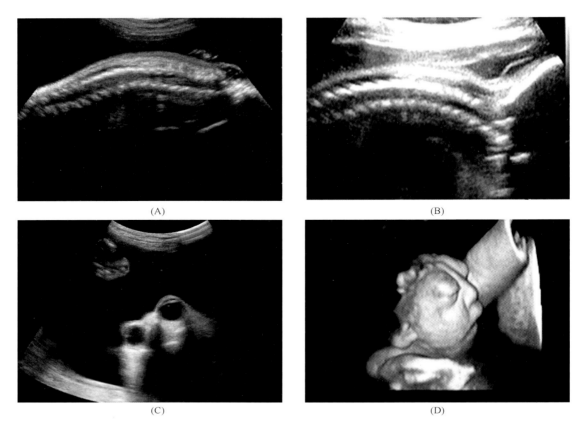

(A)　　　　　　　　　　　　　　　　(B)

(C)　　　　　　　　　　　　　　　　(D)

图 12-4-1　无脑儿

（A）纵切面无脑儿脊柱上方未见颅骨强回声；（B）正常胎儿脊柱纵切面，上方显示颅骨骨板强回声；（C）眼球突出，横切面呈"蛙眼"状；（D）三维超声

③ 合并脊膜膨出，在胎儿骶尾部可见突出一囊性包块，囊壁薄，内呈无回声区，在羊水中漂动，脊柱局部骨皮质缺损。大多在孕 18 周以上检出。

④ 多合并羊水过多。

【特别提示】

① 无脑儿是由于神经管头端神经孔闭合过程发生紊乱，颅盖骨缺失，大脑半球发育不全。与母亲有遗传性疾病或家族史、孕期感染史、孕期接触致畸农药等有关。

② 无脑儿最早可在孕 12 周后检出，孕 12 周以前由于颅骨骨化不全，诊断无脑儿应慎重。

③ 本病为致死性胎儿畸形。

二、脑积水

【超声诊断】

① 脑积水表现为梗阻近侧脑室扩张，远侧脑室形态正常或缩小。

② 中脑导水管阻塞引起双侧侧脑室和第三脑室扩张（图 12-4-2），而室间孔阻塞则仅引起侧脑室扩张。

③ 超声观察侧脑室主要在高位侧脑室平面和丘脑平面，丘脑平面可测量前角和后角的宽度，后角可测量脉络丛球部侧脑室内侧缘与外侧缘间距离。

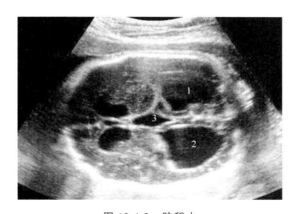

图 12-4-2 脑积水
1，2—双侧侧脑室；3—第三脑室

④ 中期妊娠时，第三脑室的平均宽度为 1mm 左右，以后随妊娠的进展而增宽，最宽＜2mm，任何妊娠周第三脑室的宽度≥3.5mm 可被认为异常。

⑤ Dandy-Walker 综合征的典型表现为小脑蚓部缺失、第四脑室和后颅窝池扩张，约 1/3 伴脑积水。

【特别提示】

① 一侧或双侧侧脑室宽度≥10mm 为异常。侧脑室宽度 10～12mm，不合并其他畸形，为轻度侧脑室扩张。侧脑室宽度≥15mm 为重度脑室扩张或脑积水。

② 并非所有的侧脑室扩张均代表胎儿预后不良，明显的脑室扩张预后不良不容置疑，轻度的脑室扩张是否有临床意义目前仍有争议。有学者认为妊娠晚期出现的轻度侧脑室扩张其预后相对较好。

③ Dandy-Walker 综合征可分为 3 型：典型 Dandy-Walker 畸形（DWM）、变异的 Dandy-Walker 畸形（DMV）和后颅窝池增宽（CMC）。本病是胚胎发育过程中，小脑蚓部、后脊髓、第四脑室发育异常所致。超声检查发现正常的第四脑室及小脑蚓部即可排除 DWM/DWV。如在横切面上见小脑蚓部缺失，必须结合矢状切面检查，以防误诊。

④ 脑积水是进行性疾病，妊娠早中期积水往往处于临界值，早期诊断困难较大。妊娠晚期受胎头颅骨骨化的影响，脑室显示率降低。

三、脑膜膨出和脑膜脑膨出

【超声诊断】

① 脑膜膨出时可见一个大小不等、边界规则的类圆形无回声区，壁较光滑，与胎头相连，相连处的颅骨板回声中断，缺损区常较小，无回声区的壁由头皮、皮下组织、硬脑膜组成，声像图显示为中间呈低回声带的三层结构。胎头内实质回声正常。

② 脑膜脑膨出时，膨出的脑实质显示为盘曲样中等回声，周边由头皮、皮下组织、硬脑膜组成，颅骨板缺损区常较大（图 12-4-3），脑实质回声依膨出的大小可正常或异常。胎头往往较小。

【特别提示】

① 常规双顶径测量时发现颅骨强回声环不规则，双顶径常小于孕周。

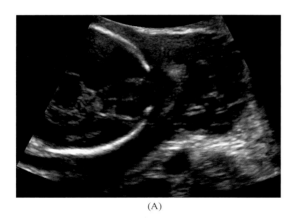
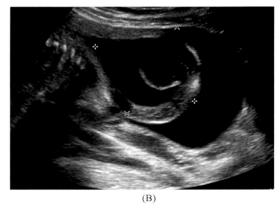

(A)　　　　　　　　　　　　　　　　(B)

图 12-4-3　脑膜脑膨出

（A）示颅骨缺损，回声中断；（B）膨出的脑实质显示囊性回声中盘曲样中等回声

② 声像图显示胎头附近有与颅骨相连的异常囊性回声，连接处颅骨缺如，即可诊断为脑膜膨出。如肿物内显示盘曲样脑组织回声，可诊断为脑膜脑膨出。

③ 羊水过少时，小的膨出物可与宫壁相贴而被挤压，容易漏诊，要注意多切面扫查。

④ 脑膜膨出与脑膜脑膨出，应与胎儿耳郭及眼球相鉴别。多切面扫查，根据其特征容易鉴别。

四、脊柱裂

【超声诊断】

① 正常脊柱纵切面呈前后平行排列的强回声［图 12-4-1（B）］；横切面呈闭合性三角形强回声（图 12-4-4）。脊柱裂纵切面示脊柱回声连续性中断，横切面示脊柱裂部位正常闭合性三角形的骨质结构不闭合，椎弓开放，呈 V 形或 U 形（图 12-4-5）。

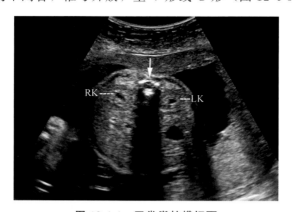

图 12-4-4　正常脊柱横切面

RK—右肾；LK—左肾；箭头示椎弓闭合

② 较大脊柱裂见明显的脊柱后凸［图 12-4-6（A）］。

③ 脊膜膨出或脊髓脊膜膨出，纵切面脊柱裂部位可见囊性无回声外突［图 12-4-6（B）］。

④ 开放性脊柱裂背部皮肤不连续，胎儿头部前额和枕部隆起，呈柠檬头表现，可合并脑积水（图 12-4-7），小脑呈香蕉征。

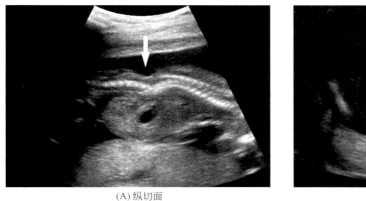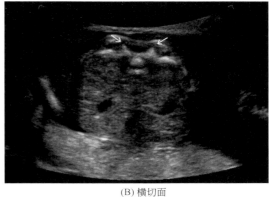

(A)纵切面　　　　　　　　　　(B)横切面

图 12-4-5　开放性脊柱裂（一）

（A）示脊柱回声连续性中断（➪）；（B）示脊柱裂椎弓开放，呈 V 形（→）

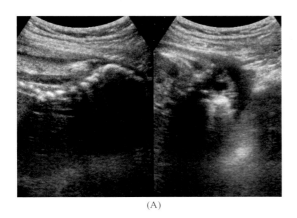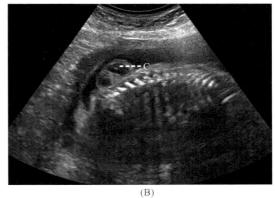

(A)　　　　　　　　　　(B)

图 12-4-6　脊柱裂（二）

（A）脊柱后凸及脊柱裂；（B）脊膜膨出（C）

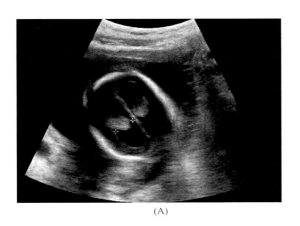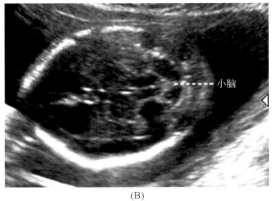

(A)　　　　　　　　　　(B)

图 12-4-7　脊柱裂胎儿的头部改变

（A）脑积水，可见扩张的侧脑室（＋＋）；（B）颅后窝池消失，小脑呈香蕉征

⑤ 隐性脊柱裂表现为胎儿脊柱正常生理弯曲消失，病变部位椎骨骨化中心排列异常，椎板缺如，椎管开放。背部皮肤连续性完整，无囊状物突出及胎头形状改变。

【特别提示】

① 脊柱裂由神经管未正常闭合所致，可发生于脊柱的任何段，以腰骶段多见，表现为中线缺损，相邻椎板闭合不全。

② 开放性脊柱裂为致死性胎儿畸形，可合并露脑与无脑畸形。

③ 扫查脊柱需注意观察脊柱的连续性，在纵切面、横切面和冠状面分别显示，并需结合胎儿躯体的活动。

④ 当胎儿月份过大、枕后位或骶后位、羊水少、胎儿背部紧贴子宫壁时，骶尾部不易显示，扫查中应予注意。

五、腹裂和脐膨出

【超声诊断】

① 腹裂内脏外翻时，腹部界限不清晰，失去正常形态，可显示腹壁缺损（图 12-4-8），肝、脾、肠管等漂浮于羊水无回声区中，有时可见心脏在其中搏动。

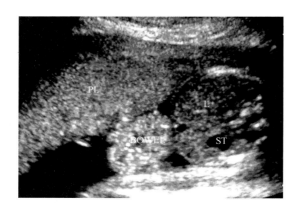

图 12-4-8　腹裂（肠管外翻）

胎儿腹壁连续性中断，胎儿腹壁外侧肠管回声漂浮于羊水内

PL—胎盘；L—肝脏；ST—胃；BOWEL—肠管

② 脐膨出显示为胎儿腹部向外膨出的包块回声。内脏膨出时，可显示腹腔内部分或全部脏器（如肝脏、肠管等）位于腹壁之外，周围有完整包膜回声与胎儿腹壁缺损处相连，可见脐血管在其中通过（图 12-4-9）。

【特别提示】

① 腹裂和脐膨出均属于腹壁缺损畸形。胎儿腹裂处腹壁回声缺如，脱出脏器漂浮于羊水之中。

② 小的脐膨出有时不易显示，需让孕妇改变体位多切面扫查，使前腹壁显示清晰，以提高诊断率。

③ 胎儿腹腔大量积液合并羊水过少时，腹壁回声与子宫壁贴近，易把胎儿脏器在腹水内漂浮误诊为在羊水内漂浮，鉴别点主要是注意寻找腹壁回声，观察是否有缺损。

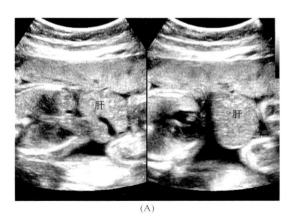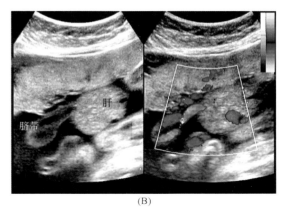

（A）　　　　　　　　　　　　　　　（B）

图 12-4-9　脐膨出

（A）胎儿腹壁回声中断，可见膨出包块；（B）膨出包块顶端可见脐带回声

六、十二指肠闭锁

【超声诊断】

① 十二指肠闭锁时，胃及十二指肠闭锁近端扩张，羊水充满其中。可见胎儿腹部有两个局限性无回声区，呈"双泡征"（图 12-4-10），动态观察其无回声区的大小和形态可呈缓慢改变。两个无回声区可见相通。

② 常伴有羊水过多。

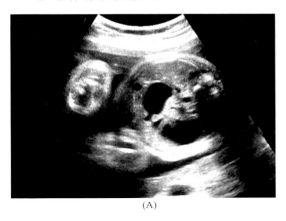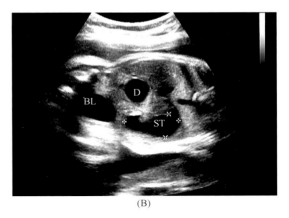

（A）　　　　　　　　　　　　　　　（B）

图 12-4-10　十二指肠闭锁（双泡征）

（A）胎儿上腹部横切面显示两个相通的无回声；（B）胎儿上腹部冠状切面显示胃泡、扩张的十二指肠球部、膀胱

ST—胃泡；D—十二指肠球部；BL—膀胱

【特别提示】

① 双泡征。由扩张的胃泡和十二指肠球部形成，胎儿上腹部为两个相通的无回声区。胎儿腹部超声显示典型双泡征，提示胎儿十二指肠梗阻，绝大多数由十二指肠闭锁或狭窄引起，少数由十二指肠旋转不良或环状胰腺引起。

② 典型超声表现出现在 24 周以后，几乎都伴有羊水过多。羊水增多可能是胎儿消化系统畸形的辅助诊断信息，但 10％的羊水过多是非特异性的。

③ 应与其他肠管闭锁鉴别。十二指肠闭锁时，呈两个大小不等、界限清晰的圆形无回声

区。小肠结肠闭锁时，也表现为类似的一个或多个无回声区，要仔细观察鉴别。妊娠晚期胎儿结肠内可见管状无回声区，但其范围较肠管闭锁的无回声区小，且随着肠蠕动的变化较大。

④ 应与多囊性发育不良肾鉴别。后者的无回声区不随肠蠕动发生变化，双侧发病时合并羊水过少，十二指肠闭锁合并羊水过多。

⑤ 应与肠系膜囊肿鉴别。肠系膜囊肿示腹腔内孤立的类圆形无回声区，其大小不随肠蠕动变化。

⑥ 应与脐静脉瘤鉴别。脐静脉瘤示胎儿腹部脐静脉入口处可见无回声区，CDFI 示其内充满彩色血流，可测及静脉频谱，入肝后走行正常。

七、唇腭裂

【超声诊断】

① 唇裂及腭裂均可分为单、双侧。

② 通过鼻唇冠状切面判断上唇是否有唇裂。正常上唇回声表现为上唇回声连续，无中断。当上唇回声连续性中断（图 12-4-11），排除其他原因造成的假象，考虑唇裂。根据唇裂的程度不同分 3 度：Ⅰ度—仅唇红回声不连续；Ⅱ度—上唇回声中断未达鼻底；Ⅲ度—上唇至鼻底回声完全中断。

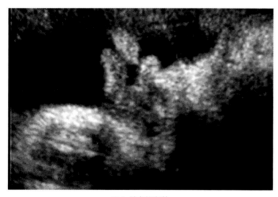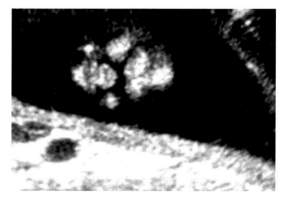

(A) 单侧唇裂　　　　　　　(B) 双侧唇裂

图 12-4-11　唇裂

③ 发现胎儿唇裂时，应检查胎儿上牙槽突，观察是否合并牙槽突裂。单侧牙槽突裂表现为牙槽突正常弧形结构消失，回声连续性中断，横切面上呈"错位"征象（图 12-4-12）。

④ 双侧唇裂合并牙槽突裂的典型表现为"颌骨前突"，显示双侧唇与牙槽突连续性中断，在鼻下方可见明显向前突出的强回声。

⑤ 无唇裂的单纯腭裂检出率极低，超声检查非常困难，不推荐常规检查胎儿单纯腭裂。

【特别提示】

① 唇腭裂属口腔颌面裂畸形，指不同程度的裂隙位于唇部和（或）腭部，包括单纯唇裂、单纯腭裂和唇腭裂。

② 唇腭裂的患病率约为 1.4‰。单纯唇腭裂治疗后大部分预后良好，综合征型并伴有其他异常时预后不良。

③ 唇腭裂累及部位：产前超声检查可发现的唇腭裂包括唇裂、唇裂伴腭裂。腭裂分为原发腭裂（包括牙槽突裂）和继发腭裂，牙槽突裂超声可能观察到，但其他类型腭裂超声发现十分困难。

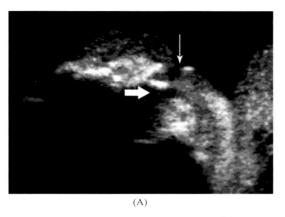 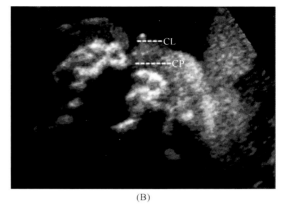

(A)　　　　　　　　　　　　　　(B)

图 12-4-12　单侧唇腭裂

（A）上唇（→）和上牙槽（⇨）回声中断；（B）中断处回声

CL—唇裂；CP—腭裂

④ 胎儿唇腭裂可能合并其他结构异常，正中唇腭裂通常与前脑无裂畸形有关。故当发现唇腭裂时，应检查是否存在其他结构畸形。

⑤ 推荐在妊娠 20～24 周进行检查。注意应尽量避免脐带、肢体等遮挡，识别伪像，发现唇腭裂应在两正交切面证实；显示不清时应在报告注明或建议转诊。

（宛伟娜　刘艳君）

第十三章

甲 状 腺

■ ■ ■ 第一节　正常甲状腺 ■ ■ ■

【超声诊断】

① 大小。上下径 4.0～5.5cm，左右径 1.0～2.0cm，前后径 1.0～2.0cm。

② 回声。为略高于颈前和颈侧肌群组织回声的中等高回声。

③ 位置形态。甲状腺位于喉下方和气管上部的前外侧，呈 H 形，中间为峡部，两侧为左叶和右叶。

④ 声像图。横切面示甲状腺两侧叶以峡部在气管前方相连；纵切面示甲状腺呈锥体形，包膜完整，表面光滑（图 13-1-1）。

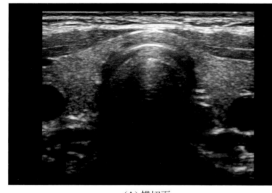
(A) 横切面

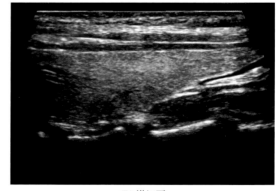
(B) 纵切面

图 13-1-1　正常甲状腺

【特别提示】

① 甲状腺扫查时应用高频探头（频率 7.5～15MHz），嘱患者头部后仰，充分暴露颈前部。

② 甲状腺上下径测量时探头上部应略向外展，以充分显示两侧叶。颈前部气管和两侧的颈总动脉、颈内静脉可作为甲状腺内、外界限的标志。

③ 甲状腺可有异位，注意颈前部肿物术前应常规探查有无正常甲状腺存在。

④ 峡部可有缺如，也可有锥体叶，沿峡部向上，纵切面可显示其长轴，回声与甲状腺一致。

第二节　甲状腺疾病

一、亚急性甲状腺炎

【超声诊断】

① 甲状腺对称或不对称肿大。

② 甲状腺一叶或两叶内部局限性或弥漫性回声减低，边界模糊，中心较周边减低明显（图 13-2-1）。

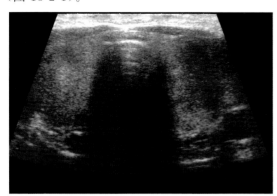 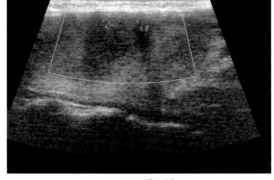

(A) 二维超声横切面　　　　　　　　　　　　　　(B) CDFI纵切面

图 13-2-1　亚急性甲状腺炎

甲状腺肿大，左叶明显，回声减低，边界模糊，CDFI 示左叶内稀疏血流信号

③ CDFI 示血流无特异性改变，病初可增多，治疗后血流减少。

【特别提示】

① 亚急性甲状腺炎是一种可自行缓解的非化脓性甲状腺炎性疾病，多有上呼吸道感染病史，触诊时颈前部压痛明显。

② 甲状腺内低回声区与肿瘤或结节性甲状腺肿不同，常边界模糊，无明显球体感，内部回声不均，类似虫蚀样。位于腺体前部的低回声区与颈前肌界限可以不清，肌组织回声增强。

③ 本病早期可出现甲状腺功能亢进（甲亢）症状，治疗后甲状腺功能可减低或恢复正常。

④ 实验室检查特点为血白细胞正常或增高，红细胞沉降率增快。

二、慢性淋巴细胞性甲状腺炎（桥本甲状腺炎）

【超声诊断】

① 甲状腺肿大，峡部前后径增大明显。早期表面光滑，后期可变形或呈分叶状。

② 腺体回声弥漫性减低，不均匀，可见网格样高回声（图 13-2-2、图 13-2-3）。

③ 甲状腺可缩小，回声局灶性减低，呈不典型网状（常以甲状腺功能减低来诊）。

④ 本病可同时伴有结节及甲状腺癌。

⑤ CDFI 示初期甲状腺血管扩张，可表现为火海征，治疗后血流可正常或减少。

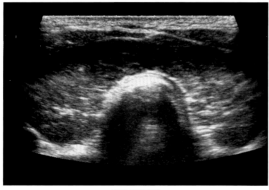
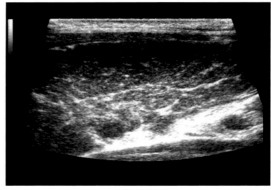

(A) 横切面　　　　　　　　　　　　　　　(B) 纵切面

图 13-2-2　慢性淋巴细胞性甲状腺炎（甲状腺功能降低）

甲状腺肿大，回声减低，网格状改变

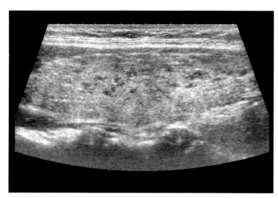
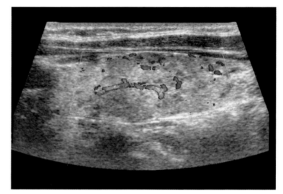

(A) 二维超声　　　　　　　　　　　　　　(B) CDFI

图 13-2-3　慢性淋巴细胞性甲状腺炎（甲状腺功能正常）

甲状腺呈中等回声，不均匀，血管轻度扩张

【特别提示】

① 本病又称桥本病，是一种自身免疫性疾病，可同时伴有其他自身免疫性疾病。多见于女性，男性少见，男女比约 1:20。有家族发病倾向。

② 甲状腺肿为主要症状，有自然发展为甲状腺功能减低（甲减）的趋势，也有以甲减的相关症状首诊。

③ 病理学。甲状腺多呈弥漫性肿大，质地坚硬，表面呈结节状。镜下可见病变甲状腺组织中淋巴细胞和浆细胞浸润，结缔组织增生。

④ 有的患者仅以颈前肿物或包块就诊，注意比较肿物与甲状腺回声，如二者回声一致，注意是否为锥体叶或异位腺体。

⑤ 结合血清甲状腺自身抗体测定，有助于确诊本病。

三、毒性弥漫性甲状腺肿（Graves 病）

【超声诊断】

① 甲状腺肿大，表面光滑，形态对称［图 13-2-4（A）］。

② 腺体回声减低 ［图 13-2-4（B）］、增粗，也可增强不均，伴条状、片状、结节样改变，无包膜，无声晕。

③ CDFI 示多数血管弥漫性扩张，呈火海征，典型者腺体回声被扩张血管覆盖（图 13-2-5）。

④ 甲状腺动脉特别是甲状腺上动脉血流速度增快明显。

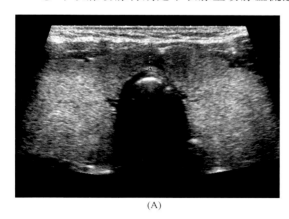
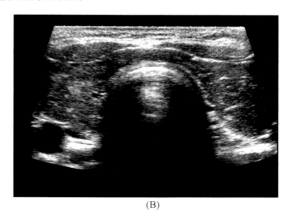

(A)　　　　　　　　　　　　　　(B)

图 13-2-4　毒性弥漫性甲状腺肿（一）

（A）甲状腺明显肿大；（B）甲状腺回声减低

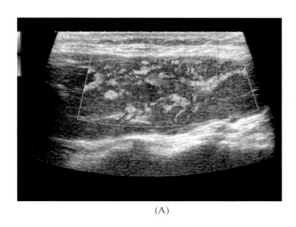
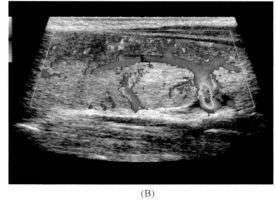

(A)　　　　　　　　　　　　　　(B)

图 13-2-5　毒性弥漫性甲状腺肿（二）

（A）甲状腺弥漫性血管扩张，呈火海征；（B）甲状腺血管轻度扩张

【特别提示】

① 本病由甲状腺激素代谢障碍致腺体组织增生导致甲状腺肿大。

② 本病是一种与遗传、精神因素、自身免疫有关的疾病，多见于 20～40 岁，女性多发。

③ 典型临床表现为甲状腺肿大、神经精神系统改变、突眼，超声检查可显示增粗的眼肌。

④ 治疗后甲状腺大小、回声可恢复，有的仍表现不均、减低，CDFI 示血流呈星点状或短条状。

⑤ 火海征。腺体血管扩张是其病理基础，可见于甲亢、慢性淋巴细胞性甲状腺炎（桥本病）、甲减。鉴别依据为病史、临床表现、实验室检查甲状腺功能。超声不能依据此征判

断甲状腺功能。

四、结节性甲状腺肿

【超声诊断】

① 甲状腺肿大多为不对称性。

② 结节常为多发，回声多样，较大结节内可出现钙化、液变。钙化可呈斑块样、环状、蛋壳样，后方伴有声影；也可见结节内彗尾状强回声。合并出血早期囊性结节内可见落雪状、点状低回声，后期机化呈条状或网格样高回声（图 13-2-6）。

③ 结节周围无或有正常甲状腺组织。结节充满型见不到正常腺体。

④ CDFI 示腺瘤型结节可有血管绕行或彩球状分布，液变或钙化较多的结节少或无血流信号。

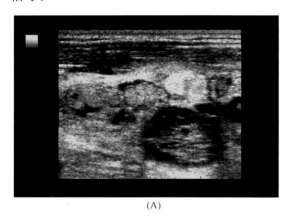　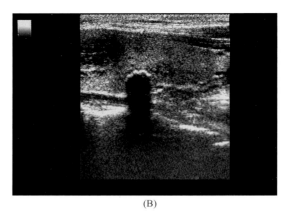

　　　　　　　　(A)　　　　　　　　　　　　　　　　　　　　　　　　(B)

图 13-2-6　结节性甲状腺肿

（A）甲状腺多发结节，呈混合回声、高回声及低回声；（B）结节内钙化，呈强回声，后有声影

【特别提示】

① 液性变时呈混合性回声，要与甲状腺乳头状癌鉴别，注意囊性区内有无乳头状区域或实性区域，特别是伴有微钙化的实性区域。

② 表现为实性特别是低回声的结节，要与甲状腺滤泡状癌鉴别，结节边界不清、形态不规则及内部边缘血管丰富者，需要在报告中作出提示。

③ 良性钙化较大或位于无回声内，大的可有声影，小的呈彗尾状改变。而恶性钙化为微钙化，分布在病灶实质性回声内，簇状，无声影。谐波成像及"萤火虫"成像有助于微钙化的显示。

五、甲状腺腺瘤

【超声诊断】

① 单发为主，亦可多发。

② 肿物呈圆形或者椭圆形，大小不等。

③ 多数腺瘤内部回声均匀，一般为低回声和等回声，少数为高回声。可合并囊变、出血及钙化［图 13-2-7（A）］。

④ 界限清晰，有包膜，周边可见晕环［图 13-2-7（A）］。

⑤ 肿物后壁及后方回声增强或无变化，很少衰减。

⑥ CDFI 示腺瘤周边血管环绕，内多可见丰富的血流信号，囊变时内部血流信号减少 [图 13-2-7（B）]。

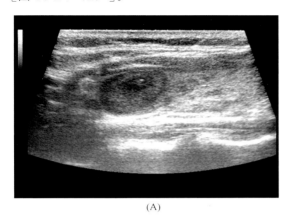
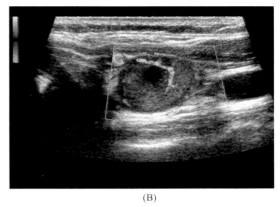

(A)　　　　　　　　　　　　　　　(B)

图 13-2-7　甲状腺腺瘤

（A）甲状腺右叶腺瘤低回声伴无回声，周边有声晕；（B）CDFI 示腺瘤周围血管环绕

【特别提示】

① 病理。滤泡状腺瘤和乳头状腺瘤，切面呈淡黄色或深红色，具有完整包膜。可继发甲亢（称为高功能腺瘤）和恶变。

② 临床表现。多见于 40 岁以下女性，多无症状或偶然发现，肿物光滑、无压痛，呈椭圆形或球形，可随吞咽上下活动。

③ 单发结节，位于峡部附近多见，生长缓慢，有恶变、囊变和出血时，瘤体常迅速增大。

④ 鉴别。超声检查注意腺瘤有完整包膜、声晕、血管环绕的特点。结节性甲状腺肿多发常见，回声多样，声晕和血管环绕不明显。甲状腺髓样癌表现为均质低回声时与腺瘤不易鉴别。

六、甲状腺癌

【超声诊断】

① 甲状腺癌边界清晰或不清晰，形态不规整，呈锯齿状或蟹足状（图 13-2-8、图 13-2-9）。

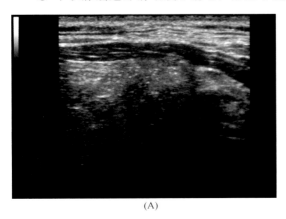
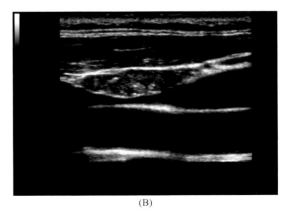

(A)　　　　　　　　　　　　　　　(B)

图 13-2-8　甲状腺癌（一）

（A）甲状腺右叶乳头状癌，界限模糊，内见点状强回声；（B）右颈部淋巴结转移，内见点状强回声

② 内部呈不均质低回声。

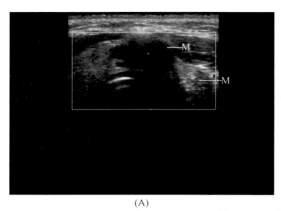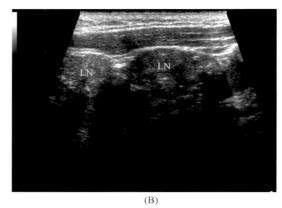

(A)　　　　　　　　　　　　　　　　　　(B)

图 13-2-9　甲状腺癌（二）

（A）甲状腺峡部低回声，后方衰减，左叶界限不清低回声伴微钙化；（B）左颈部淋巴结转移，呈不均匀低回声

M—肿瘤；LN—淋巴结

③ 癌瘤内可出现点状或簇状强回声。

④ 囊变时常液化不全。

⑤ CDFI 示有新生血管及动静脉瘘。

⑥ 乳头状癌颈部淋巴结转移常为囊实性回声，实性区可见细小强回声点〔图 13-2-8（B）、图 13-2-9（B）〕，CDFI 示淋巴结边缘可见彩色血流信号。

【特别提示】

① 甲状腺癌是头颈部常见的恶性肿瘤，女性较多见。病理最常见的是乳头状腺癌，约占 70%。一般分化较好，恶性度低。以颈部淋巴结转移为常见。

② 临床表现。气管前、颈中或颈侧肿块，质硬，固定，可有声音嘶哑。

③ 颈部淋巴结转移可先于甲状腺癌被发现。

④ 结节性甲状腺肿可发生恶变。注意恶性结节多为低回声，形态不规则，边界不清或清晰，纵径大于横径，后方衰减。结节声晕不完整要注意恶性可能。单发低回声结节 CDFI 示结节血流异常丰富的也要注意恶性可能。

⑤ 甲状腺癌有的仅见局限或弥漫性微钙化，见不到明显肿物，此时注意微钙化的特点为散在或簇状，直径 2mm 以下，无声影或声尾。

⑥ 术后缝线或机化组织显示为甲状腺表面强回声，呈等距的点状、条状强回声，后方有条状或片状声影（图 13-2-10）。

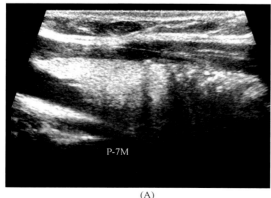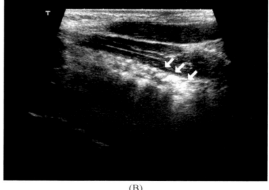

(A)　　　　　　　　　　　　　　　　　　(B)

图 13-2-10　甲状腺癌术后改变

（A）术后 7 个月，上极回声正常，下极回声不均，有衰减；（B）改变切面显示下极腺体表面的缝线强回声（⇨），后方伴声影

■■■ 第三节 甲状腺超声影像报告与数据系统 ■■■

自 2009 年智利学者首次应用超声对甲状腺结节进行分类以来，短短十余年的时间里，世界上出现了众多的分类标准。各标准虽有不同，但多数标准都是从结节的成分、回声、方位、边缘、强回声 5 个方面进行评估。

① 成分。结节的成分可分为实性、囊性和囊实混合性（图 13-3-1～图 13-3-3）。当结节为囊实混合性时，又根据囊实性的构成比分为囊性为主（实性成分＜50％）和实性为主（实性成分≥50％），当结节内仅有少量囊性成分时，称之为几乎完全实性。对于结节的囊实构成，有的学者进行定量检测，而更多的学者倾向于主观评价。

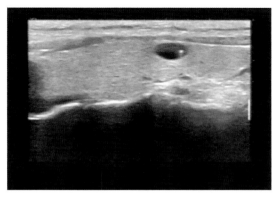

图 13-3-1　囊性结节

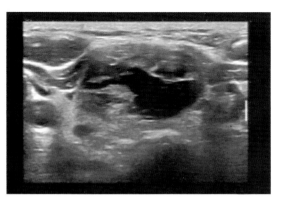

图 13-3-2　囊实混合性结节

在结节成分的分类中，有一类特殊结节，为结节的海绵样变性（图 13-3-4），其可分为两种：一种为结节内多发的小囊样结构聚集，占结节体积的 1/2 以上，这种结节的恶性概率＜2％；另一种为小囊结构占据整个结节，这种结节几乎 100％ 为良性。

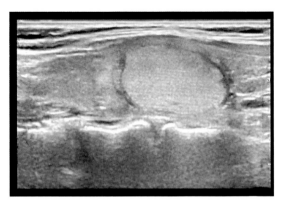

图 13-3-3　实性结节

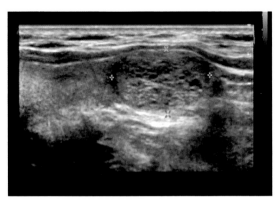

图 13-3-4　海绵样结节

② 回声。回声可分为无回声、高回声、等回声、低回声和极低回声。回声是相对于结节周围的甲状腺组织而言，尤其是相邻的组织，高于结节周围甲状腺组织的回声为高回声，与结节周围甲状腺组织相同的回声为等回声，低于周围甲状腺组织的回声为低回声，当结节的回声较颈部周围肌肉组织（通常以颈前带状肌为参考）的回声还要低时，为极低回声。对

于那些背景不正常的甲状腺组织（如桥本甲状腺炎等），仍然是相对于相邻的甲状腺组织而言，但要注意这时的背景已经发生了改变。当结节呈混合回声时，可描述为"主要为"高回声、等回声或低回声。

③ 方位。方位也称形态，是指结节的长轴和皮肤回声带的关系，可分为垂直位和水平位。垂直位是指在横切面或纵切面评估时，结节长轴和皮肤倾向于垂直，结节的前后径大于左右径或上下径（图 13-3-5）。水平位是指在横切面或纵切面评估时，结节长轴和皮肤倾向于平行，结节的前后径小于/等于左右径或上下径（图 13-3-6）。

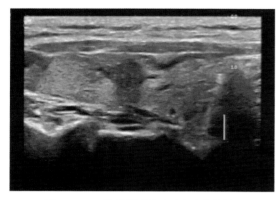

图 13-3-5　结节形态不规则（垂直位）

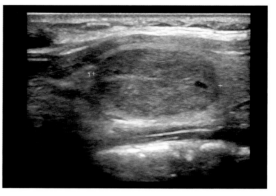

图 13-3-6　结节边缘光整（水平位）

④ 边缘。边缘是指结节与周围甲状腺组织或相邻甲状腺外组织之间的界限，可分为光整、模糊、不规则、分叶状（图 13-3-7）和向甲状腺外侵犯（图 13-3-8）。光整指结节边缘为清晰、无中断的曲线，形成圆形或椭圆形结构。模糊指结节的边界难以与周围甲状腺实质相区分。不规则指结节的外边界呈针刺状、锯齿状或呈锐角突出于周围实质。分叶状指单发或多发的局部圆形软组织突出物，小的分叶可称之为微分叶。向甲状腺外侵犯是指结节突破甲状腺包膜。值得注意的是，在不同的标准中，对术语的定义以及对结节恶性特征的选取略有不同。在中国标准中，边缘不规则和分叶状统称为边缘不规则。边缘模糊在中国标准中为恶性特征，而在美国甲状腺协会的标准中却没有将其纳入为恶性特征。

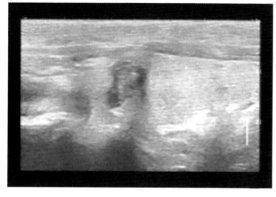

图 13-3-7　结节边缘分叶状

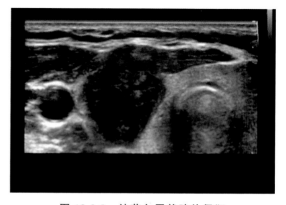

图 13-3-8　结节向甲状腺外侵犯

⑤ 强回声。强回声可分为微钙化、彗星尾伪像、意义不明确的点状强回声、粗钙化和

周边钙化。微钙化是指直径小于 1mm 的点状强回声，后方可不出现声影，也可出现声影（图 13-3-9）。彗星尾伪像是出现在结节囊性或实性区域的点状或短线状强回声，后方出现逐渐减弱的多条平行强回声，属于混响伪像的一种类型，大多由浓缩胶质所导致，"大彗尾"（图 13-3-10）更有临床意义，当彗尾深度＞1mm，位于囊性结构旁时，强烈提示为良性。意义不明确的点状强回声是指小于 1mm 的点状强回声，后方无声影，也无彗星尾伪像，难以判断是微钙化还是浓缩胶质或其他成分。粗钙化是指大于 1mm 的强回声，通常伴有声影（图 13-3-11）。周边钙化是指钙化位于结节的边缘区域，可以呈连续或断续的环形或弧形（图 13-3-12）。值得注意的是，意义不明确的点状强回声仅出现在中国标准中。对于微钙化的定义，有的学者以 1mm 为标准，而大多数学者认为从超声表现上进行主观判断即可。在中国标准中，彗星尾伪像会赋予"－1分"，但当结节内同时出现微钙化或意义不明确的点状强回声时，彗星尾伪像是不给予赋值的。周边钙化在中国标准中定义为钙化要占据结节边缘的 1/3 以上。

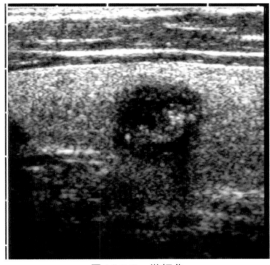

图 13-3-9　微钙化

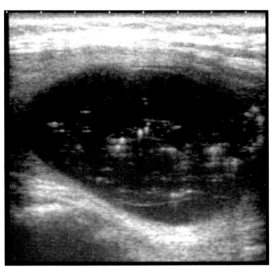

图 13-3-10　"大彗尾"

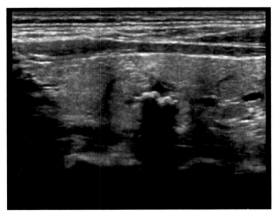

图 13-3-11　粗钙化

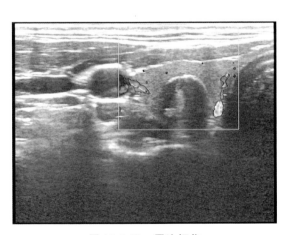

图 13-3-12　周边钙化

　　根据以上 5 个方面的内容，可建立甲状腺超声影像报告与数据系统（Thyroid Imaging Reporting and Data System，TIRADS），对甲状腺结节进行分类。目前得到较为广泛应用的分类标准有韩国标准（Korean TIRADS，K-TIRADS）、美国放射学会标准（TIRADS proposed by American College of Radiology，ACR-TIRADS）、欧洲标准（European TIRADS，EU-TIRADS）和中国标准（Chinese TIRADS，C-TIRADS）。由于篇幅所限，本节无法对各个标准进行详细论述，现给出各个标准的分类流程，以供大家参考。如需深入了解，建议阅读相应的参考文献。

　　a. 韩国标准（K-TIRADS）（图 13-3-13）

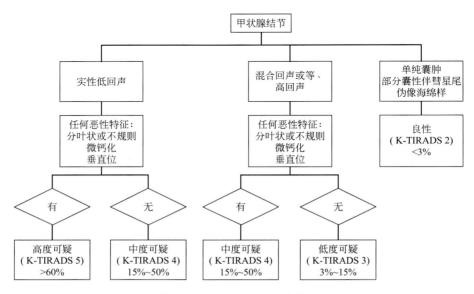

图 13-3-13　K-TIRADS 流程图

　　b. 美国放射学会标准（ACR-TIRADS）（图 13-3-14）

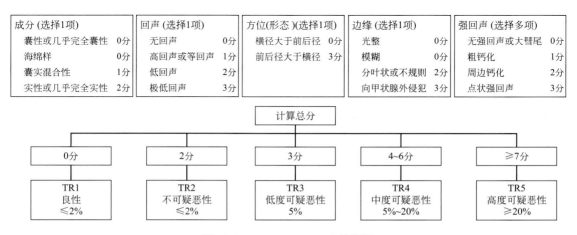

图 13-3-14　ACR-TIRADS 流程图

　　c. 欧洲标准（EU-TIRADS）（图 13-3-15）

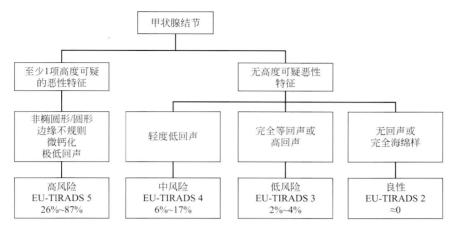

图 13-3-15　EU-TIRADS 流程图

d. 中国标准（C-TIRADS）（图 13-3-16）

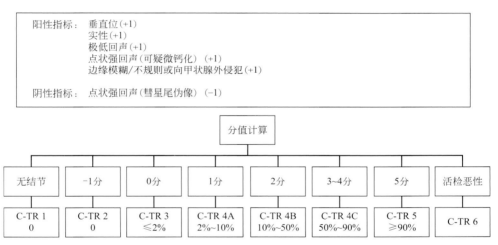

图 13-3-16　C-TIRADS 流程图

（刘艳君　张云飞）

第十四章

颈部淋巴结疾病

■■■ 第一节　颈部标志性结构和淋巴结分区 ■■■

一、肩胛舌骨肌

肩胛舌骨肌位于胸骨舌骨肌的外侧，为细长带状肌，分为上腹、下腹，由位于胸锁乳突肌下部深面的中间腱相连。

【超声诊断】

① 声像图横切面显示为类似淋巴结的长圆形低回声（图 14-1-1）。

② 声像图纵切面可显示条状走行肌纤维，呈低回声，内有高回声纤维分隔（图 14-1-2）。

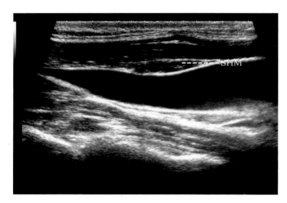 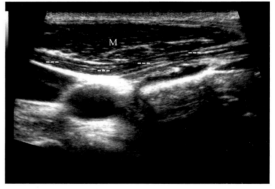

图 14-1-1　肩胛舌骨肌（SHM）

图 14-1-2　胸锁乳突肌

M—胸锁乳突肌；---所示为肩胛舌骨肌长轴切面

二、胸锁乳突肌

胸锁乳突肌位于颈部两侧皮下，大部为颈阔肌所覆盖，是颈部的体表标志。二头分别起自胸骨柄前面和锁骨的胸骨端，汇合后斜向后上方，止于乳突。

【超声诊断】

声像图肌组织显示为条状低回声，位于颈部大血管的前方（图 14-1-2）。淋巴结常位于其深层。

三、舌骨和甲状软骨

舌骨位于下颌骨的下后方，呈马蹄形，中间部位称舌骨体。甲状软骨由四边形的两侧软骨板组成。

【超声诊断】

① 舌骨声像图横切面呈马蹄形强回声［图 14-1-3（A）］，纵切面呈短条状强回声，后方有声影［图 14-1-3（B）］。

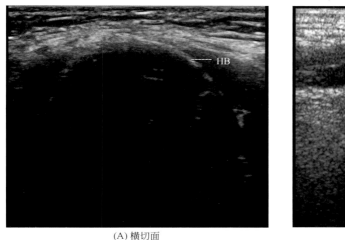
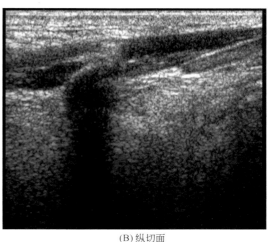

(A)横切面   (B)纵切面

图 14-1-3 舌骨
（A）呈马蹄形强回声；（B）呈短条状强回声，后方有声影
HB—舌骨

② 甲状软骨声像图横切面呈左右对称的倒 V 形中等回声［图 14-1-4（A）］，纵切面呈条带状中等回声［图 14-1-4（B）］，甲状软骨可因钙化呈强回声，后方有声影。

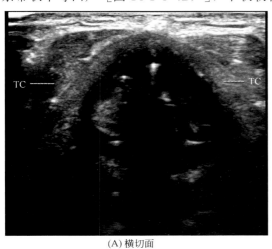
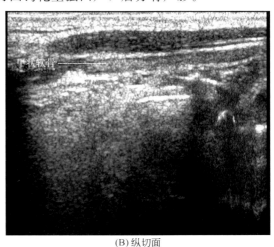

(A)横切面   (B)纵切面

图 14-1-4 甲状软骨
（A）呈左右对称的倒 "V" 形中等回声；（B）呈条带状中等回声
TC—甲状软骨

四、气管

气管软骨为 C 形软骨环，不完整，缺口向后。声像图横切面示气管呈半环形低回声（图 14-1-5），甲状腺两侧叶位于气管旁，峡部位于气管前方。

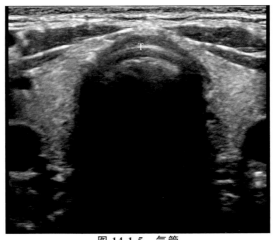

图 14-1-5　气管

横切面显示气管呈半环形低回声，前方为甲状腺峡部

T—气管

五、颈部血管

　　左颈总动脉起自主动脉弓，右颈总动脉起自头臂干，经胸锁关节后方、食管、气管和喉的外侧上行至甲状软骨上缘高度分为颈内动脉和颈外动脉。颈内静脉与颈内动脉和颈总动脉走行在颈动脉鞘内。应用彩色多普勒血流图容易区分颈部血管和肌肉及淋巴结。某些血管的二维图像可能类似淋巴结，注意应用彩色多普勒血流图鉴别（图 14-1-6）。

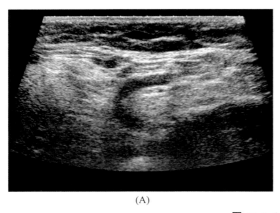
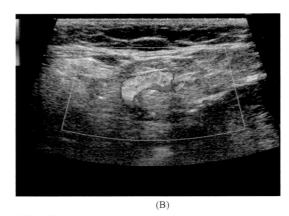

(A)　　　　　　　　　　　　　　(B)

图 14-1-6　颈部血管

（A）颈部血管二维超声图像类似淋巴结；（B）CDFI 显示为血管结构

六、颈部淋巴结分区

　　颈部淋巴结分浅层和深层两组，和肿瘤转移关系密切的深层淋巴结位于颈深筋膜第一层包裹筋膜和最后一层筋膜之间，上起颅底，下与纵隔淋巴结延续。临床上为方便记录，将淋巴结分为 7 个区，即 7 个组（图 14-1-7）。

　　Ⅰ区：为颏下和颌下区，即两侧二腹肌前腹内侧缘之间和二腹肌前、后腹之间，上界为下颌骨，下界为舌骨体，以二腹肌前腹为界分为 Ta 区和 Tb 区。

　　Ⅱ区：为颈内静脉上组，上界为颅底，下界为舌骨。

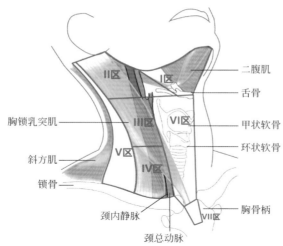

图 14-1-7　颈部淋巴结分区示意图

Ⅲ区：为颈内静脉中组，上界为舌骨，下界为环状软骨下缘。

Ⅳ区：为颈内静脉下组，上界为环状软骨下缘，下界为锁骨。

Ⅴ区：为颈后三角区，后界为斜方肌前缘，前界为胸锁乳突肌后缘，下界为锁骨。

Ⅵ区：为颈前中央区，上界为舌骨，下界为胸骨上切迹，外侧界为颈动脉鞘内侧缘。

Ⅶ区：为胸骨上切迹下方的上纵隔区。

七、正常淋巴结

【超声诊断】

① 一般认为正常淋巴结长径<5mm，长径/短径（L/S）>2，边界清晰，形态规则。

② 采用高频探头可显示淋巴结的内部结构，周围的低回声为皮质，中心的高回声为髓质，呈线条状或卵圆形的"靶样"结构（图 14-1-8）。

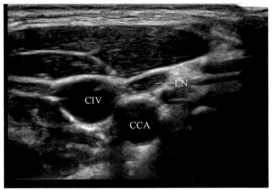

图 14-1-8　正常淋巴结

LN—淋巴结；CIV—颈内静脉；CCA—颈总动脉

③ CDFI 示淋巴结内一般无彩色血流信号，偶尔在淋巴结门部见到少量的血流信号。

【特别提示】

① 超声检查仪器。浅表淋巴结的检查应使用 7.5MHz 以上高分辨率超声探头。

② 超声检查颈部淋巴结，应明确颈总动脉和颈内静脉，了解涎腺（腮腺、颌下腺、舌下腺）、甲状腺、甲状旁腺的正常图像特征及病理图像特点，不应将其内的病变误认为淋巴结。

③ 不同部位淋巴结正常值标准不同，而早期转移的淋巴结大小可正常。因此，在疾病诊断中，淋巴结大小不作为主要观察指标。

<h1 style="text-align:center">第二节　淋巴结疾病</h1>

一、淋巴结转移

【超声诊断】

① 淋巴结大小。短径增加意义大，形态由正常的长椭圆形变为圆形、类圆形，淋巴结长径短径之比（L/S）常小于 2。

② 淋巴结内部回声不均匀，多表现为低回声、无髓质或髓质偏心［图 14-2-1 （A）、（C）］；高回声多为甲状腺乳头状癌转移［图 14-2-2 （A）］；伴有无回声区常由转移性鳞癌液化坏死［图 14-2-2 （C）］、甲状腺的乳头状癌及鼻咽癌所致；微小钙化注意甲状腺乳头状癌、髓样癌转移［图 14-2-2 （B）］。

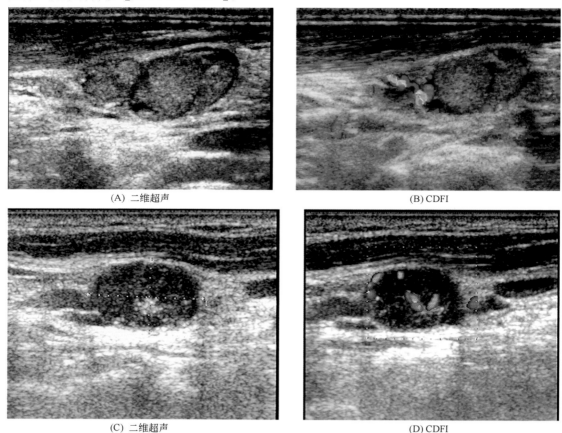

(A) 二维超声　　　　　　　　　　　　(B) CDFI

(C) 二维超声　　　　　　　　　　　　(D) CDFI

图 14-2-1　喉癌淋巴结转移

（A）示淋巴结融合，回声不均，伴无回声和中等高回声；（B）示周边分布彩色血流信号；（C）示类圆形淋巴结，髓质回声不清晰；（D）示血流信号分布于中心和边缘

③ CDFI 显示淋巴结内部血流杂乱或边缘血流分布为主［图 14-2-1 （B）、（D）］。频谱多普勒显示阻力指数增高。

④ 晚期可有淋巴结包膜回声不完整、融合，与大血管浸润、粘连。

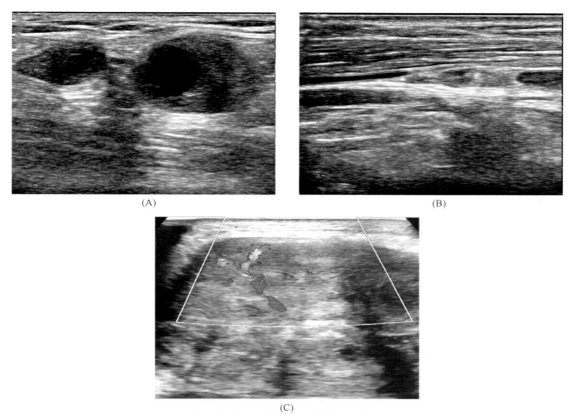

(A)　　　　　　　　　　　　　　　　　　(B)

(C)

图 14-2-2　不同来源淋巴结转移癌

（A）为甲状腺乳头状癌淋巴结转移，示淋巴结内高回声；（B）为甲状腺髓样癌淋巴结转移，示淋巴结内出现微钙化；（C）为转移性鳞癌，示淋巴结内液化

【特别提示】

① 淋巴结的鉴别，组织学上主要观察淋巴结的正常结构是否破坏、纤维膜是否受侵、分裂指数是否增高。超声检查注意淋巴结髓质与包膜回声有无异常。

② 应掌握不同部位淋巴结引流区域特点，超声新技术如弹性成像、超声造影，也可用于淋巴结良恶性质的判断（图 14-2-3～图 14-2-6），并有助于针对不同肿瘤来源检查相应的前哨淋巴结。

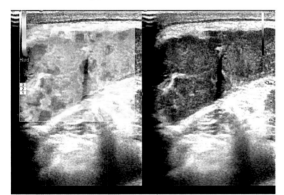

图 14-2-3　肺癌治疗后淋巴结转移

应变式弹性成像示淋巴结整体硬度增大

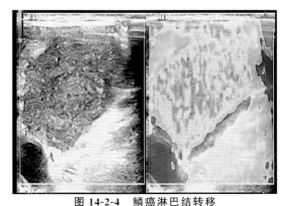

图 14-2-4　鳞癌淋巴结转移

剪切波弹性成像（SWE）示淋巴结整体硬度明显增大

③ 注意头颈部淋巴结常增大，淋巴结内部回声变化比长径增大对转移的诊断更有意义。

④ 淋巴结转移侵犯静脉时，表现为静脉局部变窄，加压或推动淋巴结，二者之间相对运动不存在。

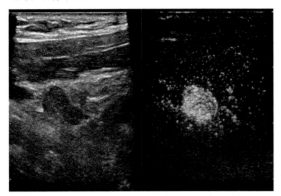

图 14-2-5　甲状腺乳头状癌术后淋巴结转移

超声造影后淋巴结整体呈不均匀高增强

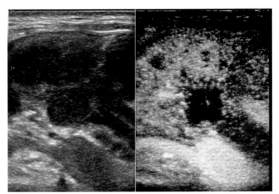

图 14-2-6　鳞癌转移淋巴结

超声造影后淋巴结整体呈不均匀高增强，局部无增强

二、淋巴瘤

【超声诊断】

① 多发淋巴结肿大，最大径平均约 3.0cm，边界清晰，形态趋向圆形，多数 $L/S < 2$ ［图 14-2-7 （A）、（C）］。

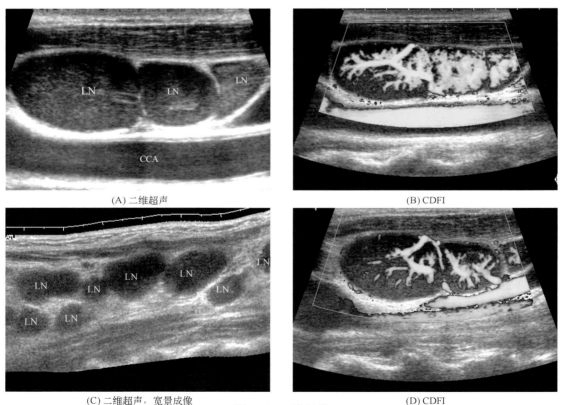

(A) 二维超声

(B) CDFI

(C) 二维超声，宽景成像

(D) CDFI

图 14-2-7　淋巴瘤

颈部多发淋巴结肿大，边界清晰，形态趋向圆形，皮质增宽，髓质偏心或消失，内部为较均匀的低回声；CDFI 示彩色血流丰富，中心型

LN—淋巴结；CCA—颈总动脉

② 皮质增宽，髓质偏心或消失。内部为较均匀的低回声。

③ CDFI 示彩色血流丰富，周围型或中心型［图 14-2-7（B）、（D）］。

④ 评估放疗、化疗的疗效，典型者表现为淋巴结缩小，数量减少，轮廓不清晰，髓质可辨。

【特别提示】

① 淋巴瘤常表现为多组多部位淋巴结受累。临床表现为无痛性淋巴结肿大，可伴发热。

② 淋巴结内部回声由于均匀一致，有时甚至表现为无回声，检查时应开大增益，显示淋巴结内部的回声特点。

③ 淋巴瘤内部很少液化，腹膜后弥漫性淋巴瘤可表现近似囊性分隔样回声，包绕血管结构。

【弹性成像】

部分研究认为淋巴瘤弹性成像的硬度高于周围软组织，但低于转移性淋巴结［图 14-2-8（A）］，仍有待进一步证实。

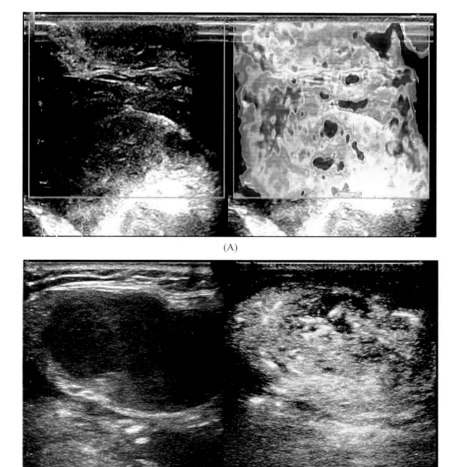

(A)

(B)

图 14-2-8　淋巴瘤

（A）为淋巴瘤剪切波弹性成像，示淋巴结内部弹性差异大，局部硬度大；（B）为淋巴瘤超声造影，示淋巴结内部大部分高灌注，部分为低至无灌注

【超声造影】

颈部淋巴瘤大多数表现为整体高增强［图 14-2-9（A）、（B）］，少部分表现为无增强

［图 14-2-8（B）］。

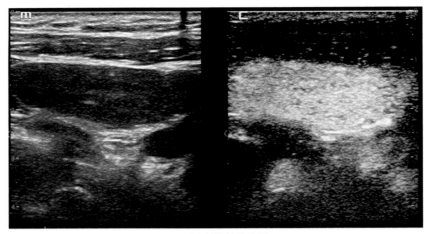

(A) 滤泡性淋巴瘤

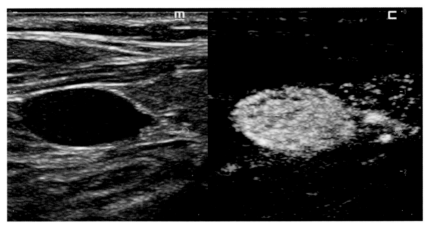

(B) 弥漫大B细胞淋巴瘤

图 14-2-9　淋巴瘤

（A）、（B）均示淋巴结内部大部分高增强

三、淋巴结结核

【超声诊断】

① 淋巴结肿大明显。

② 外形不规则，表面不光滑，有时众多淋巴结边界模糊，呈串珠样或融合成分叶状包块，内部回声不均匀，皮质不均匀增宽，多数呈低回声，大部分由于髓质的破坏，淋巴门狭窄、偏移或消失。

③ 出现液化坏死时，淋巴结内出现囊性无回声区，晚期或抗结核治疗后出现高回声区，钙化可形成斑片状或团状强回声［图 14-2-10、图 14-2-11（A）］。

④ CDFI 示少数淋巴结皮质可见血流信号［图 14-2-11（B）］。坏死液化时，血流信号减少或消失。混合型血供较多见，即同时出现边缘血管和中央或淋巴门血管，大多数可出现淋巴门血管移位。

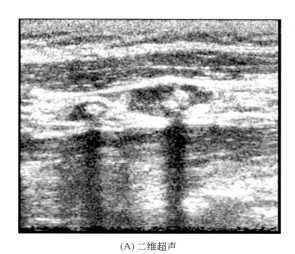
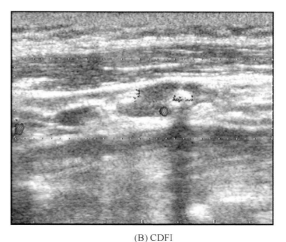

(A) 二维超声　　　　　　　　　　　　(B) CDFI

图 14-2-10　颈部淋巴结结核（一）

淋巴结大小、形态正常，内伴钙化强回声区，后有声影

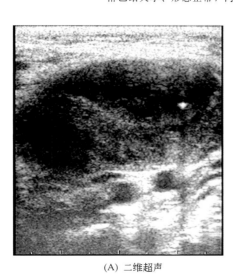
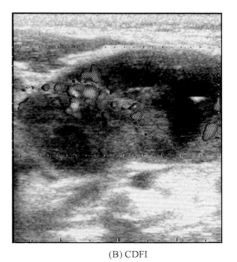

(A) 二维超声　　　　　　　　　　　　(B) CDFI

图 14-2-11　颈部淋巴结结核（二）

（A）淋巴结肿大，回声不均，伴不规则无回声及点状强回声，门部显示不清；（B）示不规则点条状分布血流信号

【超声造影】

颈部淋巴结结核由于病程分期不同，超声造影无明显特异性，目前多在超声引导下穿刺活检前，利用超声造影判断穿刺路径及取样区域，避免误穿液化坏死区而造成取材不足、病理无法诊断（图 14-2-12）。

【特别提示】

① 结核多见于儿童和青年人，农村多于城市，女性多于男性。可有乏力、低热、盗汗、食欲不振、消瘦等全身表现，可有其他部位的结核病灶或结核感染史。

② 结核菌素试验（PPD）和（或）结核抗体阳性。

③ 注意颈部触诊可扪及多个大小不等的肿大淋巴结，多位于一侧或双侧胸锁乳突肌前缘、后缘或深层，多无压痛。

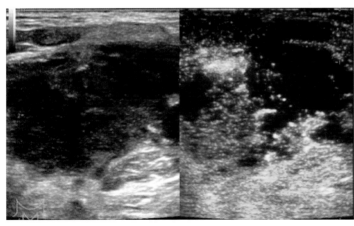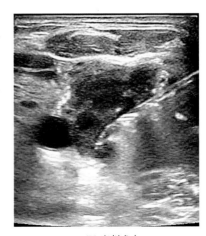

(A) 穿刺术前造影评价　　　　　　　　　　　　　　　(B) 穿刺术中

图 14-2-12　颈部淋巴结超声造影后穿刺活检证实为淋巴结结核

（A）术前超声造影示淋巴结内中前部无灌注，为坏死区，穿刺时应避开此区域；（B）针对淋巴结中后部进行穿刺活检

④ 后期淋巴结相互融合，或与周围组织及皮肤粘连，晚期液化形成结核脓肿，破溃后可形成窦道。

⑤ 结核性淋巴结与恶性淋巴结有时单凭超声图像很难鉴别，需结合淋巴结针吸细胞学或组织活检来确诊，可应用超声造影提高取材阳性率。

四、急性淋巴结炎

【超声诊断】

① 早期淋巴结肿大呈椭圆形，回声均匀，边界清晰［图 14-2-13（A）］。

② 数目多发，大小不等，短径通常＞1.0cm，多数肿大淋巴结 L/S＞2，少见融合，边界清晰。

③ 淋巴结门部或髓质明显增宽，居中。皮、髓质一致性增长，多数结构清晰。

④ 皮质呈低回声，较均匀。如脓肿形成完全液化，可见无回声区［图 14-2-13（B）］，内壁多不整齐，腔内有散在点状回声，可流动。

⑤ CDFI 示血流信号主要呈中央型，水草状或规则树枝状［图 14-2-13（C）］，周边见不到血流信号。脓肿形成则内无血流信号。

【特别提示】

① 急性颈淋巴结炎以化脓性感染最多见，小儿易发，多由金黄色葡萄球菌或链球菌等感染引起。

② 如急性淋巴结炎未控制，可发展成淋巴结周围炎，甚至蜂窝织炎，表现为淋巴结周围软组织增厚、层次模糊、压痛明显。

③ 急性淋巴结炎很少钙化，如淋巴结肿大，超声发现内有钙化，注意与结核性淋巴结炎或甲状腺癌转移鉴别。

④ 出现液化，注意与鳃裂囊肿鉴别。鳃裂囊肿多形态规则，边界清晰，内呈无回声，如囊肿合并感染或出血，内可见点状回声。

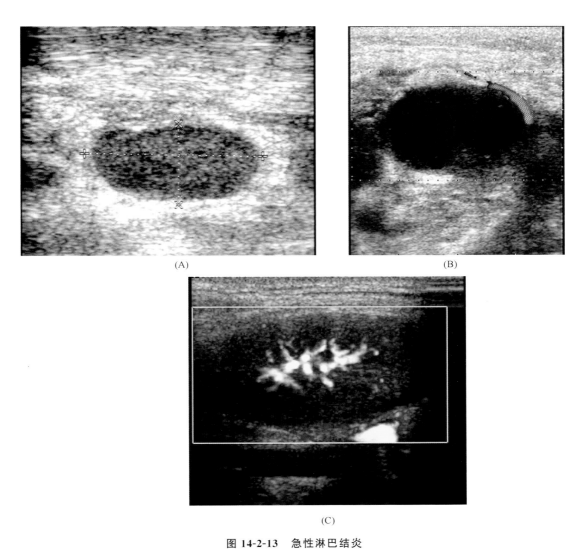

(A)　　　　　　　　　　　　　　(B)

(C)

图 14-2-13　急性淋巴结炎

（A）淋巴结肿大，周围软组织增厚，层次模糊；（B）淋巴脓肿形成，内呈无回声；（C）CDFI 示中央型血流信号

（赵　磊　刘艳君）

第十五章

浅表肿物

第一节　诊断思路及检查方法

浅表肿物是皮肤、皮下和肌肉层各种良恶性肿物的统称。其种类繁多，其中较常见的良性肿物有脂肪瘤、血管瘤、囊肿、淋巴管瘤、皮肤纤维瘤、神经纤维瘤、神经鞘瘤等；较常见的恶性肿物有脂肪肉瘤、黑色素瘤、滑膜肉瘤、纤维肉瘤等。超声检查浅表肿物的敏感性很高，但特异性较差，对于其组织来源判定及良恶性鉴别仍较困难。

随着超声技术的发展，以及彩色多普勒技术、三维技术、拓宽视野成像技术、二次谐波成像技术、超声造影技术的应用，超声对浅表软组织肿物的诊断能力不断提高，能够为临床诊断及治疗提供更加丰富的信息，并且凭借超声检查方便、实时、动态、可重复性强、价格低等特点，在浅表肿物诊断中的应用日趋广泛。

一、诊断思路

首先，明确病史，如肿物何时发现、是否生长迅速、有无外伤史等；其次，询问症状，观察体征，如是否疼痛、有无牵涉痛、加重缓解情况、皮肤有无红肿等；再次，各项检查及治疗情况；最后，超声表现，如肿物的大小、形态、边界、软硬、血流等。简单的病史询问及查体是超声诊断前的重要辅助手段，确切的病情发展及必要的体格检查甚至可以在影像诊断前比较准确地判断肿物的性质。

二、检查方法

超声检查应根据肿物的大小、范围、深度等特征，选择适当的探头及条件。对于皮下及肌层的肿物，常使用 7～14MHz 的线阵式高频探头，一方面，可以清晰显示肿物的二维结构，并且可探及软组织内直径 0.1～0.2cm 的肿瘤；另一方面，可以提供宽阔的视野，能够清晰地观察肿物的大小、位置及与周围组织的解剖关系，并判断其囊实性。检查中检查者的实时应变能力及超声检查条件的选择，对浅表肿物的诊断有很大帮助。

扫查时应注意手法及力度，某些肿物如皮下脂肪瘤探头加压过重，将很难分辨肿物与周边组织的边界。肿物边界有时范围很大，要广泛扫查，有时需更换为低频探头整体扫查。有时需患者固定肿物配合，判断肿物所在层次、周围正常组织结构构成，判断肿物囊实性。

第二节　假性肿物

一、血肿

【超声诊断】

① 血肿局部回声不均，内多可见少量无回声区，边界不清晰（图 15-2-1）。

② 周围正常组织结构（如肌纤维结构）有时可见截断现象。

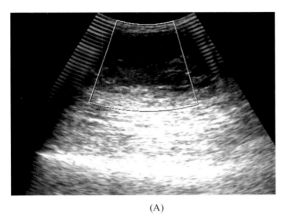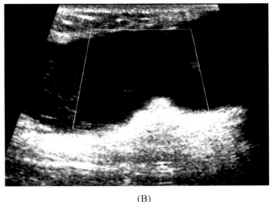

(A)　　　　　　　　　　　　　　　　　(B)

图 15-2-1　腓肠肌内血肿

（A）示中等回声为主；（B）示无回声为主；CDFI 内均无明显彩色血流显示

③ CDFI 示血肿内多无明显彩色血流显示，后期机化后可见彩色血流显示。

【特别提示】

① 注意外伤史、疼痛情况及外观体积变化。

② 需与软组织肿瘤鉴别。血肿发病早期内部为混合性回声，CDFI 无血流信号显示；肿瘤可于内部及边缘探及彩色血流信号。

二、肌束断裂

【超声诊断】

① 断裂处肌纤维周围可见混合性回声（图 15-2-2），以低回声、等回声为主，局部早期可见少量无回声区，为积血。

② 可显示局部肌束连续性中断，呈挛缩样改变，仍显示肌纤维的走行。

③ 内部多无明显彩色血流显示。

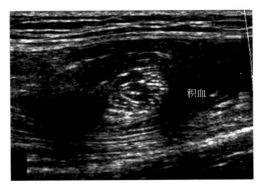

图 15-2-2　肌束断裂

肌纤维呈混合性回声，类肿物样，可见挛缩肌纤维的走行，其旁无回声为积血

【特别提示】

① 注意病史及患者类型，多为重体力劳动者或运动员，突然出现肌肉组织集中区肿块，

多无疼痛。

② 剧烈运动或重体力劳作肌束撕裂伤后，肌束挛缩，局部可出现肿物样改变。

③ 超声检查对于这种改变具有很高的敏感性与特异性。

■ ■ ■ ■ 第三节   真性肿物 ■ ■ ■

一、 腘窝囊肿

【超声诊断】

① 表现为腘窝处腓肠肌内侧头与半膜肌间无回声，边缘清晰光滑，呈圆形或椭圆形 ［图 15-3-1（A）］。

② 内部回声清晰，偶可见分隔，无彩色血流显示。

③ 无搏动感。

④ 合并出血或感染时内可见点状回声 ［图 15-3-1（B）］。

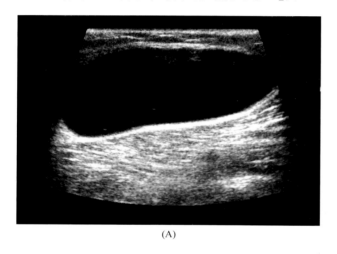
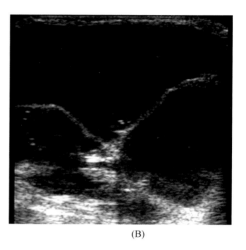

(A)   (B)

图 15-3-1   腘窝囊肿

（A）囊肿呈椭圆形无回声，边界清晰，壁光滑；（B）囊肿合并感染，内可见分隔及点状低回声

【特别提示】

① 本病为腘窝区滑膜炎性改变的特殊类型，临床最常见的滑液囊肿，是位于腓肠肌内侧头与半膜肌间的囊性病变，部分与关节腔相通，别名 Baker 囊肿。

② 表现为膝关节后方的硬性包块，可有轻度的膝关节症状。合并感染时，出现红肿热痛及膝关节功能受限。

二、腱鞘囊肿

【超声诊断】

① 表现为紧贴肌腱的无回声区，边缘清晰光滑，呈圆形或椭圆形（图 15-3-2）。

② 内部回声清晰，偶可见分隔，呈多房，无彩色血流显示。

③ 无搏动感。

④ 合并出血或感染时内可见点状回声。

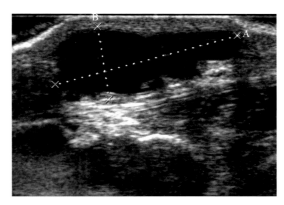

图 15-3-2　腱鞘囊肿

【特别提示】

① 腱鞘囊肿多发于腕、手或足部关节，或有腱鞘的肌腱附近，是一种很常见的肿物。

② 不与关节腔相通，多为圆形，突出于皮下，一般不超过 2cm。

③ 弹性差，加压无明显变形。

三、脂肪瘤

【超声诊断】

① 肿瘤为椭圆形或分叶状，回声均匀，回声变化较大，可呈各种回声，主要决定于与脂肪组织混合的结缔组织成分及构成比例，含脂肪组织越多，回声越低，后方回声不变或稍有增强，部分较大的肿瘤内可有坏死、出血，出现无回声区及强回声钙化斑。

② 瘤体多位于皮下脂肪层，多呈梭形，长轴与皮肤平行（图 15-3-3），只有少数延伸入肌层，形成肌间脂肪瘤。

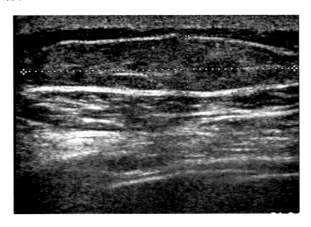

图 15-3-3　脂肪瘤（一）

皮下脂肪层内梭形高回声，长轴与皮肤平行

③ 多与周围组织界限清晰，半数以上可见明显包膜（图 15-3-4），多数瘤体内无彩色血流显示。

【特别提示】

① 脂肪瘤是最常见的软组织肿物，据统计约占全部软组织肿物的 49％，大小不一，最

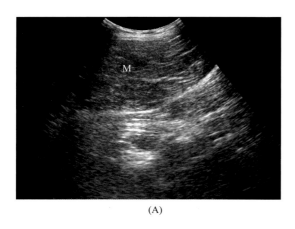

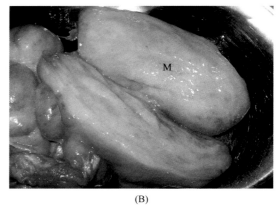

(A)　　　　　　　　　　　　　　　　　　(B)

图 15-3-4　脂肪瘤（二）

男，50 岁，右大腿上段皮下深层触及肿物，质软，（A）肿物呈椭圆形中等回声，边界清晰；（B）切除标本剖面呈黄色，均质，边缘规则

M—脂肪瘤

大者可达 10kg 左右，多数体积较小，蚕豆至鸡卵大小，多呈椭圆形结节状或分叶状。大体标本切面为黄色或淡黄色，与成熟的脂肪组织接近。

② 超声扫查时应特别注意扫查力度，不要过度用力加压，否则易使瘤体形变过大且与周围组织界限不清。

③ 理论上只要有脂肪组织的地方就可生长脂肪瘤，但多见于前臂、大腿及腰背部皮下及肌肉间，可深达骨膜。瘤体较大者需用低频探头先明确瘤体范围，再用高频探头扫查内部结构，注意扫查瘤体与肌组织关系。

四、血管瘤

【超声诊断】

① 通常为含有小腔的混合结构，即血管或血窦，瘤体形态规整，界限较清晰或不清晰，呈低回声或无回声，可见高回声分隔，有的可见静脉石（图 15-3-5、图 15-3-6）。

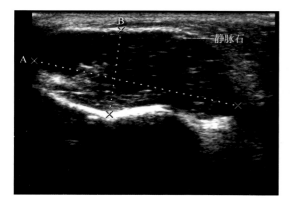

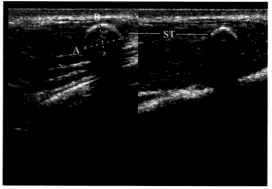

图 15-3-5　血管瘤（一）

左面颊部混合回声，内见高回声分隔及静脉石

图 15-3-6　血管瘤（二）

左侧下颌角上方混合性回声，伴静脉石（ST）

② 部分可表现为液性或实性回声，边界不规整。

③ CDFI 大部分显示彩色血流信号丰富，亦可见散在点状、条状彩色血流信号（图 15-3-7、图 15-3-8）。频谱多普勒可以测及动脉、静脉或动静脉瘘型频谱。

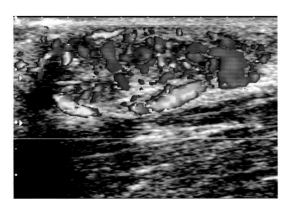

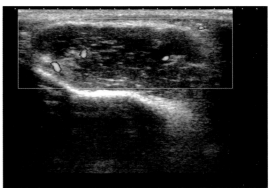

图 15-3-7　血管瘤（三）
CDFI 显示瘤内彩色血流信号丰富

图 15-3-8　血管瘤（四）
彩色能量图显示瘤内散在点状彩色血流信号

【特别提示】

① 血管瘤是软组织中多见的良性肿瘤，由大量新生血管构成。其发生一般认为是胚胎期血母细胞与发育中的血管网脱落，在局部增殖并形成内皮细胞条索吻合成血腔，再进一步分化而成。多属先天性，分为五型，以毛细血管瘤、海绵状血管瘤最常见，蔓状血管瘤、静脉血管瘤及肉芽组织型血管瘤少见。好发于青少年，多位于皮下或肌肉内。

② 扫查时要特别注意扫查力度，不宜加压过大，部分瘤体受压后内管腔变小，二维成像效果不佳。

③ 混合性回声及无回声血管瘤需与淋巴管瘤鉴别。血管瘤加压试验阳性，即加压时，病变区瘤体及腔隙减小，彩色血流信号减少；减压时，瘤体及腔隙变大，彩色血流信号增加（图 15-3-9）。

④ 血管成分与纤维、脂肪成分共存，且所占比例较小时，缺乏典型超声表现。

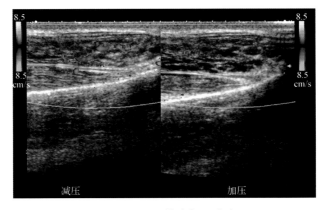

图 15-3-9　血管瘤加压试验
加压时，彩色血流信号减少；减压时，彩色血流信号增加

五、神经源性肿瘤

【超声诊断】

① 神经纤维瘤。肿瘤呈圆形或椭圆形，内部呈均匀低回声或等回声区，边界清晰，包膜完整，后方回声可有增强［图 15-3-10（A）、图 15-3-11］。

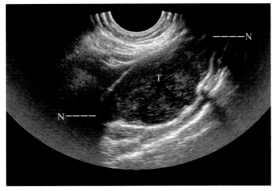

(A) 二维超声　　　　　　　　　　　　　(B) 彩色能量图

图 15-3-10　神经纤维瘤

右颈上部椭圆形低回声，边界清晰，后方回声略增强，近端和远端逐渐变细

N—神经；T—肿瘤

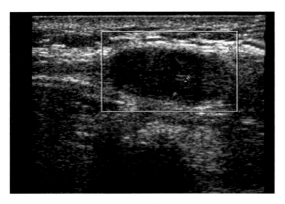 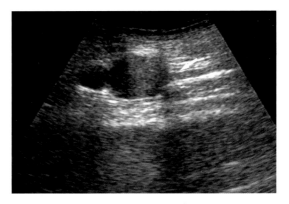

图 15-3-11　腓总神经神经纤维瘤　　　　　**图 15-3-12　坐骨神经神经鞘瘤**

② 神经鞘瘤。主要为神经行程上的圆形或椭圆形肿块，肿瘤内部呈均匀性低回声区，边界清楚，包膜完整，后方回声有增强效应［图 15-3-12、图 15-3-13（A）］。位于神经根处的肿瘤，在椎旁软组织内可见圆形或椭圆形边界清楚的实质性肿块低回声，其内缘显示不清。

③ CDFI 或彩色能量图。血流不丰富，可于边缘或内部显示点条状血流信号［图 15-3-10（B）、图 15-3-13（B）］。

【特别提示】

① 神经纤维瘤常为多发性，且常对称。

② 神经鞘瘤是起源于神经髓鞘的良性肿瘤。好发于青壮年，可发生于周围神经，好发于大神经干，一般无疼痛及不适，可触及沿神经干走行的肿块，压之可产生疼痛及麻木。

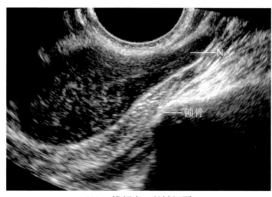

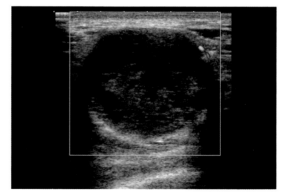

(A) 二维超声，长轴切面   (B)彩色能量图，短轴切面，边缘少量血流信号

图 15-3-13　神经鞘瘤

右锁骨上窝低回声，有包膜，回声不均，远端呈鼠尾状，手术证实为神经鞘瘤

N—神经

　　③ 鉴别诊断。神经鞘瘤偏心生长，肿物呈椭圆形；神经纤维瘤的中心有神经通过，肿物呈梭形，近端和远端呈逐渐变细的尾状。超声检查时注意沿神经走行扫查，尽量确定肿物与神经走行的关系。

　　④ 神经源性肿瘤的诊断要特别注意问清患者病史及有无疼痛、疼痛方式等，这对于诊断可有较大帮助，如神经鞘瘤触及时多沿神经走行、有疼痛及麻木感，神经纤维瘤大多无症状，但也可有疼痛。

（许东阳）

第十六章

乳　腺

■■■■ 第一节　正常乳腺 ■■■■

【超声诊断】

正常乳腺由皮肤、皮下脂肪层、腺体层、乳腺后间隙和胸壁组成（图 16-1-1）。

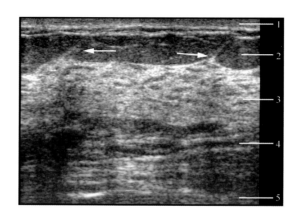

图 16-1-1　正常乳腺
1—皮肤；2—皮下脂肪层；3—腺体层；4—乳腺后间隙和胸壁；5—胸膜；箭头所示为 Cooper 韧带

① 皮肤。为一层光滑的强回声带，厚 2～3mm。

② 皮下脂肪组织。呈均匀的低回声，内有不规则的线状高回声，为 Cooper 韧带，有的人 Cooper 韧带将皮下脂肪层分隔为结节状。

③ 乳腺腺体组织。位于脂肪层的深层，乳腺小叶及乳腺导管呈中等强度均匀细密点状回声，导管呈长管状或圆形、椭圆形环状回声，其内为暗区。部分女性的皮下脂肪组织嵌入腺体内，呈长条状或结节状，与脂肪回声相同。腺体内血流正常时较稀少，妊娠期或哺乳期血流增加。

④ 乳腺后间隙及胸肌。通常乳腺后间隙较薄，为腺体后的低回声区，境界清楚，为肌肉组织。

⑤ 胸膜。胸膜呈低回声，前方肋骨可出现声影，后方充气的肺组织为强回声。

【特别提示】

① 乳腺皮肤层增厚、回声减低，常见于炎症；皮脂腺病变皮肤层有相应的改变。

② 乳腺腺体层的厚度变化较大，生育期女性腺体较厚；随年龄增长，腺体逐渐变薄，回声逐渐增强。绝经后女性腺体更薄，脂肪组织增多。

■■■ 第二节　良性乳腺病变 ■■■

一、乳腺囊性增生

【超声诊断】

① 乳腺囊性增生多数表现为高低相间的腺体回声，各个象限分布较均匀，增生严重时，表现为乳腺组织明显增厚，结构紊乱，呈片状低回声，轮廓不清，后方甚至有衰减。

② 乳腺囊性增生明显时，表现为腺体内可见多个大小不等的无回声，较大者形成囊肿。囊肿多数为单纯囊肿，表现为圆形或椭圆形的无回声，壁薄，囊内清晰；也可以表现为复杂囊肿，囊壁较厚，囊内有分隔，囊内不清晰。

③ CDFI 示多数增生腺体血流不丰富，单纯囊肿无血流，复杂囊肿囊壁或分隔有血流（图 16-2-1）。

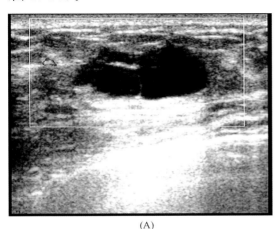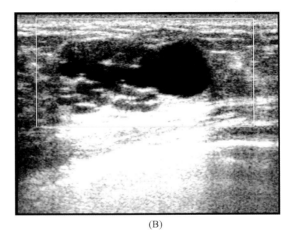

(A)　　　　　　　　　　　　　　　　(B)

图 16-2-1　乳腺囊性增生及囊肿

女性，38 岁，双乳腺多发结节多年。(A) 乳腺囊肿有分隔；(B) 乳腺囊肿多个分隔，囊壁无血流；手术病理证实乳腺囊性增生病、乳腺囊肿

【特别提示】

较大囊肿或复杂囊肿往往需要手术治疗。

二、乳腺炎

【超声诊断】

① 急性乳腺炎早期没有特异性表现，常表现为乳腺腺体内的低回声，形态不规则，边界模糊不清，局部有压痛，内部回声不均，低回声内有丰富的血流。

② 急性乳腺炎脓肿形成时表现为乳腺腺体内出现混合性回声，其内可见不清晰无回声，可单发或多发，无回声内充满密集点状回声，加压探头可见点状回声有流动感，部分病灶可达皮肤层，形成窦道，脓液外溢，病灶周边血流增多，常伴有同侧腋窝淋巴结肿大（图 16-2-2）。

③ CDFI 示肿块边缘内部可见丰富的彩色血流，可测及高速低阻型动脉频谱或静脉频谱。

【特别提示】

① 乳腺炎症以急性乳腺炎最常见，多发生在哺乳期妇女，多伴有乳汁淤积。

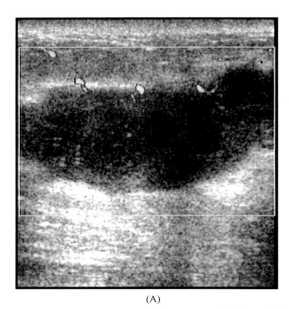
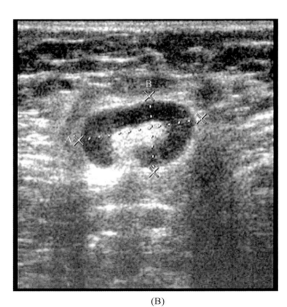

(A)　　　　　　　　　　　　　　　　　(B)

图 16-2-2　乳腺炎、脓肿形成，同侧腋窝淋巴结肿大

女性，28 岁，左乳腺红肿 3 天。（A）乳腺腺体内无回声，边缘有点状血流，内见点状回声，加压后流动；（B）同侧腋窝淋巴结肿大；手术病理证实为乳腺炎伴脓肿形成

② 临床多表现为乳腺局部红肿热痛，伴有全身不适、寒战、发热。病情重者常可见脓肿穿破皮肤，形成溃烂，或乳汁自疮口处溢出而形成乳漏。

③ 应用抗生素治疗有效，可与肿瘤鉴别；但是炎性乳腺癌易与炎症混淆，往往需要活检。

三、浆细胞性乳腺炎

【超声诊断】

① 二维超声。多于乳头或乳晕后方出现扩张的导管回声，导管内不清晰，管壁多光滑；也可表现为混合性回声，边界不清，未见包膜，无恶性病灶的特征，可伴有脓肿形成（图 16-2-3）。

② CDFI。肿块边缘或内部可见点条状彩色血流，多为高速低阻型动脉频谱。

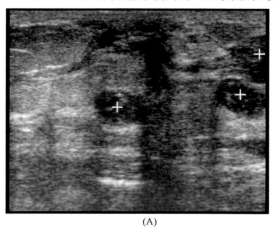
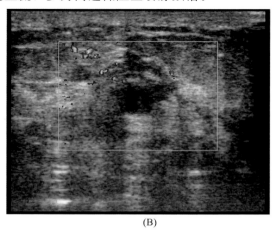

(A)　　　　　　　　　　　　　　　　　(B)

图 16-2-3　左乳腺浆细胞性乳腺炎

女性，32 岁，左乳外下象限肿块，疼痛 1 个月。消炎后仍有无痛性肿块 1 个月。（A）左乳腺外下象限混合性回声，内见点状回声为脓汁（＋＋）；（B）CDFI 示肿块边缘见点状血流；手术病理证实为浆细胞性乳腺炎

【特别提示】

① 浆细胞性乳腺炎，又称乳腺导管扩张症，是一种好发于非哺乳期，以导管扩张和浆细胞浸润为基础的慢性非细菌性乳腺炎症。

② 临床表现复杂多变，如果有炎症病史及临床表现则容易诊断。如果表现为乳腺无痛性肿块，极易与乳腺癌相混淆，需要活检或手术后诊断。

四、乳腺纤维腺瘤

【超声诊断】

① 二维超声。多数呈圆形或椭圆形的低回声，少数呈分叶状，内部回声多数均匀，可有包膜，后方回声增强（图 16-2-4），有的可见侧方声影，内可有较粗大的钙化灶。

② CDFI。肿块边缘及内部可见点条状彩色血流。

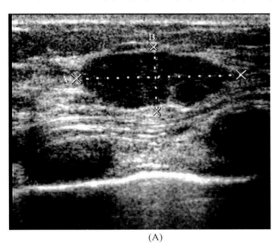 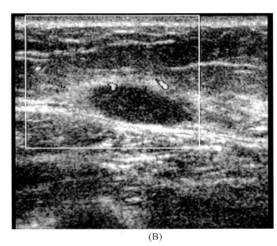

(A)　　　　　　　　　　　　　　(B)

图 16-2-4　乳腺纤维腺瘤

女，24 岁，自己体检发现右乳无痛性肿块，活动良好。（A）腺体内椭圆形低回声，浅分叶状，有包膜；（B）CDFI 示肿块边缘有点条状血流；手术病理证实为乳腺纤维腺瘤

【特别提示】

① 好发于 20～25 岁的青年女性，是最常见的乳房良性肿瘤，以外上象限居多，且多数为单发，少数为多发。

② 临床多表现为无痛性乳房肿块，多光滑无痛，活动性好。肿瘤一般生长缓慢，但妊娠期及哺乳期生长较快，注意有恶变可能。

③ 如果有分叶，甚至有液性变，血流丰富时注意与叶状囊肉瘤鉴别，往往需要穿刺活检。

五、乳腺导管内乳头状瘤

【超声诊断】

① 二维超声。乳腺导管内乳头状瘤多数位于乳晕区，表现为扩张的导管内见乳头状低回声，肿瘤一般较小，多数边界清楚，少数呈分叶状，挤压乳晕旁肿物时可见乳头溢液。如果肿瘤较大，边缘不整，血流丰富，要注意恶变可能（图 16-2-5）。

② CDFI。肿块基底部及内部可见点条状彩色血流。

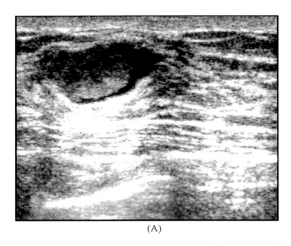 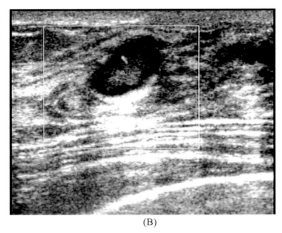

(A)　　　　　　　　　　　　　　　　(B)

图 16-2-5　乳腺导管内乳头状瘤

女性，37 岁，体检发现右乳腺肿块，可活动。（A）右乳腺体内见多发囊实混合性回声，其内可见乳头样回声；（B）CDFI 示乳头基底部可见短条状血流；手术病理证实乳腺导管内乳头状瘤伴不典型增生

【特别提示】

① 乳腺导管内乳头状瘤多发生于 40～50 岁妇女，本病恶变率达 5％～10％，为癌前病变。

② 临床多表现为乳头溢液，可呈间歇性、自主性溢液；溢液可为血性、浆液血性液体，也可为淡黄色或无色液体。

③ 在乳腺超声检查前最好不要挤压乳头，不宜做乳腺导管造影，这样有利于肿瘤的显示。

④ 乳腺导管内乳头状瘤一经确诊往往需要手术切除，肿瘤易复发。

■■■■ 第三节　乳　腺　癌 ■■■■

目前国际、国内的乳腺癌病理分类仍未统一。国内乳腺癌常见的病理有非浸润性癌、浸润性癌。非浸润性乳腺癌主要包括导管内癌和小叶原位癌；浸润性乳腺癌主要包括浸润性导管癌、浸润性小叶癌和特殊类型乳腺癌。

乳腺恶性肿瘤的典型超声表现：腺体内低回声，回声不均；形态不规则；边缘不光滑，呈小分叶状、蟹足状、毛刺样；后方回声衰减；肿瘤内有簇样或微小钙化；肿瘤周边可出现高回声声晕（恶性晕）；纵横比≥1；血流丰富；阻力指数（RI）≥0.7；呈高速高阻型；弹性评分多数在 4 分以上。如果乳腺内的病灶疑为恶性，同侧腋窝可见转移的淋巴结。

1. 导管内癌

【超声诊断】

① 二维超声。表现多样，典型表现为较小乳头状等回声或低回声，肿块位于扩张导管或囊腔内，呈囊实混合性回声，通常基底部较宽，此时与乳腺导管内乳头状瘤不易鉴别（图 16-3-1）；也有仅表现为腺体结构紊乱，仔细观察可见沿导管走行的低回声肿物，形态不规则，此时钙化有助于肿块的识别（图 16-3-2）；当表现为较大低回声肿块时，伴有弥漫散在分布的沙粒状钙化为其特征性表现（图 16-3-3）。

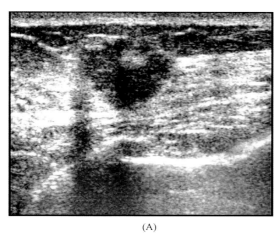
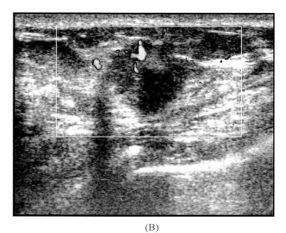

(A)　　　　　　　　　　　　　　　　　　　　　(B)

图 16-3-1　右乳腺导管内癌

女性，68 岁，自己发现右乳腺无痛性肿块，不活动。（A）右乳腺外象限囊实混合性回声，毛刺样，轮廓界限不清晰，不规则，无包膜，后方无衰减；（B）CDFI 见条状血流，RI 0.77；手术病理证实乳腺导管内癌

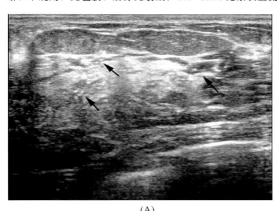
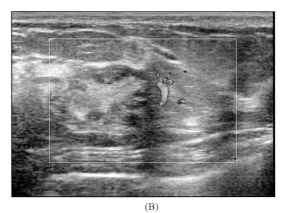

(A)　　　　　　　　　　　　　　　　　　　　　(B)

图 16-3-2　左乳腺导管内癌

女性，44 岁，无意中发现左乳腺无痛性肿块。（A）左乳腺无明显低回声，可见沿导管走行的点状强回声，无衰减；（B）CDFI 示其内血流较丰富；手术病理证实乳腺导管内癌

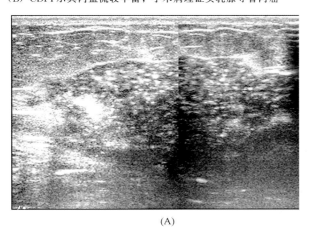
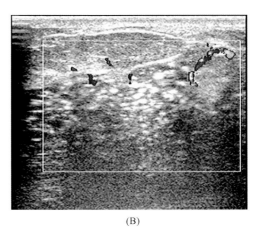

(A)　　　　　　　　　　　　　　　　　　　　　(B)

图 16-3-3　乳腺导管内癌伴微小浸润

女性，51 岁，体检发现左乳腺无痛性肿块。（A）左乳腺不规则蟹足状低回声，无包膜，可见散在分布点状强回声；（B）CDFI 示其内血流较丰富；手术病理证实乳腺导管内癌伴微小浸润

② CDFI。肿块边缘及内部可见点条状彩色血流，通常 RI≥0.7。

【特别提示】

① 为常发生在中心导管的原位癌，病变范围广或呈多中心性，癌细胞易突破导管壁基底膜。

② 临床多表现为无痛性乳头溢液或肿块。有时与导管内乳头状瘤鉴别困难。

2. 小叶原位癌

【超声诊断】

① 二维超声。肿瘤内部为实性不均质低回声，边界不整齐，轮廓不清晰（图 16-3-4），后方可有轻度衰减或不衰减，表现无明显特异性。

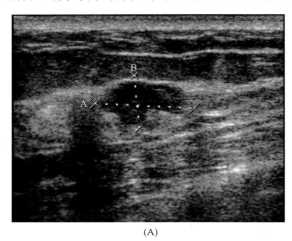
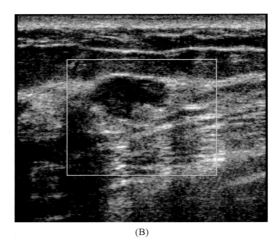

(A) (B)

图 16-3-4　左乳腺小叶原位癌

女性，47 岁，自己发现双乳腺多发结节。（A）左乳腺内上象限结节，呈分叶状，边缘成角，无衰减；（B）CDFI 示无血流显示；手术病理证实为乳腺小叶原位癌伴早期浸润

② CDFI。肿块边缘及内部可见点条状彩色血流。

【特别提示】

① 为起源于小叶导管及末梢导管上皮的癌，约占乳腺癌的 1.5％，癌细胞未突破末梢乳管或腺泡基底膜，发展缓慢。

② 临床多表现为乳头后方无痛性肿块，伴浸润时不易与浸润性导管癌鉴别，需要手术切除，不伴浸润时预后较好。

3. 浸润性导管癌

【超声诊断】

① 二维超声。表现为低回声结节，回声不均，形态不规则，边缘不光滑，可呈小分叶状、蟹足样、毛刺样；后方往往有衰减，肿瘤内可见簇样及细小的强回声光点；周边可出现高回声晕；部分肿瘤纵径与横径之比（纵横比）大于 1（图 16-3-5）；多数恶性肿瘤弹性评分在 4 分以上（图 16-3-6）；同侧腋窝可见肿大的淋巴结，具有典型乳腺恶性肿瘤的超声改变。

② CDFI。肿块边缘及内部可见点条状彩色血流，部分肿瘤血流丰富，呈高速高阻型，RI≥0.7。

【特别提示】

① 浸润性导管癌是最常见的乳腺恶性肿瘤，约占乳腺癌的 75％，45 岁以上多见。

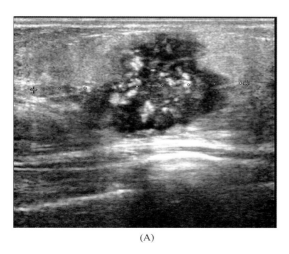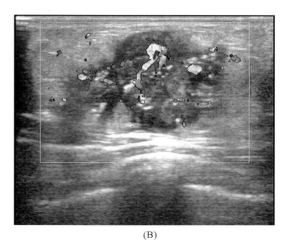

(A)　　　　　　　　　　　　　　　　(B)

图 16-3-5　右乳腺浸润性导管癌

　　女性，31 岁，发现右乳腺无痛性肿块 2 个月。(A) 右乳腺外上象限低回声，界限不清晰，蟹足样，毛刺样，边界不规则，内见强回声光点，无包膜；(B) CDFI 示血流丰富；手术病理证实浸润性导管癌

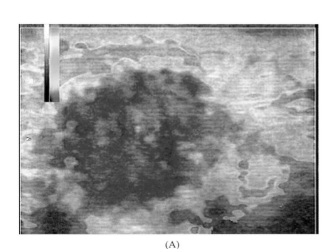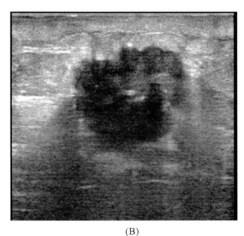

(A)　　　　　　　　　　　　　　　　(B)

图 16-3-6　左乳腺浸润性导管癌弹性成像

　　女性，51 岁，发现左乳腺无痛性肿块半年。(A) 左乳腺内上象限结节弹性评分 4 分（病灶整体呈蓝色）；(B) 二维图像示左乳腺内上象限低回声，蟹足样，边界不规则，不清晰，无包膜，内见强回声光点，周边见高回声晕；手术病理证实浸润性导管癌

　　② 临床多表现为乳腺无痛性肿块，边界不清，不规则，触之较硬，活动度差。晚期常伴有同侧腋窝淋巴结肿大。

　　③ 浸润性导管癌相对于非浸润性癌恶性程度较高，易转移至周围组织器官，需要手术切除。

4. 浸润性小叶癌

【超声诊断】

　　① 二维超声。具有恶性肿瘤的特点，肿块边界不清，回声不均匀，后方回声明显衰减，有时可呈现模糊衰减（图 16-3-7），可有较细钙化灶。

　　② CDFI。肿块边缘及内部可见点条状彩色血流，RI≥0.7。

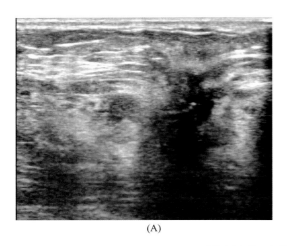
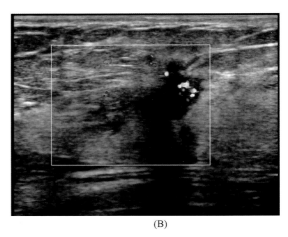

(A)　　　　　　　　　　　　　　　　　　　　(B)

图 16-3-7　右乳腺浸润性小叶癌

女性，32岁，自己发现右乳腺无痛性肿块。（A）右乳腺低回声，毛刺样，边缘不规则，后方有衰减，周边有高回声晕，局部 Cooper 韧带中断；（B）CDFI 示低回声内见条状血流，RI 0.93；手术病理证实为浸润性小叶癌

【特别提示】

① 浸润性小叶癌占乳腺癌总数的 5%～10%，临床表现与其他乳腺恶性肿瘤相似，表现为无痛性肿块，多数体检发现，活动度差。

② 超声只能提示乳腺恶性肿瘤，依靠病理才能分型。

5.髓样癌

【超声诊断】

① 二维超声。乳腺低回声，呈椭圆形，边界常清晰，边缘不光滑，有的可呈毛刺样或小分叶状，内部回声不均，后方回声一般不衰减（图 16-3-8）。

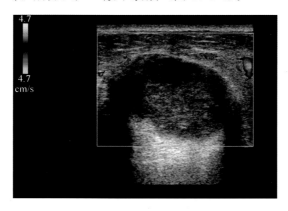

图 16-3-8　左乳腺髓样癌

女性，50岁，自己发现左乳腺肿块，活动良好，生长缓慢。左乳腺内低回声，界限清晰，边界规则，其内回声不均，有侧方声影，后方回声增强，似有包膜，血流不丰富，手术病理证实为髓样癌

② CDFI。肿块边缘及内部可见点条状彩色血流，可以很丰富。

【特别提示】

① 髓样癌占乳腺癌总数的 5%～7%，肿瘤生长缓慢、较大，可有坏死，预后好，一般无淋巴结转移。

② 临床多表现为无痛性肿块，多数体检发现，往往肿块较大、较软、活动性好。诊断要依靠病理。

6. 黏液癌

【超声诊断】

① 二维超声。乳腺腺体内低回声，内部回声不均，多数可见无回声区，边缘不光滑，无包膜，后方回声多数不变，少数增强或衰减。恶性程度较低，腋窝淋巴较少转移（图 16-3-9）。

② CDFI。肿块边缘及内部可见点条状彩色血流，多数 RI≥0.7。

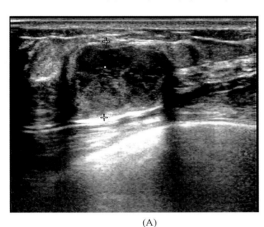 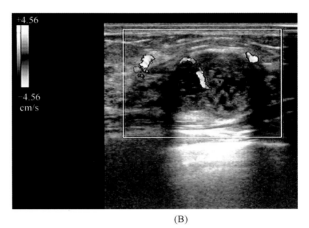

(A)　　　　　　　　　　　　　　　　　　(B)

图 16-3-9　乳腺黏液癌

女性，37 岁，发现右乳腺无痛性肿块，不硬。（A）右乳腺外上象限低回声，不均匀，伴无回声，边界清晰，形态规则，无明显包膜，后方回声增强；（B）CDFI 示内见穿支血流，RI 0.71；手术病理证实为黏液癌

【特别提示】

① 黏液癌又名胶样癌，较少见，切面为半透明胶冻样物，癌组织中含有丰富的黏液。

② 临床多表现为乳腺无痛性肿块，发病年龄大，生长缓慢，境界清楚，不硬，恶性度低。

7. 乳腺 Paget 病

【超声诊断】

① 二维超声。乳头较健侧增大，回声减低，轮廓不清晰，合并其他癌时有相应特征。

② 病灶主要位于乳头，常伴有乳头和乳晕后方受累，体积较小，呈低回声，边界不清晰，边缘不光滑，有时伴钙化，可有衰减（图 16-3-10），血流较丰富，可有同侧腋窝淋巴结转移。

③ CDFI。肿块边缘及内部可见点条状彩色血流，双侧对比，患侧血流较对侧丰富。

【特别提示】

① 乳腺 Paget 病，又称湿疹样癌，仅占乳腺癌的 1%～2%。多数合并导管内癌、小叶原位癌、浸润性导管癌等。

② 临床上少见，多见于 50 岁左右女性，表现为乳头变红，出现白屑、瘙痒等症状，甚至乳头表面溃疡、不完整。

③ 超声扫查时一定要注意双侧乳头对比检查，特别注意乳头后方，一经确诊需要手术治疗。

8. 炎性乳腺癌

【超声诊断】

① 二维超声。皮肤脂肪层呈水肿样改变，表现为皮肤层增厚，回声减低，皮下脂肪层

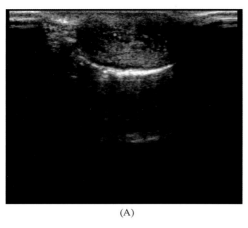
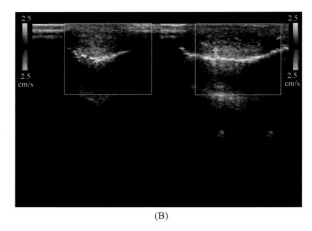

(A)　　　　　　　　　　　　　　　(B)

图 16-3-10　乳腺 Paget 病

女性，58 岁，自己发现右乳头痒。（A）右乳头低回声，界限不清，无包膜；（B）CDFI 示其内见少量点状血流；手术病理证实为乳腺 Paget 病

回声增强，可见线状无回声区。腺体层常无明显肿块，表现为结构明显紊乱，回声减低，与周围组织解剖层次不清晰（图 16-3-11）。可有同侧腋窝淋巴结转移。

② CDFI。腺体层血流信号丰富，出现高速高阻型动脉频谱。

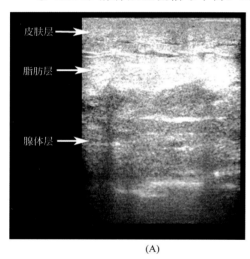
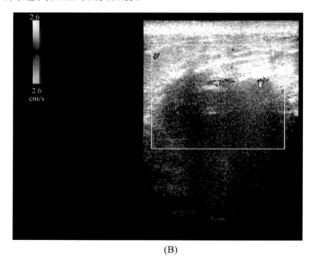

(A)　　　　　　　　　　　　　　　(B)

图 16-3-11　炎性乳腺癌

女性，48 岁，右乳腺无诱因红肿胀痛，抗感染治疗无效。（A）腺体结构明显紊乱、回声减低、皮肤增厚，脂肪层回声增强，间隙呈线状无回声；（B）CDFI 示腺体层血流信号较丰富；手术病理证实为炎性乳腺癌

【特别提示】

① 炎性乳腺癌常发生于年轻、妊娠期、哺乳期女性。其恶性程度高，病情进展快，易发生淋巴结转移。

② 临床表现为乳房迅速增大、发红、持续瘙痒、皮温升高。因妊娠期及哺乳期乳房生理性胀硬，早期诊断困难。

③ 本病应注意与急性乳腺炎鉴别，橘皮征为本病特异性临床表现。急性乳腺炎伴有脓肿形成时易与本病鉴别，鉴别困难时需活检。

■■■ 第四节　乳腺叶状肿瘤 ■■■

【超声诊断】

① 二维超声。表现为腺体内低回声，多数呈分叶状，体积较大，边界清晰，多数见包膜，内部回声均匀，后方无衰减（图 16-4-1）；如果肿瘤较大，可有液性变（图 16-4-2）；如果腋窝有肿大淋巴结，则考虑恶性乳腺叶状肿瘤。

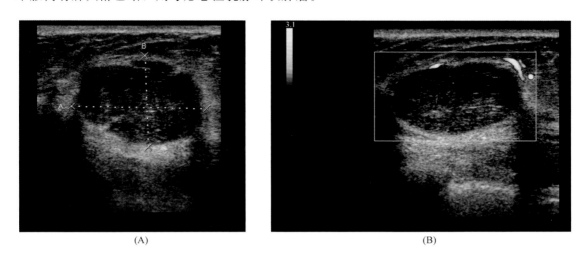

(A)　　　　　　　　　　　　　(B)

图 16-4-1　良性乳腺叶状肿瘤

女，40 岁，体检发现右乳腺肿块，活动良好。（A）乳腺腺体内低回声，大分叶状，边界清晰，有包膜，没有衰减；（B）CDFI 示边缘有血流，RI 0.64；手术病理证实为良性乳腺叶状肿瘤

② CDFI。肿块多数血流较少，少数血流丰富，血流丰富者注意恶变。

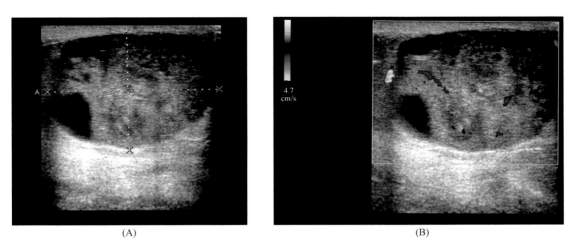

(A)　　　　　　　　　　　　　(B)

图 16-4-2　交界性乳腺叶状肿瘤

女，56 岁，体检发现右乳腺肿块，活动良好。（A）乳腺腺体内低回声，边界清晰，内部回声不均匀，有液性变，有包膜；（B）CDFI 示内有血流，RI 0.77；手术病理证实为交界性乳腺叶状肿瘤

【特别提示】

① 乳腺叶状肿瘤分为良性、交界性和恶性三个亚型；恶性型称为叶状囊肉瘤（图 16-4-3）。乳腺叶状肿瘤的发病高峰在 40～50 岁。

② 临床多表现为无痛性单发肿块，肿瘤一般较大，直径 1～16cm，肿块一般活动度好。三种亚型超声很难鉴别，只能依靠病理。手术切除是最好的治疗方法。

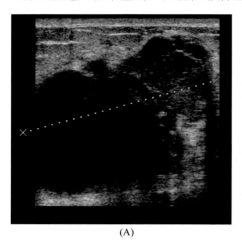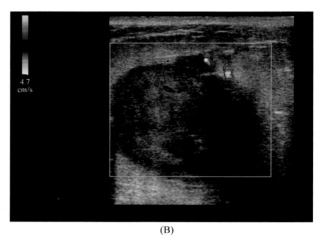

(A)　　　　　　　　　　　　　　　　　　(B)

图 16-4-3　低度恶性乳腺叶状肿瘤

女性，50 岁，体检发现右乳腺肿块，活动良好。（A）乳腺腺体内低回声，分叶状，内部回声不均匀，边界清晰，有包膜；（B）CDFI 示内有条状血流，RI 0.71；手术病理证实为低度恶性乳腺叶状肿瘤

■■■■■ 第五节　乳腺淋巴瘤 ■■■■

【超声诊断】

① 二维超声。表现为单侧或双侧乳腺腺体内低回声或高低混合回声，多数呈肿块型，肿块界限可清晰或不清晰，可单发或多发（图 16-5-1）；非肿块型少见，界限不清晰，钙化很少见（图 16-5-2）。多伴有同侧或者双侧腋窝淋巴结肿大，淋巴结内部可呈网状或蜂窝状

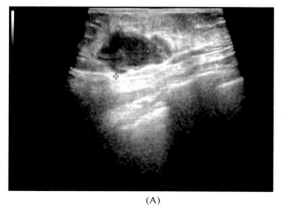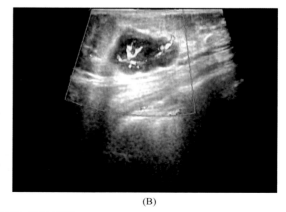

(A)　　　　　　　　　　　　　　　　　　(B)

图 16-5-1　淋巴瘤（肿块型）

女，74 岁，体检发现乳腺肿块，活动性差。（A）乳腺腺体内低回声，回声不均匀，呈不典型高低混合回声，边界较清晰，无包膜，没有衰减；（B）CDFI 示血流较丰富，RI0.78；手术病理证实为弥漫大 B 细胞淋巴瘤

低回声，界限清晰，很少融合，液化。

② CDFI。肿块多数血流丰富，阻力指数偏高。

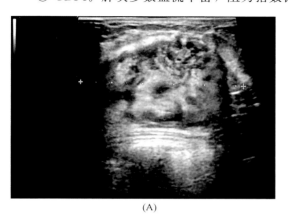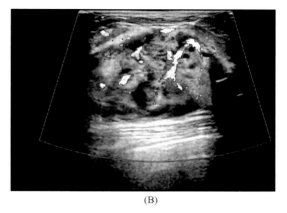

(A)   (B)

图 16-5-2　淋巴瘤（弥漫型）

女，37 岁，发现左乳腺肿块，活动良好。（A）左乳腺腺体内低回声，边界不清晰，内部回声不均匀，呈高低混合回声，无钙化；（B）CDFI 示血流较丰富；穿刺病理证实为淋巴瘤

【特别提示】

① 原发性乳腺淋巴瘤在临床上很罕见，多数为非霍奇金淋巴瘤，女性多见。乳腺淋巴瘤生长较快，病程较短。

② 临床多表现为无痛性乳腺肿块，短期内增长较快，肿块一般活动度好。超声诊断困难，有时与乳腺纤维腺瘤、乳腺炎、乳腺癌很难鉴别。治疗上采用以化疗、放疗为主的综合治疗，而不是首选手术治疗。

（张义侠　李　响）

第十七章

介入性超声

■■■ 第一节 总 论 ■■■

　　介入性超声（interventional ultrasound）是现代超声医学的重要组成部分，其定义为实时超声引导下或监视下把穿刺针、导管或其他器械经皮或经内腔进入病灶或管道等处，进行抽液、活检、注药、置管引流、消融等操作，以达到诊断和治疗的目的。1983年，在丹麦哥本哈根召开的世界介入超声学术会议上，正式确定介入超声成为超声医学中的一门新学科。在我国介入超声尚处于发展阶段，随着《中国介入超声临床应用指南》以及各项介入治疗专家共识的发布，介入超声在临床上应用越来越广泛。

一、仪器设备

　　高分辨率实时彩色多普勒超声仪，配有穿刺引导功能，同时根据穿刺要求配置线阵、凸阵或相控阵穿刺探头，如有附设的穿刺引导辅助系统，需在超声介入操作前进行水槽实验以对仪器进行调试校正。

二、介入性超声操作原则

　　在保证安全的原则下，全面评估患者的获益与风险，严格掌握各类介入超声操作的适应证和禁忌证，兼顾最佳疗效与最小损伤。操作时在超声图像上清晰显示穿刺路径和靶区。对于常规超声显示欠佳的病灶，可在彩色多普勒、超声造影以及融合成像导航的辅助下进行穿刺操作；对于经辅助方法仍显示不清的病灶，应避免盲目操作引起并发症。

三、介入性超声临床应用

　　① 超声引导经皮穿刺活检：肝、肾弥漫性及占位性病变，胰腺占位性病变，以及前列腺、甲状腺、乳腺、浅表淋巴结、腹腔占位病变及胸膜、腹膜等。

　　② 超声引导抽液：胸腔积液、腹水、心包积液、羊水等。

　　③ 穿刺置管：胆囊、胆道系统、肾盂、膀胱、胸腹腔脓肿及积液等。

　　④ 注药：肝、肾囊肿硬化治疗，关节腔及滑囊抽液注药治疗。

　　⑤ 消融治疗：超声引导下通过化学消融或热消融可对肝、肾、肺、甲状腺、乳腺、子宫等脏器肿瘤病变进行治疗。

　　⑥ 腔内超声：经直肠超声、经阴道超声、经食管超声、胃镜超声、腹腔镜超声等。

　　⑦ 术中超声：手术中使用超声对病灶进行定位、活检或判定疗效。

　　⑧ 其他：四肢肌腱病的针刺松解治疗及周围神经阻滞治疗等。

四、介入性超声常见不良反应和并发症预防

① 疼痛：是穿刺术中、术后最常见的不良反应，以穿刺局部轻微疼痛为主，肝脏占位性病变穿刺术后疼痛主要发生在术后 48h 内，穿刺点局部疼痛，疼痛轻微者，可以密切观察，不予特殊处理，如果穿刺区疼痛剧烈，应警惕出血或腹膜炎可能。

② 感染：在严格器械灭菌和无菌操作的情况下穿刺活检并发感染的概率很低，引起术后感染的主要原因是介入器械细菌污染和操作的不规范。对免疫力低下、糖尿病、胆道手术等易感染患者，可以在围手术期预防性使用抗生素。

③ 发热：部分患者可能出现低热。若低于 38.5℃，可以不予特殊处理，若超过 38.5℃则需对症处理。若对症处理无效，需根据综合评估进行进一步检查或治疗。

④ 出血：相对常见的并发症，随着设备的发展与穿刺技术的提高，通过彩色多普勒超声实时显示穿刺路径的血管走行，可以大大降低穿刺出血风险。术前应严格掌握穿刺适应证和禁忌证；对有凝血功能异常的患者应首先纠正凝血异常后方可行穿刺诊疗术；穿刺靶区或路径有血管走行时，在能够明确病理诊断或满足临床需要时可以将粗针改为细针穿刺；穿刺过程中清晰显示针尖位置，抵达脏器表面时应嘱患者屏气，迅速进针，进入一定安全距离后进行快速取材。穿刺时尽量减少粗针穿刺次数，同一穿刺点穿刺针数一般不宜超过 3 针，如需较多穿刺组织材料，可另选其他穿刺点再行穿刺取材。

⑤ 邻近器官的损伤：穿刺导致邻近组织、器官损伤。神经损伤可致神经功能障碍；心脏损伤可致心脏破裂、大出血等；气管损伤可致窒息等；胸膜及肺组织损伤可致气胸、血胸、脓胸、胸腔积液等；肝脏损伤可致肝脏出血、肝功能异常等；食管、胃及肠道损伤可致消化道穿孔、腹膜炎等；胆囊损伤可致胆囊穿孔、腹膜炎等；胰腺损伤可致胰腺炎、胰腺囊肿等；肾损伤可致肾脏出血、肾功能异常等；膀胱、输尿管损伤可致排尿障碍、腹膜炎等；子宫、卵巢或睾丸、前列腺等生殖器官损伤可致出血、生殖功能障碍等；乳腺损伤可致乳导管损伤、乳头脱落等。针道的穿通伤，由于穿孔较小，经过严密观察，多数可保守治疗。

⑥ 休克：介入治疗的心理影响、疼痛、迷走神经反射、低血糖等均可以引起休克。因此，术前充分的心理支持、注意麻醉技巧、确切止痛、熟练操作和恰当的进食和补液，对预防休克相当重要。

⑦ 肿瘤种植：若为恶性肿瘤，存在针道种植转移风险。避免直接刺破肿瘤、减少穿刺次数、烧灼针道等对防止肿瘤种植有一定帮助。

⑧ 其他：穿刺诱发或加重其他疾病（严重心律失常、冠心病、心肌梗死、心力衰竭、心脏骤停、肺动脉栓塞、脑血管疾病、消化道出血、精神类疾病等），诱发血糖降低、血压降低等。术前充分评估，严格把握适应证与禁忌证，能有效降低并发症风险。

■ ■ ■ 第二节　超声引导穿刺活检 ■ ■ ■

一、肝穿刺活检

1. 肝弥漫性病变

【目的】

① 明确有无肝组织损害及其病因。

② 评估慢性肝炎的炎症分级及纤维化程度分期，指导临床合理治疗及判定疗效。

【适应证】

① 肝弥漫性病变需组织病理学诊断者。

② 慢性肝炎需评估炎症及纤维化程度者。

③ 不明原因的肝功能损害或长期肝功能异常者。

④ 肝移植后排斥反应者。

【禁忌证】

① 一般情况差，不能耐受穿刺，呼吸无法配合者。

② 有明显出血倾向及凝血功能障碍者（凝血酶原时间≥正常对照3～5s、血小板计数＜$50×10^9$/L）。

③ 月经期女性。

④ 术前服用抗凝药物，不能停用或停药时间未达到术前准备要求者。

⑤ 严重肝硬化或大量腹水者。

⑥ 严重肝外阻塞性黄疸者。

⑦ 严重高血压不能有效控制者。

【穿刺方法】

① 患者一般取仰卧位或左侧卧位，常规扫查整个肝区，选择无大血管及扩张胆管区作为穿刺取材区。

② 选择最短穿刺路径，如无特殊要求，一般选择右肝作为穿刺区，避开较大的血管、胆管及膈肌等重要器官。

③ 患者取最佳体位，充分暴露肝区。常规消毒、铺巾，用无菌套包裹探头后再次确定进针点及穿刺路径，2%利多卡因局麻至肝被膜。

④ 超声实时引导穿刺针抵达肝被膜时嘱患者屏气配合，穿刺针到达肝内至少1cm（肝硬化背景至少1.5cm），触发扳机，实时观察穿刺针弹射过程，迅速退针，一般不超过3针，避免在同一点反复穿刺（图17-2-1）。每次取材，应对活检针进行清洁处理。根据临床检查需求，对标本进行相应的处理。

⑤ 穿刺后常规消毒，加压包扎穿刺点。嘱患者平卧4h以上。穿刺后需卧床休息，注意观察生命体征。

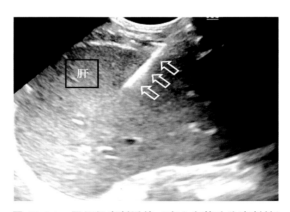

图 17-2-1　肝组织穿刺活检（空心白箭头为穿刺针）

【注意事项】

① 严格掌握适应证与禁忌证，充分告知患者及家属穿刺的目的、重要性及相关风险，

签署知情同意书。

② 穿刺前检查活检装置，校准附设的穿刺引导辅助系统。

③ 进针前全面了解穿刺部位及周围血管、胆管的走行，选择合适的穿刺路径。

④ 术前训练患者屏气，以便配合，穿刺时嘱患者放松，避免由于患者紧张、过度呼吸造成病灶移动或肝包膜划伤、出血等风险。

⑤ 术后嘱患者卧床休息 4h 以上并监测生命体征，避免因过早活动而造成穿刺点出血。

⑥ 选择合适的穿刺针，通常情况下，穿刺针内径较粗者，所取标本相对满意，但出血风险可能提高。

2. 肝局灶性病变

【目的】

① 明确肝局灶性病变的性质。

② 明确肝局灶性病变的病理类型及分化程度。

【适应证】

① 各种影像学检查无法确诊或临床表现和检查结果不一致的肝内局灶性病变。

② 肝硬化背景下不能排除恶性的结节性病变。

③ 恶性肿瘤病理需要明确组织学类型、免疫组化结果，指导诊疗方案者。

④ 来源不明的肝内转移性病变。

【禁忌证】

（1）绝对禁忌证

① 一般情况差，不能耐受穿刺，呼吸无法配合者。

② 有明显出血倾向及凝血功能障碍者（凝血酶原时间≥正常对照 3～5s、血小板计数＜50×10^9/L）。

③ 月经期女性。

④ 术前服用抗凝药物，不能停用或停药时间未达到术前准备要求者。

⑤ 严重肝硬化或大量腹水者。

⑥ 严重高血压不能有效控制者。

⑦ 病灶位于肝脏被膜下、穿刺路径上没有足够正常肝组织者。

（2）相对禁忌证

肿瘤内血管丰富，或肿瘤组织邻近大血管、扩张胆管，穿刺不能确定安全路径者。

【穿刺方法】

① 根据病灶位置，患者一般取仰卧位或左侧卧位，常规扫查整个肝区，超声观察病灶的数量、大小、位置、边界、内部回声、内部及周边血流等情况。对于少数病例超声图像未显示或显示不清楚，可以利用超声造影，或通过术前 CT 或 MRI 影像资料，采用融合影像技术引导穿刺。

② 选择穿刺病灶，确定最短穿刺路径，同时避开较大的血管、胆管、膈肌等重要部位，穿刺针尽可能经过足够的正常肝组织穿刺病灶。

③ 患者取最佳体位，充分暴露肝区。常规消毒、铺巾，用无菌套包裹探头后再次确定进针点及穿刺路径，2％利多卡因局麻至肝被膜。

④ 超声实时引导穿刺针抵达肝被膜时嘱患者屏气配合，穿刺针到达肝内至少 1cm（肝硬化背景至少 1.5cm），当观察到穿刺针到达病灶边缘时触发扳机，实时观察穿刺针弹射过

程，迅速退针，一般不超过 3 针，避免在同一点反复穿刺（图 17-2-2）。每次取材，应对活检针进行清洁处理。根据临床检查需求，对标本进行相应的处理。

⑤ 穿刺后常规消毒，加压包扎穿刺点。穿刺后需卧床休息，注意观察生命体征，嘱患者平卧 4h 以上。

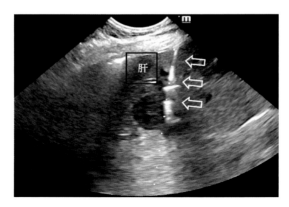

图 17-2-2　肝局灶性病变穿刺活检

点线—穿刺引导线；空心白箭头—穿刺针

【注意事项】

见肝弥漫性病变。

二、肾穿刺活检

1. 肾弥漫性病变

【目的】

明确肾弥漫性病变的病理类型，指导临床治疗与判断预后。

【适应证】

① 不明原因肾损伤或肾功能衰竭。

② 肾小球肾炎或肾病的分型。

③ 不明原因的持续性高血压、蛋白尿、血尿等。

④ 移植肾怀疑排斥反应者。

【禁忌证】

（1）绝对禁忌证

① 一般情况差、不能耐受穿刺、呼吸无法配合者。

② 有明显出血倾向及凝血功能障碍者（凝血酶原时间≥正常对照 3～5s、血小板计数<$50×10^9$/L）。

③ 月经期女性。

④ 术前服用抗凝药物，不能停用或停药时间未达到术前准备要求者。

⑤ 严重高血压不能有效控制者。

⑥ 肾实质萎缩、肾皮质甚薄者。

⑦ 多囊肾、大量腹水、肾周积液、全身多脏器衰竭等。

（2）相对禁忌证

① 活动性肾盂肾炎。

② 过度肥胖，穿刺针道显示不清者。

③ 异位肾、孤立肾或另一侧肾功能丧失者。

【穿刺方法】

① 患者取俯卧位，腹部垫一硬枕，压迫固定肾脏。肾穿刺活检一般选择右肾，穿刺点一般选在右肾下极皮质较厚处并避开肾窦回声。

② 常规消毒、铺巾，用无菌套包裹探头后再次确定进针点及穿刺路径，2%利多卡因穿刺点浸润局麻，之后用尖刀破皮。

③ 超声实时引导活检针抵达肾包膜，嘱患者屏气，实时观察穿刺针弹射过程，迅速退针（图17-2-3）。每次取材，应对活检针进行清洁处理。根据临床检查需求，对标本进行相应的处理。

④ 穿刺后常规消毒，加压包扎穿刺点。穿刺后需卧床休息24h，术后严密观察血压、脉搏和尿液性状等。有肉眼血尿时，应延长卧床时间，一般在24～72h内肉眼血尿可消失。

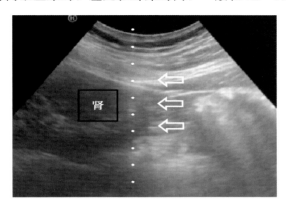

图 17-2-3 肾穿刺活检
点线—穿刺引导线；空心白箭头—穿刺针

【注意事项】

① 严格掌握适应证与禁忌证。

② 穿刺点一般应选择在右肾下极肾皮质较厚处，容易取到较多肾小球组织。

③ 术后患者保持平卧24h，密切观察生命体征及尿液性状等。适当多饮水，对24h后仍有肉眼血尿者应当延长卧床时间，1周内应少活动，3个月内避免剧烈活动和重体力劳动。

④ 避免在同一点反复穿刺，一般不超过3针。注意观察穿刺标本的颜色及长度，判断穿刺标本中肾小球组织的量是否足够。

2. 肾局灶性病变

【目的】

明确肾占位性病变性质及病理类型，指导临床治疗。

【适应证】

① 肾实性占位性病变的良恶性鉴别及病理分型。

② 来源不明的肾内转移性病变。

【禁忌证】

（1）绝对禁忌证

同肾弥漫性病变。

（2）相对禁忌证

① 肿瘤内血管丰富，或肿瘤组织邻近大的血管、肠管、肝脏、脾脏，穿刺难以避开者。

② 其他同肾弥漫性病变。

【穿刺方法】

① 根据病灶位置，选取最佳体位，常规扫查病灶的大小、位置、边界、内部回声、内部及周边血流等情况。常规消毒、铺巾，用无菌套包住探头后再次确定进针点及穿刺路径，2%利多卡因穿刺点浸润局麻，之后用尖刀破皮。

② 超声实时引导活检针抵达肾表面，嘱患者屏气，穿刺针经过一段正常肾组织进入肾局灶性病变，实时观察穿刺针弹射过程，迅速退针。每次取材，应对活检针进行清洁处理。根据临床检查需求，对标本进行相应的处理。

③ 术后加压包扎，平卧休息 24h。术后注意观察生命体征和尿液性状变化等。

【注意事项】

① 对于能够确诊的肾恶性肿瘤应避免穿刺活检。

② 其他同肾弥漫性病变。

三、甲状腺穿刺活检

1. 超声引导下细针穿刺抽吸活检 （fine needle aspiration biopsy，FNAB）

【目的】

对甲状腺结节进行细胞学病理诊断及分子标记物检测，明确结节性质及类型。

【适应证】

① 最大径≥2.0cm 的等回声和（或）高回声结节，或实性部分呈偏心分布的囊实性结节。

② 最大径≥1.5cm 的结节，具有任一可疑恶性的超声征象。

③ 最大径≥1.0cm 的结节，具有任一可疑恶性的超声征象，结节为多灶性，或紧邻被膜、气管、喉返神经等或具备两条以上可疑恶性的超声征象。

④ 最大径<1.0cm 的结节，具备两条以上可疑恶性的超声征象，结节为多灶性，或紧邻被膜、气管、喉返神经等。

⑤ 甲状腺弥漫散在分布的点状强回声，怀疑弥漫硬化性乳头状癌。

⑥ 甲状腺癌外科术后可疑复发病灶。

【禁忌证】

（1）绝对禁忌证

① 一般情况差、心肺功能不能耐受穿刺者。

② 患者意识障碍无法配合者。

③ 有明显出血倾向及凝血功能障碍者（凝血酶原时间≥正常对照 3~5s、血小板计数 $<50×10^9/L$）。

④ 术前服用抗凝药物，不能停用或停药时间未达到术前准备要求者。

⑤ 严重高血压不能有效控制者。

⑥ 超声引导下不能确定穿刺安全路径者。

（2）相对禁忌证

① 局部皮肤感染。

② 月经期女性。

【穿刺方法】

① 患者取仰卧位，肩部垫高，充分暴露颈前区。超声探查甲状腺结节和周围组织。

② 常规消毒、铺巾，操作者坐于患者头侧或引导者对侧，用无菌套包裹探头后再次确定进针点及穿刺路径，调整超声仪器显示屏，使操作者可以同时方便地看到手术区域和超声图像。

③ 实时超声引导下操作者手持穿刺针沿着扫描平面斜行进针，实时观察进针过程，避开大血管、气管及神经等重要组织结构。

④ 穿刺针到达结节中心，拔出针芯，在结节内沿不同针道来回提插10～20次，如果细胞量不够可以适当负压抽吸后松开负压退针，用纱布压迫进针点（图17-2-4）。

⑤ 回抽预备的注射器，使注射器内充满空气，尽快将取材后的穿刺针连接于注射器上，使针尖斜面向下对准载玻片或液基标本瓶，快速推动注射器活塞，将吸取物推到载玻片的一端或液基标本瓶内，涂片用另一块载玻片将标本均匀涂抹开，之后放置于固定液中。

⑥ 如需要做穿刺吸取物基因检测，可将穿刺针在试剂瓶内用针筒反复冲洗数次，然后低温保存并送检。

⑦ 穿刺结束后压迫穿刺点30min，注意观察患者基本生命体征。

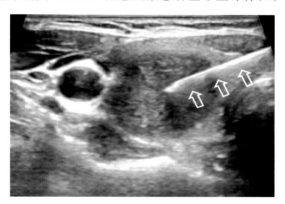

图 17-2-4 甲状腺 FNAB

空心白箭头—穿刺针

【注意事项】

① 行 FNAB 时应注意多方向穿刺，对结节进行多点取材。

② 位于被膜下的甲状腺结节，穿刺针应经过少许正常甲状腺组织再对结节进行穿刺。

③ FNAB 前指导患者进行呼吸练习，若在穿刺中患者出现明显吞咽或咳嗽应立即停止操作并将穿刺针拔出。

2. 超声引导下粗针穿刺活检（core needle biopsy，CNB）

【目的】

明确甲状腺结节或弥漫性病变性质与病理分型。

【适应证】

① 最大径≥2.0cm 的囊实性结节。

② 最大径≥1.5cm 的等回声和（或）高回声结节，或实性部分呈偏心分布的囊实性结节。

③ 最大径≥1.0cm 的结节，具有任一可疑恶性的超声征象。

④ 最大径<1.0cm 的结节，具备两条以上可疑恶性的超声征象，患者有甲状腺癌高危因素或要求进一步诊治者。

⑤ 甲状腺弥漫散在分布的点状强回声，怀疑弥漫硬化性乳头状癌。

⑥ 甲状腺癌外科术后可疑复发病灶。

【禁忌证】

（1）绝对禁忌证

同细针穿刺抽吸活检。

（2）相对禁忌证

① 甲亢患者、甲状腺或肿瘤组织内血流异常丰富者。

② 结节过小且紧邻被膜或颈部大血管者。

③ 其他同细针穿刺抽吸活检。

【穿刺方法】

① 患者取仰卧位，肩部垫高，充分暴露颈前区。超声探查甲状腺结节和周围组织。

② 常规消毒、铺巾。操作者坐于引导者对侧，用无菌套包住探头后再次确定进针点及穿刺路径，调整超声仪器显示屏，使操作者可以同时方便地看到手术区域和超声图像。

③ 实时超声引导下将2％利多卡因至甲状腺被膜局麻，操作者手持活检枪沿着扫描平面斜行进针，避开大血管、气管及神经等重要组织结构。穿刺针到达结节或靶区域前缘，激发活检枪，取材后迅速拔出，用纱布压迫穿刺针道（图17-2-5）。

④ 推动穿刺针芯，将组织条置于干净的滤纸片上，或直接置于甲醛固定液中。

⑤ 为保证取材满意，一般可重复穿刺2～3次。

⑥ 穿刺结束后，消毒包扎，压迫穿刺针道约30min，注意观察患者生命体征。

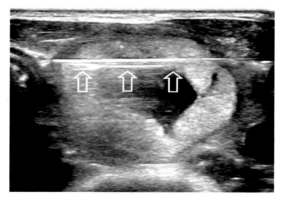

图 17-2-5 甲状腺穿刺活检

空心白箭头—穿刺针

【注意事项】

同 FNAB。

四、乳腺穿刺活检

【目的】

① 明确乳腺病变的性质、病理组织分型及免疫组化结果。

② 对乳腺病变实施术前和术中定位。

【适应证】

① 超声发现不可触及的可疑乳腺肿块。

② 可触及的乳腺肿块，且超声提示乳腺内占位性病变，需明确诊断者。

③ 超声提示乳腺 BI-RADS 4 类及以上或部分 BI-RADS 3 类病变，需要明确诊断者。

④ 超声提示乳腺良性肿瘤，进行微创旋切或消融治疗前需明确诊断者。

【禁忌证】

（1）绝对禁忌证

① 一般情况差，心肺功能不能耐受穿刺者。

② 患者意识障碍无法配合者。

③ 有明显出血倾向及凝血功能障碍者（凝血酶原时间≥正常对照 3～5s、血小板计数 $<50\times10^9$/L）。

④ 术前服用抗凝药物，不能停用或停药时间未达到术前准备要求者。

⑤ 严重高血压不能有效控制者。

（2）相对禁忌证

① 乳腺内置有假体或局部皮肤感染者。

② 月经期或妊娠期女性。

【穿刺方法】

① 通常为仰卧位或侧卧位，充分暴露患侧乳腺，仔细扫查肿块及周围组织，测量病灶大小，检查病灶及周围组织血管分布情况，确定最佳穿刺切面与穿刺路径。

② 常规消毒、铺巾，无菌套包裹探头后再次扫查病灶确认穿刺入路。2%利多卡因行局部麻醉。引导者清楚显示靶病灶后固定探头，操作者手持活检枪将穿刺针沿声束平面进针至病灶前缘，击发活检枪，动态观察进针过程，迅速退针，按压止血（图 17-2-6）。

③ 推出针槽内组织，放置到滤纸条，或直接置于甲醛固定液，评估组织完整情况，同一穿刺点一般取材 2～3 条组织，送病理检查。

④ 穿刺结束后，穿刺点消毒，加压包扎 24h。注意观察患者基本生命体征及有无出血。

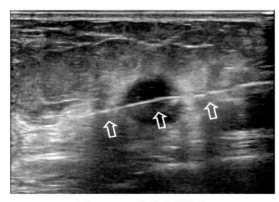

图 17-2-6　乳腺穿刺活检

空心白箭头—穿刺针

【注意事项】

① 穿刺部位遵循就近原则，同时还需注意美观性。

② 穿刺时活检针尽量与胸壁平行，避免穿刺针进入胸腔。

③ 多个肿块或者双侧乳腺活检，每个病灶需单独使用一根穿刺针。每次取材，应对活检针进行清洁处理，避免针道种植转移。

④ 术中、术后随时注意压迫止血。术后包扎绷带，如有渗出，在无菌条件下及时更换纱布，并重新包扎。

五、淋巴结穿刺活检

【目的】

明确淋巴结的性质与病理分型。

【适应证】

① 不明原因肿大淋巴结。

② 肿瘤病史，临床怀疑转移淋巴结。

【禁忌证】

（1）绝对禁忌证

① 一般情况差，心肺功能不能耐受穿刺。

② 患者意识障碍无法配合者。

③ 有明显出血倾向及凝血功能障碍者（凝血酶原时间≥正常对照 3～5s、血小板计数<$50×10^9$/L）。

④ 术前服用抗凝药物，不能停用或停药时间未达到术前准备要求者。

⑤ 严重高血压不能有效控制者。

⑥ 超声引导下不能确定穿刺安全路径者。

（2）相对禁忌证

① 局部皮肤感染者。

② 月经期或妊娠期女性。

【穿刺方法】

① 取最佳体位，充分暴露淋巴结穿刺区域，测量大小，检查周围组织血管分布情况，确定最佳穿刺切面与穿刺路径。

② 常规消毒、铺巾，无菌套包裹探头后再次扫查淋巴结确认穿刺入路。2％利多卡因行局部麻醉。引导者清楚显示靶病灶后固定探头，操作者手持活检枪将穿刺针沿声束平面进针至淋巴结前缘，击发活检枪，动态观察进针过程，迅速退针，按压止血（图 17-2-7）。

③ 推出针槽内组织，放置到滤纸条，或直接置于甲醛固定液，评估组织完整情况，同一穿刺点一般取材 2～3 条组织，送病理检查。

④ 穿刺结束后，穿刺点消毒，加压包扎 1h。

【注意事项】

① 怀疑淋巴瘤时建议外科切除或保证足够的标本量。

② 淋巴结存在液化坏死时，可以通过超声造影引导穿刺位置，保证取到足量标本。

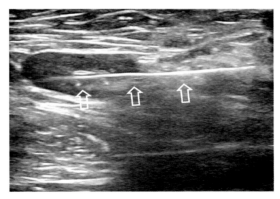

图 17-2-7　淋巴结穿刺活检
空心白箭头—穿刺针

第三节　超声引导穿刺抽吸和置管引流

一、囊肿穿刺抽吸及硬化治疗（以肝肾囊肿为例）

【目的】

通过将囊肿内液体抽出，同时注入硬化剂致囊壁组织变性坏死，从而囊壁萎缩，囊腔缩小甚至闭合，以减轻和消除相应的临床症状，预防肝肾功能损伤。

【适应证】

① 肝囊肿直径＞5cm、肾囊肿直径＞4cm 的单发或多发单纯性囊肿。

② 肝、肾囊肿未达到治疗大小，但是伴有明显临床症状者或合并感染者。

③ 多囊肝、多囊肾存在较大囊肿（直径＞5cm）且引起压迫症状或影响脏器功能者。

【禁忌证】

（1）绝对禁忌证

① 一般情况差、不能耐受穿刺、呼吸无法配合者。

② 有明显出血倾向及凝血功能障碍者（凝血酶原时间≥正常对照 3～5s、血小板计数＜$50×10^9$/L）。

③ 月经期女性。

④ 术前服用抗凝药物，不能停用或停药时间未达到术前准备要求者。

⑤ 影像学提示囊肿与胆道或肾盂有交通者。

⑥ 严重高血压不能有效控制者。

（2）相对禁忌证

囊肿邻近大血管或肠管等脏器结构，穿刺不能确定安全路径者。

【治疗方法】

① 选择最佳体位，全面扫查目标囊肿及周围组织结构，测量囊肿大小，检查囊肿周围组织血管及胆道或集合系统分布情况，确定最佳穿刺切面与穿刺路径。

② 常规消毒、铺巾，无菌套包裹探头后再次扫查囊肿确认穿刺入路。用2%利多卡因行局部麻醉至肝被膜或肾被膜。

③ 引导者清楚显示靶病灶后固定探头，操作者手持穿刺针沿声束平面进针，抵达被膜时嘱患者屏气，肾囊肿穿刺路径应尽量少经过肾实质，而肝囊肿应经过正常肝实质 1cm 以上，超声实时引导将穿刺针进至囊肿中心位置，拔出针芯连接注射器，抽净液体并注入一定量（常规为抽出囊液的 1/4～1/3 量）硬化剂（无水乙醇或聚桂醇）保留，或抽出大部分囊液后以硬化剂多次置换冲洗，直至囊液清亮，抽净残余液体，结束治疗（图 17-3-1）。（肝肾囊肿硬化治疗前须行蛋白定性试验，以排除其与胆道或肾盂相通）。

④ 治疗后穿刺点消毒包扎，注意观察患者生命体征。

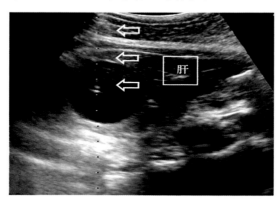

图 17-3-1　肝囊肿穿刺抽吸及硬化治疗
点线—穿刺引导线；空心白箭头—穿刺针

【注意事项】
① 操作时清晰显示针尖位置，并尽量调整至囊肿中心部。
② 硬化治疗前应常规行蛋白定性试验。
③ 囊肿合并感染时可根据感染程度决定是否硬化治疗。

二、积液穿刺抽吸及置管引流（以胸腔积液、腹水为例）

【目的】
① 明确积液性质。
② 抽吸和引流，消除压迫或炎性产物。
③ 必要时可同时行胸、腹腔内药物注射。

【适应证】
① 需要明确胸腔积液、腹水性质者。
② 大量胸腔积液、腹水造成压迫，需要缓解症状者。
③ 恶性胸腔积液、腹水需要进行药物注射者。
④ 胸腔积液、腹水考虑为积脓需要引流及药物冲洗者。
⑤ 积液量大或证实为较大的脓肿者采用置管引流效果更佳。

【禁忌证】
（1）绝对禁忌证
① 一般情况差，不能耐受穿刺，呼吸无法配合者。
② 有明显出血倾向及凝血功能障碍者（凝血酶原时间≥正常对照 3～5s、血小板计数<$50×10^9$/L）。

③ 月经期女性。

④ 术前服用抗凝药物，不能停用或停药时间未达到术前准备要求者。

⑤ 严重高血压不能有效控制者。

（2）相对禁忌证

积液量少，不能确定安全路径者。

【治疗方法】

① 腹水患者多取平卧位，胸腔积液患者多取坐位，不能采取坐位时可采用半卧位或侧卧位。

② 超声观察积液的位置、范围、内部回声、有无分隔及周围组织结构关系，选择穿刺距离最短、液体深度最大作为穿刺点，且避开肺组织、膈肌及肠管等重要结构位置，明确穿刺路径。

③ 常规消毒、铺巾，2%利多卡因局部浸润麻醉至胸膜或腹膜全层。

④ 超声实时引导穿刺针穿透胸壁或腹壁，出现突破感或落空感后缓慢进针，实时监测针尖位置，根据积液量控制进针深度，拔出针芯，抽出少量积液，连接引流袋。根据临床需求进行抽液。

⑤ 需要置管引流时，可采用一步法或两步法（Seldinger 法）。两步法置管相对安全，成功率高。操作步骤可以分为：超声引导下将穿刺针刺入胸腔或腹腔积液，拔出针芯，抽出少量积液，插入导丝，拔出针鞘，用扩张导管沿导丝扩张针道，顺导丝置入引流管（一般为7～10F），接引流袋，固定引流管。

⑥ 穿刺点消毒包扎，注意观察患者生命体征。

【注意事项】

① 穿刺时动态监测针尖位置，不宜过深，注意避开肺脏、膈肌、肠管及血管等。胸腔穿刺时穿刺点要在肋骨上缘，避开肋间动脉。

② 置管引流时应将引流导管置于胸腔或腹腔低位，以利于积液的有效引流。一次引流量不宜过多，一般成人第一次引流液体量 600～1000ml，以后每天引流总量1000ml 左右。

③ 术后注意卧床休息 4h 上，24h 内避免剧烈运动。

三、脓肿穿刺抽吸及置管引流（以肝肾脓肿为例）

【目的】

充分引流脓液，药物冲洗或配合抗生素治疗，控制感染，达到治愈目的。

【适应证】

① 影像学检查提示肝或肾内脓肿液化充分者。

② 具有安全的穿刺和（或）置管引流路径者。

【禁忌证】

（1）绝对禁忌证

① 一般情况差、不能耐受穿刺、呼吸无法配合者。

② 有明显出血倾向及凝血功能障碍者（凝血酶原时间≥正常对照 3～5s、血小板计数＜50×10⁹/L）。

③ 月经期女性。

④ 术前服用抗凝药物，不能停用或停药时间未达到术前准备要求者。

⑤ 严重高血压不能有效控制者。

（2）相对禁忌证

① 脓肿早期仅有少量液化者。

② 病灶邻近大血管、扩张胆管或肠管等脏器，穿刺不能确定安全路径者。

【治疗方法】

① 超声全面扫查肝脏、肾脏，确定脓肿的位置、大小、数目及与大血管、胆管、输尿管、周边脏器的关系。依据穿刺路径最近且安全的原则，标记穿刺点。

② 常规消毒铺巾，无菌套包裹探头后再次扫查脓肿确认穿刺入路。用2％利多卡因对腹壁局部浸润麻醉。

③ 超声实时引导穿刺针穿刺至脓腔内，对肝被膜下脓肿穿刺时应经过部分肝实质，对于肾脓肿应经过腹膜后，尽量避免经过腹腔。拔出针芯，抽出脓液即可确诊。

④ 对于较小的脓腔（＜3cm）可以进行单纯抽液及冲洗，一次性将脓液抽净后用替硝唑（或甲硝唑）或生理盐水反复冲洗脓腔至冲洗液清亮后拔针。

⑤ 对于较大的脓腔（≥3cm），或经2次以上穿刺抽吸后未能治愈者，或考虑与胆管或肾盂、肾盏相通者，可行超声引导下穿刺置管引流。目前以 Seldinger 方法最常用，操作步骤同积液置管引流。

⑥ 穿刺点消毒包扎，抽出脓液根据临床需求送细菌培养，注意观察患者生命体征。

【注意事项】

① 穿刺前确定最佳穿刺点和穿刺路径，脓肿位于肝被膜下时要尽量通过一定距离的肝组织，肾脓肿尽量避免经腹腔穿刺。

② 每日引流量＜10ml，超声复查脓腔消失，体温和白细胞恢复正常，停用抗生素治疗并闭管2～3天后临床症状无反复，可拔管。

③ 其他同"积液穿刺抽吸及置管引流"。

■■■■ 第四节　超声引导热消融治疗 ■■■■

一、肝脏肿瘤热消融治疗

【目的】

① 用于5cm以下的肝脏肿瘤根治性治疗，达到临床治愈目的。

② 对不能根治的肝脏肿瘤进行姑息性治疗。

③ 与外科手术切除或经导管动脉化疗栓塞（transcatheter arterial chemoembolization，TACE）等联合应用，扩大治疗范围，增强治疗效果。

④ 肝移植术前，肿瘤热消融可作为桥梁治疗。

【适应证】

① 单发、直径≤5 cm，多发（数目≤3）、最大直径≤3 cm 的原发、复发或继发肿瘤。

② 作为不适宜手术者的姑息治疗或联合治疗方案。

③ 肝移植供体等待期的桥梁治疗。

【禁忌证】

（1）绝对禁忌证

① 一般情况差、不能耐受穿刺、呼吸无法配合者。

② 有明显出血倾向及凝血功能障碍者（凝血酶原时间≥正常对照 $3\sim5s$、血小板计数$<50\times10^9/L$）。

③ 月经期女性。

④ 术前服用抗凝药物，不能停用或停药时间未达到术前准备要求者。

⑤ 肿瘤弥漫分布或侵犯临近脏器者。

⑥ 严重高血压不能有效控制者。

⑦ 保守治疗无效，肝功能 Child-Pugh C 级者。

（2）相对禁忌证

肿瘤组织邻近大血管、扩张胆管、胆囊、膈肌及胃肠道等脏器，不能确定安全路径者。

【治疗方法】

① 超声全面扫查肝脏，确定肿瘤大小、位置及与周边血管、胆管等结构的关系。选择最佳体位，依据最近且安全原则确定进针路径与消融点数，多发肿瘤及大肿瘤可分次消融。

② 多数患者可通过镇静、镇痛联合穿刺点局部浸润麻醉完成消融治疗。术中密切监测生命体征、镇痛效果和患者的反应，视患者治疗反应可适量追加镇痛、镇静药物。

③ 连接仪器，检查水冷循环，完成消融参数设定。

④ 常规消毒铺巾，无菌套包裹探头后再次根据术前及术中影像所见确定皮肤穿刺点及穿刺路径，穿刺路径须避开大血管、胆管及其他重要脏器并尽量经过部分肝组织。常规超声显示困难的病灶可以借助超声造影或是融合影像导航定位。

⑤ 超声实时引导遵循先深后浅、先难后易的原则，按照术前规划方案插入所有电极，启动能量释放，直至覆盖整个肿瘤和安全边缘。

⑥ 退针时烧灼针道，预防出血和肿瘤种植。

⑦ 消融结束后常规行肝脏超声造影/增强 CT/增强 MRI 检查（推荐超声造影），确认消融范围与疗效。

⑧ 穿刺点消毒包扎，注意观察患者生命体征。

【注意事项】

① 严格掌握适应证与禁忌证。术前充分告知患者本人及家属治疗目的、治疗中可能出现的不良反应。

② 消融前确定最佳穿刺路径与消融点数，肿瘤位于肝被膜下时要尽量通过一定距离的肝组织。

③ 多发肿瘤及大肿瘤可分次消融或联合 TACE 治疗。

④ 在不能确保安全穿刺路径或肿瘤在声像图上显示不清时，严禁盲目对肿瘤进行热消融治疗。

⑤ 位于肝脏表面、膈肌、胆囊或胃肠道的肿瘤消融前可通过建立人工胸腹水以确保安全消融；对大血管旁肿瘤可辅以经皮无水乙醇注射以确保消融疗效。

⑥ 消融针活性端已进入肿瘤但需调整位置时应原位消融后再调整；消融针需在肝实质内调整位置或需更换皮肤穿刺点时，须充分消融针道后再行调整，避免针道种植转移。

⑦ 确认消融完成后边充分消融针道边缓慢撤出消融针，注意避免皮肤烫伤。

二、甲状腺结节热消融治疗

【目的】

符合超声实时引导热消融治疗（射频、微波、激光等）适应证的甲状腺良性结节、微小乳头状癌及甲状腺癌术后复发病灶，达到临床治愈或姑息性治疗目的。

1. 甲状腺良性结节

【适应证】

需同时满足以下 1～3 项并满足第 4 项之一者。

① 超声提示良性，FNAB 提示 Bethesda Ⅱ类或组织学病理证实为良性结节。

② 无儿童时期放射治疗史。

③ 患者主观意愿要求消融治疗或自身条件不能耐受或拒绝外科手术治疗及主动监测。

④ 同时需满足以下条件之一：

a. 术后复发结节或结节明显增长者；

b. 患者存在与结节明显相关的自觉症状或影响美观，要求治疗者；

c. 自主功能性结节引起甲亢症状者。

【禁忌证】

符合下列任意一条的不宜进行热消融治疗：

① 巨大胸骨后甲状腺肿或大部分甲状腺结节位于胸骨后方（相对禁忌，可分次消融或姑息性治疗）；

② 病灶对侧声带功能异常；

③ 其他同"甲状腺穿刺活检"。

2. 甲状腺微小乳头状癌

【适应证】

需同时满足以下条件：

① 非病理学高危亚型；

② 单发结节，最大径 ≤10mm，且距离内侧后包膜 ＞2mm；

③ 癌灶不位于峡部，且无甲状腺被膜及周围组织侵犯；

④ 无甲状腺癌家族史及儿童时期放射治疗史；

⑤ 无淋巴结或远处转移证据；

⑥ 患者经充分告知，仍拒绝外科手术，也拒绝密切随访者。

【禁忌证】

符合下列任意一条的不宜进行热消融治疗：

① 证实有颈侧区淋巴结转移或远处转移者；

② 甲状腺微小癌内存在粗大钙化灶；

③ 甲状腺微小癌多发或距离内侧后包膜＜2mm 者；

④ 其他同"甲状腺良性结节"。

【治疗方法】

① 术前对病灶行多角度、多切面超声检查，明确病灶的大小、位置及与周围组织的解剖关系，遵循距离最近且安全的原则制定治疗方案。

② 取仰卧位、肩部垫高，充分暴露颈部，常规消毒、铺巾，无菌套包裹探头后再次确认穿刺入路。超声引导下用麻醉药局部麻醉皮肤穿刺点至甲状腺前缘外周包膜。

③ 根据病灶的位置，超声引导下以 2% 的利多卡因或其稀释液在甲状腺前被膜与颈前肌群间隙进行局部浸润麻醉及隔离。隔离带可根据病灶的具体邻近位置从峡部或颈外侧予以实施，将生理盐水或 10% 葡萄糖 10～20ml （或加入 0.5mg 肾上腺素混合液）在甲状腺外包膜与颈动脉间隙、甲状腺后包膜与食管间隙、甲状腺与甲状旁腺间隙及甲状腺后包膜与喉返神经穿行区域注入，形成安全隔离区域。

④ 选取距离最近且安全的路径，操作者在实时超声引导下避开颈部血管、气管、神经等重要结构，手持消融针穿刺至消融结节内。

⑤ 良性大结节采用"移动消融技术"，将病灶分为多个小的消融单元，通过移动热源，对各个单元逐层进行消融处理；对于小结节或微小乳头状癌采用"固定消融技术"，将热源固定于病灶中持续将其热消融，微小乳头状癌可以考虑多点消融以达到局部扩大范围根治的目的（图 17-4-1）。

⑥ 热消融（射频、微波、激光）功率输出一般需要由小至大逐步调节，可以根据具体热消融选择形式、病灶大小、病灶周围毗邻组织及设备厂家推荐值等情况，酌情控制具体功率输出范围及启停时间。

⑦ 术中可以根据热消融产生的汽化强回声覆盖区判断消融范围。待汽化消散后，有条件的建议行超声造影检查以评估热消融范围，并对残留区进行针对性补充消融。

⑧ 消融结束后消融针道，缓慢拔出消融针，注意不要烫伤皮肤。

⑨ 穿刺点消毒，加压包扎。注意观察患者生命体征及颈部有无肿胀。

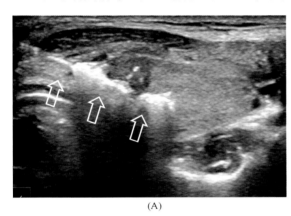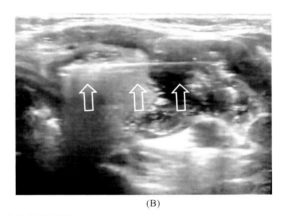

| (A) | (B) |

图 17-4-1　甲状腺结节热消融

（A）甲状腺微小乳头状癌固定热消融；（B）甲状腺良性结节热消融

空心白箭头——一次性消融针

【注意事项】

① 结节较大或部分位于胸骨后，或双侧多发结节，消融时采取分次治疗有助于提高疗效，避免副损伤。

② 如患者在热消融过程中不能忍受疼痛或有明显不适，应减小消融功率、补充隔离液或暂停消融，或改变麻醉方式，必要时分次消融。

③ 消融过程中注意进针深度，实时观察消融范围的变化及电极针的位置，避免电极针偏离消融靶目标而导致的消融不全及周围重要脏器的损伤。

④ 甲状腺结节内部合并囊液较多者，可先行抽吸，再消融。

⑤ 部分患者可能存在消融不完全，后续需要再次消融，甚至需要行开放性手术以达到治疗目的。

⑥ 肿瘤热消融后仍存在复发的可能，术后需定期随访复查。

三、乳腺肿瘤热消融治疗

【目的】

符合超声实时引导热消融治疗适应证的乳腺肿瘤，减轻患者的临床症状与体征，使肿瘤缩小或消失，达到临床治愈或姑息性治疗的目的。

【适应证】

① 病理活检证实为良性的腺体内结节。

② 乳腺触及包块、伴有疼痛、担心恶变、拒绝随访观察者。

③ 多发结节最长径 1～3cm，肿瘤至皮肤/胸大肌的距离大于 0.5cm 者。

④ 充分告知后，因美容、心理等原因拒绝手术或主动监测者。

⑤ 因各种原因不能耐受手术切除者。

【禁忌证】

① 病理证实为恶性或＞50mm 结节为相对禁忌证。

② 其他同"乳腺穿刺活检"。

【治疗方法】

① 术前对病灶行多角度、多切面超声检查，明确病灶的大小、位置及与周围组织的解剖关系，遵循距离最近且安全的原则制定治疗方案。

② 选择最佳体位，充分暴露乳腺，常规消毒铺巾，无菌套包裹探头后再次确认穿刺入路。采用 2% 盐酸利多卡因局部浸润麻醉，在结节周围间隙内注射液体，形成安全隔离区域。

③ 选取距离最近且安全的路径，操作者在实时超声引导下手持消融针穿刺至消融结节内。热消融（射频、微波、激光）功率输出一般需要由小至大逐步调节，可以根据具体热消融选择形式、病灶大小、病灶周围毗邻组织及设备厂家推荐值等情况，酌情控制具体功率输出范围及启停时间。

④ 良性大结节采用"移动消融技术"，将病灶分为多个小的消融单元，通过移动热源，对各个单元逐层进行消融处理。对于小结节采用"固定消融技术"，将热源固定于病灶中持续将其热消融。实时、连续观察结节消融的程度、范围及皮肤温度和颜色的变化。

⑤ 消融治疗后常规超声和超声造影以综合评估消融范围与疗效，观察消融区域有无血流或造影剂充填，若消融目标内仍有血流灌注或造影剂增强，进行针对性补充消融。

⑥ 消融结束后消融针道，缓慢拔出消融针，注意不要烫伤皮肤。

⑦ 穿刺点消毒，加压包扎。注意观察患者生命体征。

【注意事项】

① 选择穿刺点时应注意就近原则、兼顾美观与安全原则。

② 对多发性肿瘤进行消融时注意兼顾性，尽量减少穿刺，除特殊情况外，活检、隔离液注射、消融穿刺点尽量选择同一穿刺路径。

③ 其他同"甲状腺结节热消融治疗"。

四、子宫肌瘤热消融治疗

【目的】

子宫肌瘤热消融治疗的目的是利用热能将子宫肌瘤原位灭活，使其逐渐缩小或完全消失，减轻或消除肌瘤导致的相关临床症状，从而达到保留子宫及其生育能力的治疗目的。

【适应证】

① 明确诊断的子宫肌瘤，国际妇产科联盟（FIGO）分级为 0～6 级者。

② 伴月经过多、继发性贫血、腹痛、压迫等症状者。

③ 手术挖除肌瘤后复发并合并复发症状者。

④ 拒绝手术或其他治疗方法，自愿选择消融治疗且有安全的经腹壁穿刺路径者。

【禁忌证】

（1）绝对禁忌证

① 一般情况差、不能耐受穿刺、呼吸无法配合者。

② 有明显出血倾向及凝血功能障碍者（凝血酶原时间≥正常对照 3～5s、血小板计数＜$50×10^9/L$）。

③ 月经期女性。

④ 术前服用抗凝药物，不能停用或停药时间未达到术前准备要求者。

⑤ 严重高血压不能有效控制者。

⑥ FIGO 分级 7 级的子宫肌瘤或患子宫恶性病变者。

⑦ 有未被控制的盆腔炎症或肌瘤短期迅速增大，不能排除肉瘤样变。

（2）相对禁忌证

肿瘤组织邻近大血管及肠道等脏器，不能完全有效隔离，无法确定安全路径者。

【治疗方法】

① 术前对病灶行多角度、多切面超声检查，明确病灶的大小、位置及与周围组织的解剖关系，遵循距离最近且安全的原则制定治疗方案。

② 根据进针路线选择仰卧位或截石位，常规消毒、铺巾，无菌套包裹探头后再次确认穿刺入路。

③ 静脉麻醉加穿刺点局部麻醉。选取安全、较近的路径，超声实时引导下穿刺入路上绝对避开膀胱、肠道、网膜、大血管并尽可能避开子宫内膜等重要结构。

④ 热消融治疗时须根据具体消融选择形式、病灶大小、病灶周围毗邻组织、设备厂家推荐值等情况，酌情控制具体功率输出范围及启停时间；消融方法推荐使用"固定消融技术"，将热源固定于病灶中持续将其热消融。消融过程中超声实时扫查、监测消融区及毗邻组织回声变化。

⑤ 消融结束后行超声造影检查以评估热消融无灌注区情况，消融区无造影剂灌注范围则为有效消融区范围。若拟定消融的靶目标内仍有造影剂灌注区，应即刻针对性补充消融，确保消融完全。

⑥ 消融结束后拔出消融针，穿刺点皮肤消毒，局部加压包扎，卧床休息，注意观察生命体征及腹部情况等。

【注意事项】

① 治疗时间应避开月经期、排卵期及月经前期，最好在月经干净 3 天后、排卵期前，或者排卵后月经前 1 周内治疗。严格掌握适应证与禁忌证。

② 黏膜下肌瘤患者，可于治疗开始前向患者阴道内填塞浸泡冰盐水的大纱球 2～3 枚，以预防消融中烫伤阴道黏膜。为减少内膜损伤，亦可于宫腔内置导尿管冰盐水灌注。

③ 其他同甲状腺结节、乳腺肿瘤消融治疗。

（桑　亮）

第十八章

超声造影

第一节 概 述

一、定义

超声造影（contrast enhanced ultrasound，CEUS）的广义定义是指将与人体软组织回声特性明显不同或声阻抗显著差别的外界物质注入体腔内、管道内、血管内，以增强对脏器或病变的显示。

目前我国临床常用的超声造影剂为注射用六氟化硫微泡 Sono Vue（声诺维）、注射用全氟丁烷微球 Sonazoid（示卓安）。其主要成分均为磷脂外壳包裹的惰性气体。Sonazoid 稳定性更佳，并且可以在肝脏被枯否细胞吞噬摄取，使其具备长达 1h 的独特血管后相成像（也称枯否相）。Sono Vue 在国内应用更为广泛和普遍，本章节后续病例中提到的超声造影剂主要指 Sono Vue。

二、超声造影成像原理

超声造影剂微泡在低机械指数（mechanical index，MI）的声场中会产生非线性谐波信号，采用不同脉冲编码技术（同向、反向、序列脉冲编码等）选择性地提取由造影剂微泡产生的非线性谐波信号，同时滤除组织产生的基波信号，从而实现器官和组织的实时血流灌注显像，这就是超声造影的基本原理（图 18-1-1）。

在较高 MI 中，微泡会瞬间爆破，也会释放短暂的非线性谐波信号，因此临床操作中通常也会在低 MI 观察后，转为高 MI 击碎微泡，再转为低 MI 观察造影剂微泡再灌注过程，并定量评价组织的局部灌注情况。

三、仪器条件设定

超声造影检查需要具有超声造影功能的超声仪器及探头，不同品牌仪器配备的造影软件名称不同，但技术原理基本相同。目前很多仪器根据不同探头设置了便捷操作的快捷方式，可以一键进入造影模式，需要人为调节仪器的内容越来越少，然而仪器的调节是影响成像效果重要的一步，因此仍需要操作医生重视。

① MI 调节：造影时 MI 不超过 0.2，可以在造影前根据不同仪器的成像效果、病灶位置、回声等，调整 MI 以获得最佳对比增强成像。

② 增益调节：注射造影剂前需要调节图像增益及均匀性。如肝脏检查需调节肝组织为无回声，仅膈肌、胆囊壁为线样回声。

③ 深度和聚焦：病灶应位于扫查区域的中间位置，深度应包括完整目标病灶，如病灶过大，可以仅包含部分病灶，必须在图像中显示病灶周围正常组织作为观察参照。聚焦通常

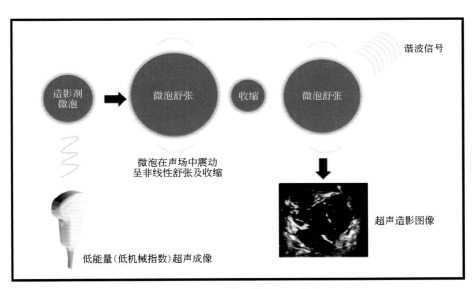

图 18-1-1　超声造影基本原理模式图

设置于病灶底部,一般不超过 2 个。

④ 帧频调节:帧频过低图像时间分辨力下降,实时效果差;帧频过高容易破坏微泡。因此一般帧频设置为 8～20 帧/s。

⑤ 动态范围调节:动态范围过高会使图像对比度下降,不利于显示增强的差异;动态范围过低可导致图像粗糙。因此要根据实际情况进行适当调节。

⑥ 造影过程中的调节:造影时通常采用双幅图像对比显示,可以实时对比确认与灰阶图像中的拟观察目标一致;在注射造影剂的同时需要启动计时器,并同时进行图像存储,为避免仪器空间不足导致的图像丢失,需要在存储前检查仪器内存;在造影过程中随时调节 MI 和增益以达到最佳成像效果。

四、禁忌证

超声造影剂从目前临床应用来看是比较安全的,但其生物学效应不明确。超声造影禁忌证应主要参照不同造影剂的说明书要求执行,总体包括如下几类:

① 对造影剂成分过敏者。

② 有冠心病、心衰、严重心率失常等,或心电图或实验室检查等提示有上述疾病者。

③ 重度肺高压、未控制的高血压、成人呼吸窘迫综合征患者。

④ 孕妇和哺乳期患者。

五、不良事件处理

造影剂注射后最严重的并发症为过敏性休克,国外报道其发生率约 0.0001%,因此造影时床边应配备抗过敏、抗休克药物及心肺复苏用品、监护仪等。有些患者会表现为造影剂注射后短时间内面部潮红、头痛、恶心、心慌、一过性咳嗽、打喷嚏等症状,也有局部注射点发热、红斑、皮疹等,通常可以自行缓解,观察后无进一步进展或不适症状则无需特殊处理。

■■■■■ 第二节　血管途径超声造影 ■■■■

一、肝脏超声造影

2020 年初，世界超声医学与生物学联合会（World Federation for Ultrasound in Medicine and Biology，WFUMB）最新发布了超声造影在肝脏的临床应用指南，下面将以指南为依据对肝脏超声造影的应用加以论述。

肝脏具有双重的供血模式，注射 Sono Vue 超声造影剂后，肝脏 CEUS 具有三个重叠的血管期：

① 动脉相（arterial phase，AP）：起始时间 10～20s，结束时间 30～45s。AP 提供有关局灶性肝病变的动脉血管供应程度和模式的信息。早期动脉增强模式和血管结构最好在存储的视频文件慢回放中看。

② 门脉相（portal venous phase，PVP）：起始时间 30～45s，结束时间 120s。代表造影剂通过门静脉系统到达肝脏，导致正常肝实质弥漫性和最大程度的增强。

③ 延迟相（late phase，LP）：120s 至微泡从体内清除（4～8min），时间取决于 UCA 的类型和剂量、总扫描时间、声功率输出和超声系统的灵敏度。

CEUS 在非肝硬化患者中的主要应用目的是进一步诊断肝脏局灶性病变为良性或恶性。CEUS 有助于临床决定超声检测到的肝脏病变是否需要进一步检查或手术。对于 CT 或 MR 成像结果不确定的患者、肾功能不全患者强烈推荐使用 CEUS。不同肝脏局灶性病变在上述三个不同时相具有不同特点。除约有 30％肝细胞腺瘤表现为延迟相的低增强外，大多数良性病灶在延迟相均无"洗脱"表现，即仍未等增强或高增强；而恶性病灶往往在延迟相表现为"洗脱"的低增强。典型的超声造影表现有助于病灶性质鉴别，而不典型或附加特征出现时可能会干扰判断。关于非肝硬化背景下肝脏局灶性病变的超声造影特点见表 18-2-1，模式图（图 18-2-1）有助于直观理解肝脏局灶性病变的超声造影诊断思路。

表 18-2-1　非肝硬化背景下肝脏局灶性病变超声造影特点

	动脉相	门脉相	延迟相
良性病变			
肝血管瘤（见图 18-2-2）			
典型表现 "快进慢出"	周边结节状或环状强化	部分/完全向心性填充	不完全或完全强化
附加特征	小病灶时表现为快速向心性强化		可存在无增强区
肝局灶性结节增生（FNH）			
典型表现 高-高-高/等	中心部、早期、完全、高增强	高增强	等/高增强
附加特征	轮辐样动脉	未增强的中央瘢痕	未增强的中央瘢痕
肝细胞腺瘤			
典型表现 向心性高-等-低	高增强、完全	等增强	等增强
附加特征	无增强	高增强	轻度低增强
		无增强	无增强

续表

	动脉相	门脉相	延迟相
局灶脂肪沉积或少脂区			
典型表现	等增强	等增强	等增强
单纯囊肿			
典型表现	无增强	无增强	无增强
肝脓肿			
典型表现	周边强化,中央无强化	高增强或等增强晕,中央无增强	周边低增强,中央无增强
附加特征	—	低增强晕	
恶性病灶			
肝转移癌(见图 18-2-3)			
典型表现	环状高增强	低增强	低增强或无增强
附加特征	完全增强	无增强	无增强
	高增强		
	无增强		
肝细胞癌(见图 18-2-4)			
典型表现	高增强	低增强	低/无增强
附加特征	存在无增强区	存在无增强区	存在无增强区
肝内胆管细胞癌(见图 18-2-5)			
典型表现	环状高增强	低增强	低/无增强
	中心低增强		
附加特征	存在无增强区	存在无增强区	存在无增强区
	不均匀高增强		

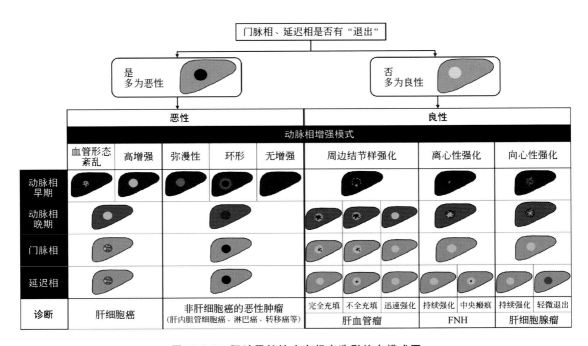

图 18-2-1 肝脏局灶性病变超声造影特点模式图

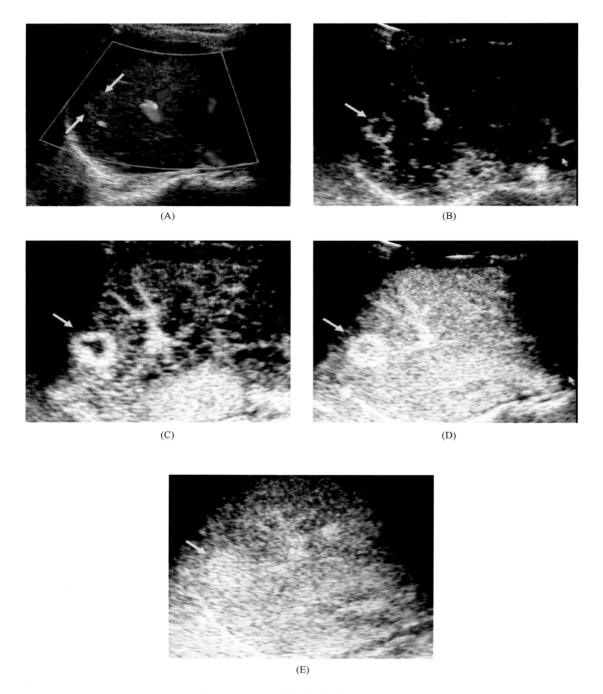

图 18-2-2　肝血管瘤超声造影图像表现

女，42 岁，体检中发现肝右后叶高回声病灶，黄色箭头所指为病灶部位；（A）CDFI 可探及彩色血流；（B）CEUS 显示动脉相早期病灶呈结节样边缘增强；（C）、（D）门脉相渐进性中心增强；（E）延迟相几乎完全高增强

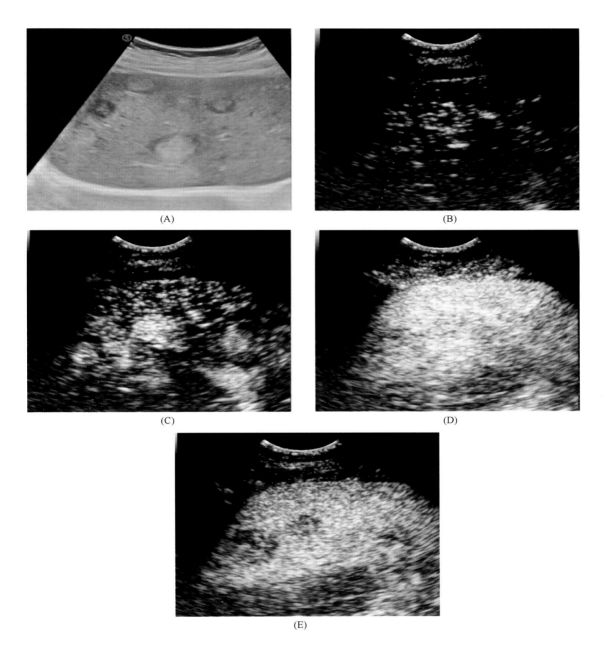

图 18-2-3　肝转移癌超声造影图像表现

女，73 岁，既往确诊为"肺癌"十余年。（A）肝内显示多发高回声，呈"牛眼征"；（B）动脉相早期病灶呈"环形"高增强；（C）动脉晚期病灶呈均匀高增强；（D）门脉相病灶内造影剂开始退出，病灶呈不均匀稍低增强；（E）延迟相病灶呈不均匀低增强，多发病灶清晰显示。肝内病灶穿刺病理：见少量异型细胞巢，结合病史及免疫组化结果符合肺小细胞癌转移

　　肝细胞癌（hepatocellular carcinoma，HCC）大多数发生在肝硬化背景下，非肝硬化背景下肝细胞癌通常伴有肝炎引发的肝纤维化。肝硬化与非肝硬化 HCC 的 CEUS 表现是相似的，关键特征都是动脉相高增强、延迟相的轻度造影剂退出（注射后 > 60s）。研究证实超

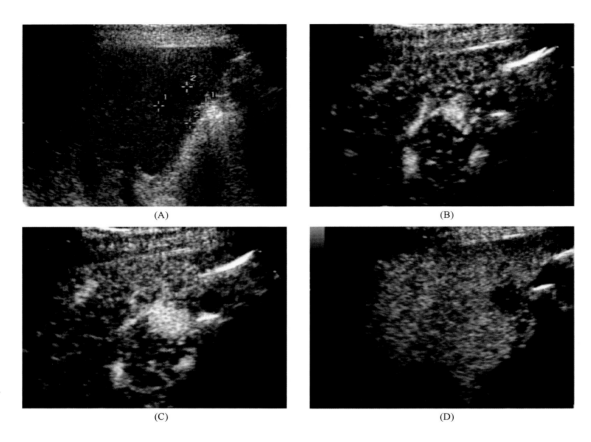

图 18-2-4　肝细胞癌超声造影图像表现

男，62 岁，诊断为乙肝肝硬化二十余年，甲胎蛋白测定 293.80μg/ml。（A）肝内低回声结节，直径约 2cm；（B）CEUS 显示动脉相早期病灶快速增强；（C）动脉相晚期病灶进一步扩大增强范围；（D）门脉相病灶内造影剂退出，表现为低增强。CEUS 全程为"快进快退"表现，肝脏病灶穿刺病理：肝细胞癌，中分化

过 97% 的病例可以看到 HCC 的这种清除模式。与其他原发性肝肿瘤或肝转移灶相比，HCC 的延迟相的低增强通常不明显；"冲洗"（wash out）征象也往往开始较晚，多在注射后 60s 之后，甚至有 25% 的病例仅在 180s 后出现；因此，足够长的观察时间（> 4min）对于肝硬化结节超声造影是非常有必要的。

　　除肝脏局灶性病变的鉴别外，CEUS 还有很多其他应用价值。比如，CEUS 可以鉴别门静脉栓子的性质，急性血栓在造影全程均表现为无增强，而癌栓表现为与其起源肿瘤相同的增强特征——快速的动脉相高增强和冲洗征象；CEUS 在肝病灶穿刺活检中的应用可以提高穿刺阳性率，对于一些常规超声表现为等回声的病灶，在造影下引导穿刺活检可以清晰显示、精准定位，同时可以避免穿刺灰阶超声无法识别的肿瘤坏死区域；CEUS 在超声引导下热消融治疗中也具有重要价值，术前可以评估病灶真实范围，帮助医生制订消融计划，术中可以帮助医生定位消融针，即刻评估消融效果。

　　总之，肝脏 CEUS 的临床应用是相对成熟的，其价值已被临床广泛认可，在很多肝脏疾病诊治指南中被明确列入，初学者需要在操作前深入学习相关指南和规范以指导应用。

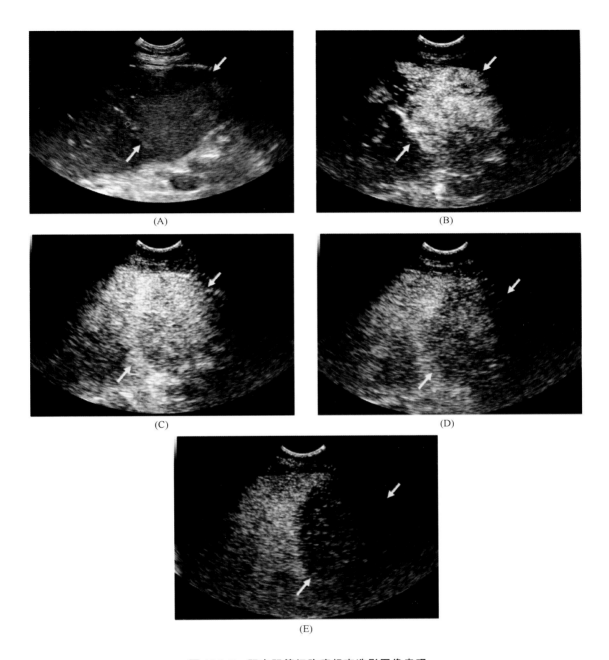

图 18-2-5 肝内胆管细胞癌超声造影图像表现

女，59 岁，以"右季肋部疼痛 1 个月"为主诉入院，超声提示肝内多发占位性病变。（A）二维灰阶超声显示肝内最大病灶位于左外叶，呈稍高回声；（B）动脉相早期病灶呈弥漫不均匀高增强，内可见小片状无增强区（＊）；（C）动脉相晚期病灶中心造影剂退出，整体表现为环状高增强；（D）门脉相造影剂进一步退出，病灶呈不均匀低增强；（E）延迟相病灶表现为较为均匀低增强。肝脏病灶穿刺病理：胆管细胞癌

二、胆囊超声造影

胆囊 CEUS 检查前需禁食 8h 以上，并且避免使用影响胆囊收缩的药物。胆囊 CEUS 主

要有两个观察时相：动脉相，又称为增强早期，是指注入造影剂至第 30 秒；静脉相，又称为增强晚期，是指从第 31 秒至不少于 180s。胆囊病灶增强情况可以对照正常胆囊结构或肝脏实质。胆囊 CEUS 应注意观察胆囊病灶的血管形态、囊壁完整性、增强方式。

正常胆囊 CEUS 增强时间早于肝实质，增强早期胆囊壁呈均匀线样高增强，胆囊壁薄、均匀、连续、完整，与肝实质界限清晰；随肝实质逐渐强化，胆囊壁表现为等增强。

CEUS 在胆囊的应用主要是胆囊腔内无移动、无声影的占位性病变的鉴别。

① 胆囊内不移动或充满型的胆泥在 CEUS 检查全程表现为无增强。

② 胆囊息肉与腺瘤在 CEUS 表现相似，主要为与胆囊壁同步早期高增强，50s 后缓慢消退，表现为低增强（图 18-2-6）。

③ 胆囊癌虽然也表现为早期高增强，但 20～40s 开始消退，表现为低增强，早于良性病变消退开始时间；且胆囊壁增厚，层次结构不清晰；肿瘤侵犯肝脏时，CEUS 可以优于常规超声对浸润范围的判定。

此外，CEUS 可以评估胆囊炎时胆囊壁是否穿孔及胆囊床周围积液、积脓情况。胆囊穿孔时表现为胆囊壁增强的节段性无增强区，并且周边积脓也表现为局部无增强。

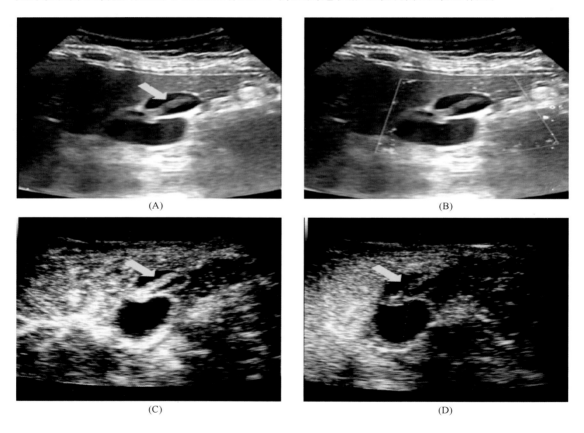

(A)　　　　　　　　　　　　(B)

(C)　　　　　　　　　　　　(D)

图 18-2-6　胆囊腔内占位性病变超声造影图像表现

女，48 岁，既往诊断"胆囊炎"，以"右上腹不适"为主诉来诊。(A) 胆囊体底部腔内可见条带状高回声，范围约 3.1cm×0.9cm×1.6cm，宽窄不一；(B) CDFI 未探及胆囊内高回声内的血流信号；(C) CEUS 显示动脉相（17s）病灶内血流充填；(D) CEUS 显示静脉期（78s）病灶内血流减退；CEUS 全程病灶与胆囊壁同步强化及减退

三、其他器官超声造影

肾脏 CEUS 常无需特殊准备,推荐 Sono Vue 造影剂剂量为 2.4ml。肾脏 CEUS 主要有两个观察时相:灌注相和消退相。肾脏占位性病变 CEUS 对比主要参照正常肾实质。肾细胞癌中以透明细胞癌多见,典型的超声造影表现为"快进慢退高增强",即灌注相早于肾实质增强,消退相晚于肾实质消退,因此全程表现为高增强。其他病例类型:肾细胞癌通常表现为低增强;肾脏良性占位性病变通常表现为与肾实质同步的增强特点,或者有时呈稍低增强。此外,对于囊实性的判断、消融治疗前后对比、肾脏外伤等,CEUS 都能提供较多信息。

甲状腺 CEUS 一般无需特殊准备,但应避免造影前进行甲状腺穿刺活检,以免影响诊断。造影剂建议用量为 1.2~2.4ml,多次注射观察间隔时间应大于 10min。CEUS 在甲状腺结节良恶性鉴别中具有一定价值:恶性结节多表现为向心性或弥漫性低增强(图 18-2-7);结节性甲状腺肿多呈等增强,存在液化时液化部分无增强(图 18-2-8);腺瘤多表现为环状高增强;出血后囊液吸收结节表现为无增强或少许条索样等增强。

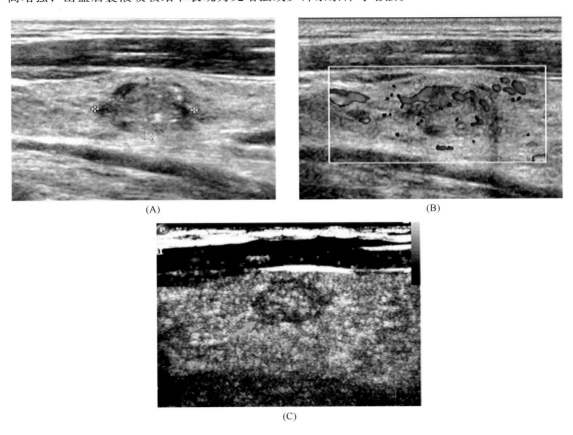

(A)

(B)

(C)

图 18-2-7 甲状腺恶性结节超声造影图像表现

男,52 岁,体检发现甲状腺右叶结节。(A)甲状腺右叶上部可见大小约 1.13cm×0.92cm 稍低回声,形态尚规整,内部可见点状强回声;(B)CDFI 显示结节边缘及内部点条样血流;(C)CEUS 示结节呈不均匀低增强。FNA:可见瘤细胞

乳腺超声造影时要充分暴露乳房和腋窝,Sono Vue 造影剂建议用量为 2.4~4.8ml,多次注射观察间隔时间应大于 10min。乳腺癌 CEUS 常表现为不均匀高增强,增强后边界不

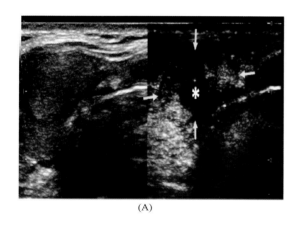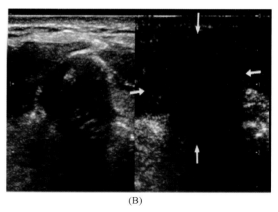

<table>
</table>

(A)	(B)

图 18-2-8　甲状腺良性结节超声造影图像表现

　　男，52 岁，体检发现甲状腺右叶结节。（A）左侧为甲状腺结节超声灰阶图像，结节呈等回声，周边见较均匀低回声晕，右侧为对比 CEUS 图像，"→"所示为病灶区域，呈与甲状腺实质同步进退等增强，中心部 "＊" 区域为始终无增强的液化成分；（B）甲状腺结节消融术后即刻 CEUS，"→"所示为原结节区域始终呈无增强，无增强范围大于左侧对照灰阶图像中的结节范围，评价消融彻底

清，形态不规则，造影剂呈向心性灌注，并可显示造影剂滞留于滋养血管中，增强后病灶面积大于常规超声测量值；乳腺良性病灶通常为较均匀的等增强或低增强。但笔者在实际工作中发现，因乳腺本身为乏血供器官，在超声造影时增强特点并不明显，尤其对于常规灰阶超声鉴别良恶性较困难的病灶，超声造影表现往往也并不典型。因此，对于乳腺，超声造影应用的更大价值在于乳腺癌术后瘢痕与复发的鉴别，早期术后瘢痕可有肉芽形成而有血供，但通常一年半以后瘢痕纤维化而无血供，复发则仍表现为乳腺癌造影特点；此外，乳腺 CEUS 对于不清晰囊肿和纤维腺瘤的鉴别（图 18-2-9）、扩张导管内沉积物与导管瘤的鉴别具有较大价值，并且 CEUS 还可以引导乳腺病灶穿刺活检、避免取材为坏死组织、帮助乳腺癌新辅助治疗患者评价疗效等。

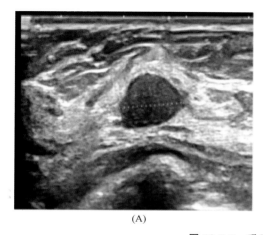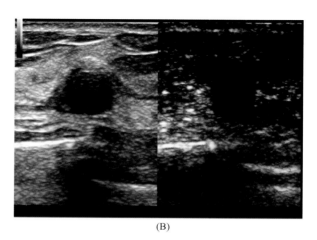

(A)	(B)

图 18-2-9　乳腺结节超声造影图像表现

　　女，37 岁，体检发现右乳腺 10 点低回声结节。（A）乳腺病灶超声灰阶图像，结节呈低回声，边界清晰，呈椭圆形，考虑纤维腺瘤的可能性大；（B）乳腺病灶 CEUS 显示全程病灶呈无增强，因此超声造影后考虑病灶为积乳囊肿

■ ■ ■ 第三节　非血管途径超声造影 ■ ■ ■

一、子宫输卵管超声造影

子宫输卵管超声造影（hysterosalpingo-contrast sonography，HyCoSy）是指将超声造影剂通过导管注入子宫腔内，正常情况下造影剂将通过注射压力进入输卵管及腹腔内，超声通过观察造影后显示的子宫腔、输卵管腔形态和位置，以及造影剂到达盆腔的时间等，发现子宫腔及输卵管腔内病变或畸形，并评估输卵管通畅程度。HyCoSy 主要有三个时相（图 18-3-1）。

① 子宫腔显影相：是指造影剂到达子宫腔的时相，此时应重点观察子宫腔形态是否存在畸形、充盈缺损等。

② 输卵管显影相：是指造影剂到达输卵管的时相，此时重点观察输卵管是否通畅，是否伴有局部纤细、走行迂曲等。

③ 盆腔弥散相：是指造影剂弥散至盆腔的时相，此时应重点观察卵巢周围造影剂包绕是否完整、造影剂内是否有分隔。

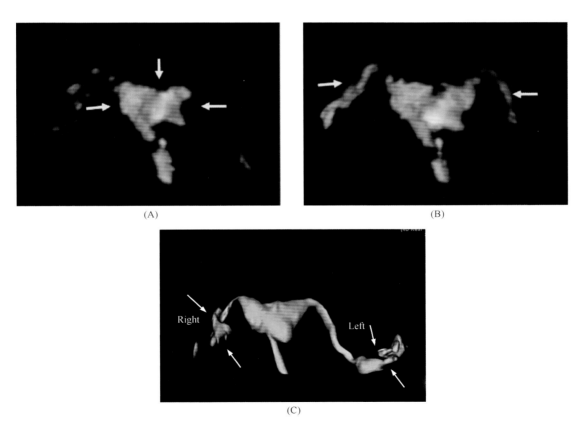

图 18-3-1　正常子宫输卵管超声造影 3D 图像表现

（A）为子宫腔显影相，可见子宫腔呈倒三角形（"→"所示）；（B）为输卵管显影相，可见双侧输卵管（"→"所示）内造影剂进入顺畅；（C）为盆腔弥散相，可见输卵管内造影剂弥散至盆腔（"→"所示）

输卵管阻塞时，造影剂注入阻力较大，患者可出现疼痛或不适感。阻塞的输卵管可能全程不显示或部分显示，也可能全程显示，但远端膨大，盆腔内无造影剂显示（图 18-3-2）。上述过程三维超声显示更加清晰直观，建议注入造影剂与三维扫描应同步进行，或启动四维模式。

此外，HyCoSy 还可以显示子宫畸形、内膜息肉、黏膜下子宫肌瘤，均表现为腔内的造影剂充盈缺损。

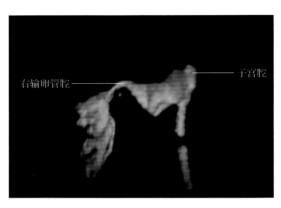

图 18-3-2　左输卵管狭窄子宫输卵管超声造影 3D 图像表现

女，33 岁，以"不孕"为主诉来诊。3D-HyCoSy 显示右侧输卵管腔及盆腔弥散，左输卵管腔未显示

二、乳腺癌腋窝前哨淋巴结超声造影

淋巴结造影也可使用经血管造影途径，此时造影方法与乳腺 CEUS 相似。非血管途径造影是指经皮下超声造影，通过以乳晕或肿块为中心，在其 3 点、6 点、9 点、12 点分别皮下单点注射 0.2～0.5ml 并进行按摩，使用高频探头在低 MI 下观察病灶周围淋巴管，通过追踪淋巴管，寻找增强的单个或几个淋巴结，体表标记为前哨淋巴结，此时可对前哨淋巴结进行超声引导下活检。

CEUS 还可以用于全身多器官，对于年轻医师、初次接触 CEUS 的医生或者首次将 CEUS 应用在某些器官时，在具体操作调节、适应证及疾病鉴别诊断等方面，需要在检查前充分阅读学习指南，以发挥超声造影的价值。

CEUS 的应用范围目前已经非常广泛，但随着新型造影剂的出现以及新应用方法的不断探索，超声造影还可以通过评价微血管灌注情况用于肿瘤疗效评估；评估动脉粥样硬化斑块脆性和风险分层；动物实验中，通过细胞特异性配体附着于微泡的外壳，微泡内部携带药物及基因，可完成肿瘤性病变的靶向诊断及治疗；通过微泡震荡增加组织通透性进而影响药物扩散，提高疗效。还有很多类似的关于 CEUS 对疾病在未来治疗中的应用，为临床工作者提供了研究基础和新思路，等待超声医生继续探索。

（李　响）

参考文献

[1] 吴乃森.腹部超声诊断与鉴别诊断学.第 2 版.北京：科学技术文献出版社，2001.

[2] 周永昌，郭万学.超声医学.第 4 版.上海：科学技术文献出版社，2006.

[3] 王纯正，徐智章.超声诊断学.第 2 版.北京：人民卫生出版社，1999.

[4] 任卫东.心脏超声诊断图谱.沈阳：辽宁科学技术出版社，1998.

[5] 刘延玲，熊鉴然.临床超声心动图学.北京：科学出版社，2001.

[6] 李治安.临床超声影像学.北京：人民卫生出版社，2003.

[7] Jae K. OH，Stewart J B，Tajik A J. The Echo Manual. Philadelphia：Lippincott Williams & Wilkins，2007.

[8] Wilcox B R，Cook A C，Anderson R H. Surgical Anatomy of the Heart. Cambridge：Cambridge University Press，2004.

[9] Zwiebel W J，Pellerito J S. Introduction to Vascular Ultrasunography. Amsterdam：Elsevier，2008.

[10] 陆恩祥，任卫东.血管超声诊断图谱.沈阳：辽宁科学技术出版社，1999.

[11] 唐杰，温朝阳.腹部和外周血管彩色多普勒诊断学.北京：人民卫生出版社，2007.

[12] 任卫东，唐力.血管超声诊断基础与临床.北京：人民军医出版社，2005.

[13] 中华医学会.临床技术操作规范（超声医学分册）.北京：人民军医出版社，2004.

[14] 周永昌，郭万学.超声医学.第 5 版.上海：科学技术文献出版社，2006.

[15] 姜玉新，王志刚.医学超声影像学.北京：人民卫生出版社，2010.

[16] 吴在德，吴肇汉.外科学.北京：人民卫生出版社，2008.

[17] 张岐山，郭应禄.泌尿系超声诊断治疗学.上海：科学技术文献出版社，2001.

[18] 张学文，于慧元.肾结核声像和病理类型的关系.中国超声医学杂志，1988，4（1）：11-12.

[19] 顾方六.现代前列腺病学.北京：人民军医出版社，2003.

[20] 张云飞，王学梅，阚艳红.经直肠超声对弥漫浸润型前列腺癌与前列腺增生的鉴别价值.中国超声医学杂志，2006，22（9）：695-697.

[21] 张云飞，王学梅.前列腺腺癌的经直肠超声分型.中华男科学杂志，2009，15（1）：78-80.

[22] 林牧，张云飞.经直肠超声较经腹超声诊断前列腺癌的优越性.中国现代药物应用，2009，3（6）：18-19.

[23] 冯跃琴，王学梅，许东阳等.经腹超声对正常成年男性前列腺大小的测量.山东医药，2010，50（36）：103-104.

[24] 薛恩生，林礼务，叶真等.彩色多普勒超声对阴囊急症的诊断价值.中华泌尿外科杂志，1998，19（1）：25-27.

[25] 范国光，王珏.MRI 读片指南.北京：化学工业出版社，2010.

[26] 李胜利.胎儿畸形产前超声诊断学.北京：人民军医出版社，2004.

[27] 谢红宁.妇产科超声诊断学.北京：人民卫生出版社，2005.

[28] Callen P W 著.妇产科超声学.常才，戴晴，谢晓燕译.北京：人民卫生出版社，2010.

[29] 曹泽毅.中华妇产科学.第 2 版.北京：人民卫生出版社，2007.

[30] 敬宗玉，罗晓燕，涂伟娟等.输卵管间质部妊娠与宫角妊娠的超声诊断与鉴别诊断.实用医学影像杂志，2007，8（2）：111-113.

[31] 李辉，张玲，杨中华等.胎儿肠管扩张的产前诊断和临床预后.中华围产医学杂志，2006，9（5）：294-296.

[32] 张缙熙，姜玉新.浅表器官及组织超声诊断学.第 2 版.北京：科学技术出版社，2010.

[33] 彭玉兰.乳腺高频超声图像.北京：人民卫生出版社，2004.

[34] 燕山，詹维伟.浅表器官超声诊断.南京：东南大学出版社，2005.

[35] Itoh A，Ueno E，Tohno E，et al. Breast disease：clinical application of US elastography for diagnosis. Radiology，2006，239（2）：341-350.

[36] 中国医师协会超声医师分会.血管和浅表器官超声检查指南.北京：人民军医出版社，2011.

[37] Shiina T，Nightingale KR，Palmeri ML，et al. WFUMB guidelines and recommendations for clinical use of ultrasound elastography：Part 1：basic principles and terminology. Ultrasound Med Biol，2015，41：1126-1147.

[38] Horvath E，Majlis S，Rossi R，et al. An ultrasonogram reporting system for thyroid nodules stratifying cancer risk for clinical management. J Clin Endocrinol Metab，2009，94（5）：1748-51. doi：10. 1210/jc. 2008-1724. Epub 2009 Mar 10. PMID：19276237.

[39] Shin JH，Baek JH，Chung J，et al；Korean Society of Thyroid Radiology（KSThR）and Korean Society of Radiology. Ultrasonography Diagnosis and Imaging-Based Management of Thyroid Nodules：Revised Korean Society of Thyroid Radiology Consensus Statement and Recommendations. Korean J Radiol，2016，17（3）：370-95. doi：10. 3348/kjr. 2016. 17. 3. 370. Epub 2016 Apr 14. PMID：27134526；PMCID：PMC4842857.

[40] Tessler FN，Middleton WD，Grant EG，et al. ACR Thyroid Imaging，Reporting and Data System（TI-RADS）：White Paper of the ACR TI-RADS Committee. J Am Coll Radiol，2017，14（5）：587-595. doi：10. 1016/

j. jacr. 2017. 01. 046. Epub 2017 Apr 2. PMID：28372962.

[41]　Grant EG，Tessler FN，Hoang JK，et al. Thyroid Ultrasound Reporting Lexicon：White Paper of the ACR Thyroid Imaging，Reporting and Data System（TIRADS）Committee. J Am Coll Radiol，2015，12（12 Pt A）：1272-9. doi：10. 1016/j. jacr. 2015. 07. 011. Epub 2015 Sep 26. PMID：26419308.

[42]　Hoang JK，Langer JE，Middleton WD，et al. Managing incidental thyroid nodules detected on imaging：white paper of the ACR Incidental Thyroid Findings Committee. J Am Coll Radiol，2015，12（2）：143-50. doi：10. 1016/j. jacr. 2014. 09. 038. Epub 2014 Nov 1. PMID：25456025.

[43]　Russ G，Bonnema SJ，Erdogan MF，et al. European Thyroid Association Guidelines for Ultrasound Malignancy Risk Stratification of Thyroid Nodules in Adults：The EU-TIRADS. Eur Thyroid J，2017，6（5）：225-237. doi：10. 1159/000478927. Epub 2017 Aug 8. PMID：29167761；PMCID：PMC5652895.

[44]　Zhou J，Yin L，Wei X，et al；Superficial Organ and Vascular Ultrasound Group of the Society of Ultrasound in Medicine of the Chinese Medical Association；Chinese Artificial Intelligence Alliance for Thyroid and Breast Ultrasound. 2020 Chinese guidelines for ultrasound malignancy risk stratification of thyroid nodules：the C-TIRADS. Endocrine，2020，70（2）：256-279. doi：10. 1007/s12020-020-02441-y. Epub 2020 Aug 21. PMID：32827126.

[45]　中华医学会超声医学分会浅表器官和血管学组，中国甲状腺与乳腺超声人工智能联盟. 2020 甲状腺结节超声恶性危险分层中国指南：C-TIRADS［J］. 中华超声影像学杂志，2021，30（03）：185-200.

[46]　Christoph F Dietrich，Christian Pállson Nolsøe，Richard G Barr，et al. Guidelines and Good Clinical Practice Recommendations for Contrast Enhanced Ultrasound（CEUS）in the Liver - Update 2020. Ultraschall in Med，2020，41：562-585.

[47]　Terzi E，Iavarone M，Pompili M，et al. Contrast ultrasound LI-RADS LR-5 identifies hepatocellular carcinoma in cirrhosis in a multicenter restropective study of 1006 nodules. J Hepatol，2018，68：485-492.

[48]　Boozari B，Soudah B，Rifai K，et al. Grading of hypervascular hepatocellular carcinoma using late phase of contrast enhanced sonography aprospective study. Dig Liver Dis，2011，43：484-490.

[49]　Chen MH，Dai Y，Yan K，et al. The role of contrast-enhanced ultrasound on the diagnosis of small hepatocellular carcinoma（＜/＝ 3 cm）in patients with cirrhosis. Hepatol Res，2006，35：281-288.

[50]　Rockey DC，Caldwell SH，Goodman ZD，et al. Liver Biopsy. Hepatology，2009，49（3）：1017-1044.

[51]　超声引导经皮微波（射频）消融治疗子宫肌瘤临床应用指南（2017）［J］. 中华医学超声杂志：电子版，2018，15（02）：90-94.

[52]　周文斌，张毅. 超声引导微波（射频）消融治疗乳腺纤维腺瘤专家共识［J］. 中华乳腺病杂志：电子版，2018，12（06）：321-323.

[53]　郑加生，范卫君，胡凯文，等. 影像引导肝脏肿瘤热消融治疗技术临床规范化应用专家共识［J］. 临床肝胆病杂志，2017，33（10）：1864-1869.

[54]　葛明华，徐栋，杨安奎，等. 甲状腺良性结节、微小癌及颈部转移性淋巴结热消融治疗专家共识（2018 版）［J］. 中国肿瘤，2018，27（10）：768-773.

[55]　Dietrich CF，Lorentzen T，Appelbaum L，et al. EFSUMB guidelines on interventional ultrasound（INVUS），Part Ⅲ-abdominal treatment procedures（short version）. Ultraschall Med，2016，37（1）：27-45.

[56]　Deandrea M，Sung JY，Limone P，et al. Efficacy and safety of radiofrequency ablation versus observation for nonfunctioning benign thyroid nodules：a randomized controlled international colaborative trial. Thyroid，2015，25（8）：890-896.

[57]　Kim JH，Baek JH，Lim HK，et al. 2017 Thyroid Radiofrequency Ablation Guideline：Korean Society of Thyroid Radiology. Korean J Radiol，2018，19：632-655.

[58]　Malone CD，Fetzer DT，Monsky WL，et al. Contrast-enhanced US for the Interventional Radiologist：Current and Emerging Applications. Radiographics，2020，40：562-88.

[59]　Steinl DC，Kaufmann BA. Ultrasound imaging for risk assessment in atherosclerosis. Int J Mol Sci，2015，16：9749-69.

[60]　Hernot S，Klibanov AL. Microbubbles in ultrasound-triggered drug and gene delivery. Adv Drug Deliv Rev，2008，60：1153-66.

[61]　van Wamel A，Kooiman K，Harteveld M，et al. Vibrating microbubbles poking individual cells：drug transfer into cells via sonoporation. J Control Release，2006，112：149-55.

[62]　中华医学会超声医学分会妇产超声学组. 胎儿唇腭裂产前超声检查专家共识［J］. 中华超声影像学杂志，2021，30（1）：11-14.

[63]　中华医学会妇产科学分会，中国医师协会妇产科医师分会女性生殖道畸形学组. 女性生殖器官畸形命名及定义修订的中国专家共识（2022 版）［J］. 中华妇产科杂志，2022，57（8）：575-580. DOI：10.3760/cma. j. cn112141-20220321-00177.